线技术实操指南
皮肤年轻化新方法

PDO Lifting Threads：New Approach to Skin Rejuvenation

主　编　（塞浦）伊琳娜·洛帕丁娜（Irina Lopandina）

主　审　石　冰　李　勤

主　译　张亚洁　孙中生　林立荃

副主译　吴宇萌　王朝辉　谢惠彬　熊　师　樊鸿浩

北方联合出版传媒（集团）股份有限公司
辽宁科学技术出版社
·沈阳·

This is translation of PDO Lifting Threads; New Approach to Skin Rejuvenation
By Irina Lopandina
The edition first published in March 2014; second edition © 2017

图书在版编目（CIP）数据

线技术实操指南：皮肤年轻化新方法 /（塞浦）伊琳娜·洛帕丁娜（Irina Lopandina）主编；张亚洁，孙中生，林立荃主译 .—沈阳：辽宁科学技术出版社，2020.9

书名原文：PDO Lifting Threads：New Approach to Skin Rejuvenation

ISBN 978-7-5591-1605-5

Ⅰ.①线… Ⅱ.①伊… ②张… ③孙… ④林… Ⅲ.①美容—埋线疗法 Ⅳ.① R622

中国版本图书馆CIP数据核字（2020）第087007号

出版发行：辽宁科学技术出版社
（地址：沈阳市和平区十一纬路 25 号 邮编：110003）
印 刷 者：辽宁新华印务有限公司
经 销 者：各地新华书店
幅面尺寸：210 mm × 285 mm
印　　张：10.5
插　　页：4
字　　数：200 千字
出版时间：2020 年 9 月第 1 版
印刷时间：2020 年 9 月第 1 次印刷
责任编辑：凌　敏
封面设计：魔杰设计
版式设计：袁　舒
责任校对：黄跃成　王春茹

书　　号：ISBN 978-7-5591-1605-5
定　　价：128.00 元

投稿热线：024-23284363
邮购热线：024-23284502
邮　　箱：lingmin19@163.com
http：//www.lnkj.com.cn

本书汇集了皮肤年轻化治疗中线雕技术的主要原理和实用性技术，也更新了相关的基础解剖学、皮肤功能特征、皮肤衰老类型以及新近的年轻化治疗手段等。本书所述的线雕理论原则和操作技术为笔者多年的临床经验总结而成，主要介绍以 PDO 线埋置技术而开展的皮肤年轻化的新技巧。

希望本书所介绍的线雕技术能帮助皮肤科医生和整形外科医生开展皮肤年轻化治疗，并能以最小创伤获得最大的临床收益。针对医学美容初学者，本书可为他们提供宝贵的参考借鉴。

鸣谢

本书作者谨向为本书翻译工作付出辛勤劳动的 Galina Nazariants 致以最深切的敬意。
同时也感谢本书的艺术总监 Elena Denisova。

作者简介

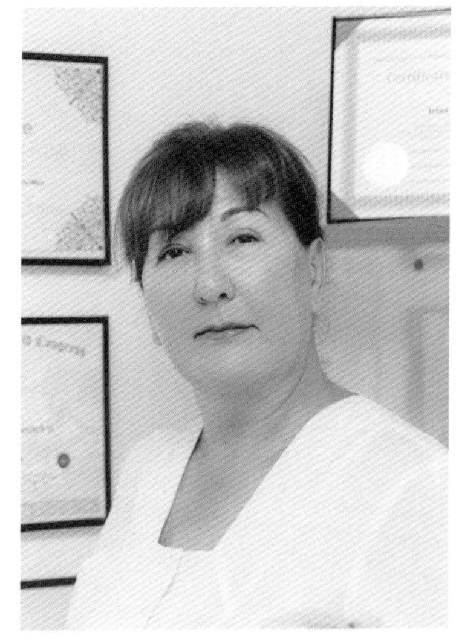

Irina Lopandina 医学博士

谨以此书致敬我生命中最重要的人，致敬我的丈夫 Alexey 和我深爱的女儿 Ksenia，未来可能成为医生的人，以及我的敬爱的追随者。

Irina Lopandina

功能性医学研究所及世界抗衰老医学会成员

· 有 31 年皮肤科执业经验
· 有 20 年医学美容执业经验
· 有 10 年抗衰老临床经验
· 有 5 年国际培训经验（填充剂、PDO 埋线技术、中胚层疗法）
· 著有《PDO Lifting Threads. New approach to skin rejuvenation》(2014)

职业和教育经历

2010 年 10 月至今：塞浦路斯，利马索尔，“Lopandina 医生美容诊所”创始人
2005 年 7 月至今：塞浦路斯，利马索尔，“Reachback 有限责任公司”创始人、总监兼国际培训总监
2005—2007 年：比利时，沙勒罗瓦，中央大学，大学后继续教育，美容及抗衰老医学专业
2003 年 3 月至 2014 年：塞浦路斯，利马索尔，“AIMEC 小组”创始人兼总监

Irina Lopandina 医生本人拥有超过 50 本职业资格证书，并具有医学美容不同领域的文凭。她每年都会参加国际性抗衰老及美容大会和展览，并定期举办研讨会和参加演讲。

主译简介

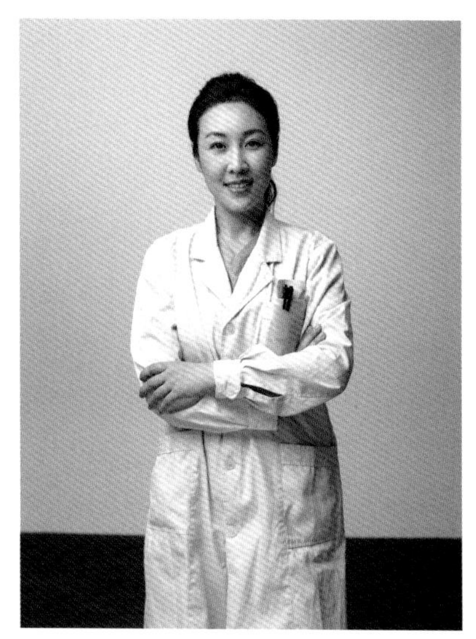

张亚洁

中国人民解放军总医院第八医学中心，博士后

学术任职：

PRS 中国地区编委
中华医学会医学美学分会委员
中国整形美容协会精准面部年轻化副主任委员
中国整形美容协会脂肪专业委员会副主任委员
中国中西医结合学会医学美容专业委员会学术秘书
中国中西医结合学会医学美容专业委员会线雕专委会副主任委员
国际医疗美容整形学会（美国）秘书长
中国整形美容协会海峡两岸分会副秘书长
亚洲医学美容协会（中国香港）抗衰老分会秘书长
环亚整形美容协会（中国香港）副秘书长
亚太国际线雕协会（中国香港）副主任委员
中国医师协会干细胞与再生医学分会常务委员
中国整形美容协会损伤救治康复分会第一届理事会常务理事
中国整形美容协会抗衰老分会常务委员
中国医师协会美容与整形医师分会眼整形专业委员会常务委员
中国医师协会美容与整形医师分会脂肪移植专业委员会常务委员
四川省面部整形与修复再生分会高级顾问
中国中西医结合学会医学美容专业委员会眼整形组常务委员
中国中西医结合学会医学美容分会瘢痕整形美容专家组常务委员
《中国医疗美容》《中华美容医学》等多家杂志编委及约稿人

获得的项目有国家自然科学基金青年项目、全军青年培育项目、北京市科技计划

一直从事整形美容外科临床及基础研究，积累了丰富的美容外科临床经验，施行各项美容手术上千例，多次应邀在国内外学术大会上发言，被业内医生誉为“锯齿线逆向锚点提升第一人”。

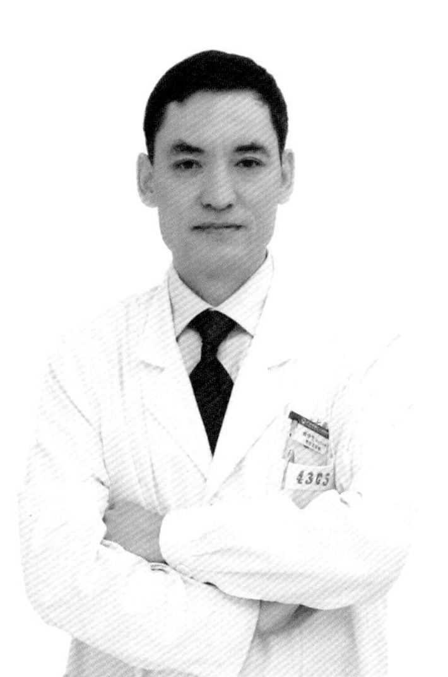

孙中生

广东省第二人民医院整形外科主任医师

中国整形美容协会损伤救治康复分会副会长
中国整形美容协会面部年轻化分会常务委员
广东省医学会医学美容学分会副主任委员
广东省医师协会整形外科医师分会副主任委员
广东省整形美容协会副秘书长
中华医学会医学美容学分会美容外科学组委员
美国艾尔建学院 Juvederm 与 BOTOX 注射培训导师
衡力（肉毒素）注射导师

著名注射美容并发症修复专家

广东省医学会医学鉴定专家库成员

专长于五官、面部轮廓注射美容精雕，线雕 V 脸塑造，以及面部抗衰老的临床应用与市场研究。目前致力于面部精雕平衡美学的临床、科研与教学研究。擅长处理各类注射美容并发症，并参与了《注射美容并发症以及线雕规范指南》的编著。

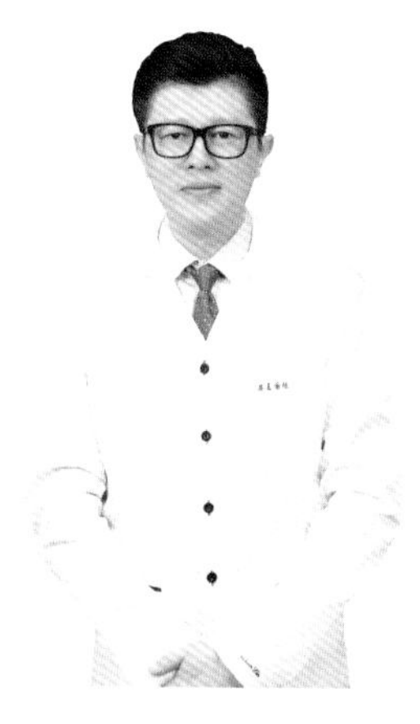

林立荃

中国广州安美医疗门诊部　总顾问医师
中国台湾极光美学诊所　院长
中国执业医师 美容外科　主诊医师
中国台湾大学医学院　临床医学执业医师
佛山安美汇综合门诊部　美容外科主诊医师
中整协医美线技术分会　第一届理事
中国安徽医科大学　皮肤医学硕士学位
中国黑龙江中医药大学　针灸学博士学位

译者名单

主　译：张亚洁　孙中生　林立荃

副主译：吴宇萌　王朝辉　谢惠彬　熊　师　樊鸿浩

参译者：丁瑞娟　江苏无锡圣美瑞医疗美容医院

陈利利　北京丰台右安门医院整形美容科

崔三民　无锡佳加丽整形美容门诊

樊鸿浩　广州远想生物科技有限公司

顾锐龙　上海华美医疗美容医院

郭向阳　北京一美医疗美容医院

胡晗菲　衡阳美莱医疗美容医院

李甲海　云南滨丽医疗美容医院

李宇飞　同济大学附属同济医院

林立荃　广州安美医疗美容门诊部

林　林　衡阳美莱医疗美容医院

孙中生　广东省第二人民医院整形科

宿译元　盐城大丰维多利亚医疗美容外科

王永书　苏州美贝尔医疗美容医院

王国民　深圳圆美医疗美容门诊

王朝辉　中国台湾光泽医疗美学集团

吴宇萌　北京黛伊医疗美容医院

谢惠彬　北京艾美丽医疗美容门诊部

熊　师　上海曜影医疗美容外科

许金水　山东时玖医疗美容门诊部

许庭嘉　广州安美医疗美容门诊部

余永刚　深圳非凡医疗美容医院

张亚洁　中国人民解放军总医院第八医学中心

前言

PREFACE

"我并不在意衰老带来的油尽灯枯，我更愿意致力于彻底改变人们在衰老过程中坐以待毙的意志"

——弗吉尼亚·伍尔夫

（原文：I don't believe in aging. I believe in forever altering one's aspect to the sun. Virginia Woolf.）

人类的皮肤结构及其特性会随着时间的流逝而逐渐老化、丧失。尽管机体自然的衰老无法避免，也无法抑制，但随着现代医学的发展，我们具备更多的治疗手段以防治疾病和对抗衰老，使机体的衰老得到有效的延缓，乃至让一个 55～60 岁的人看起来至少年轻 10 岁。

由危害皮肤和导致早期皱纹产生的因素（如日晒、不正当使用工业及日用化学品、过量摄入咖啡因和酒精、过度压力、焦虑等）诱发的年轻人（年龄为 18～20 岁）早衰，如今都可得到有效的预防。

改善生活方式和营养补给、防晒和定期体检等都可有效预防皮肤早衰。不仅如此，为寻找更好的维持及修复皮肤方法，美容及化妆品公司也进行了大量的科学研究，以最大限度地减轻或延缓皮肤自然老化和早衰。皮肤老化是一个复杂的生化过程，皆因机体物质自然耗竭带来的所有皮肤层面的细胞及其周围组织发生的代谢、结构和功能的不可逆变化所致。

衰老过程不仅影响了皮肤的所有层次，还影响了肌肉、筋膜和骨骼系统。其老化征象有：表皮角化过度，色素沉着，胶原蛋白和弹性蛋白纤维数量和质量下降，透明质酸减少，皮下脂肪组织下垂、萎缩及肥大，肌肉、筋膜松弛，骨质软化及流失。

近年来，无论是女性还是男性，越来越多的人开始重视医学美容防护。人们利用各种抗衰老产品和技术来保持健康和年轻，这些年轻化防护手段包括减轻皱纹、提亮肤色、提升皮肤弹性和质地、改善皮肤容量和减轻皮肤松弛等。

医学美容的主要目标有：

· 激活所有皮肤结构的生理反应。

· 填充透明质酸、羟基磷灰石钙、聚己内酯、聚左旋乳酸或脂肪组织来增加皮肤的容量。

· 通过溶脂手段减少多余的皮下脂肪。

· 通过注射肉毒素减轻面颈部肌肉的紧张度。

目前医学美容从业者经常利用各种手段进行年轻化治疗，如注射透明质酸、维生素、氨基酸、多肽、微量及宏量元素等有可能引起过敏的物质；但这些年轻化治疗手段的作用并不显著，且效果仅能维持几个月。这些治疗手段通过促进血液循环和引起真皮水肿的作用来达到治疗目的，尤其是使用非交联的透明质酸，可间接促进成纤维细胞活性和其他成分的更新，但最后仅有 1.5% 的新生胶原蛋白在皮肤中合成。这个数量级的合成并不能明显恢复皮肤的活力，只能够用于预防早期衰老。

为了在皮肤年轻化治疗中取得更好的可见效果，我们认为，有必要对胶原蛋白合成这一过程进行病理性刺激，以更好地促进胶原蛋白新生，最终改善皮肤结构。

线雕是用于皮肤年轻化治疗的一种有效方法，与现有的美容医学技术互补。多年来，大量的临床治疗经验已证明了该技术的有效性，本书作者将与读者共同分享她的有关经验和实操技术。

译者前言

PREFACE

首先向本书作者，来自塞浦路斯的 Irina Lopandina 博士表示我最真诚的致敬和感谢。这是一本十分简单易懂的工具书，我们钦佩 Irina Lopandina 博士通俗易懂的措辞和表达，赋予了读者简单明了的通识，展示了她对线性微整形核心技术的理解！也许，这就是一名优秀的学者应有的特质与魄力！

事实上，我们从书中得知，Irina Lopandina 博士接触线材的时间并不长久，她在 2011 年才首次在国外会议上接触到 PDO 线，因此本书中多是描述较为常规的材质和线型，如平滑线、爆炸线或锯齿线。我们深知，近几年，线性微整形技术发展迅猛，国内外早已涌现出多种新型材质或线型构造，然而真正的发展不仅仅是工具上的进步，还应包括对线性微整形的理念和发展趋势的持续认知。本书阐述的埋线机制和布线技巧，尤其对不同线型的线材在皮肤层次上的布线介绍，可为我们一线临床工作者提供良好的借鉴。

近几年，随着注射美容与微创整形行业的兴起，面部年轻化与抗衰老的临床方法也逐渐多样化，线性微整形技术的临床追捧程度如火如荼，但是市场上尚未见到系统化、规范化的理论指导资料，适逢北京百特美文化发展有限公司雷建武总经理秉持“市场规范化教育”的宗旨与我们的理念不谋而合，欣喜之余，我们内心感觉这是做了一件有意义的事情。

本书原名是“PDO Lifting Threads：New Approach to Skin Rejuvenation”，鉴于线性微整形技术日新月异，译者不敢妄言，故此将其翻译成“线技术实操指南：皮肤年轻化新方法”，以求严谨。

此书的译制完成，倾注了很多专家和相关人员的心血，得到了诸多支持与帮助，感谢北京百特美文化发展有限公司雷建武总经理的高度信任及在版权引进方面所做的辛勤工作！感谢以广州安美医疗美容门诊部林立荃为代表的译者们对本书的大力支持，感谢广州远想生物科技有限公司樊鸿浩总监全程校对，感谢万若愚、白孟奇、何柏慧、潘紫凤、左俊、雷博程、毕世鹏、王江允等在本书初稿完成工作中提供的帮助。

古为今用，洋为中用，由于东西方文化的差异，语言结构的不同，在翻译过程中可能会有错误或者不准确之处，恳请各位专家、同道批评指正。

张亚洁　孙中生

2020.3.25

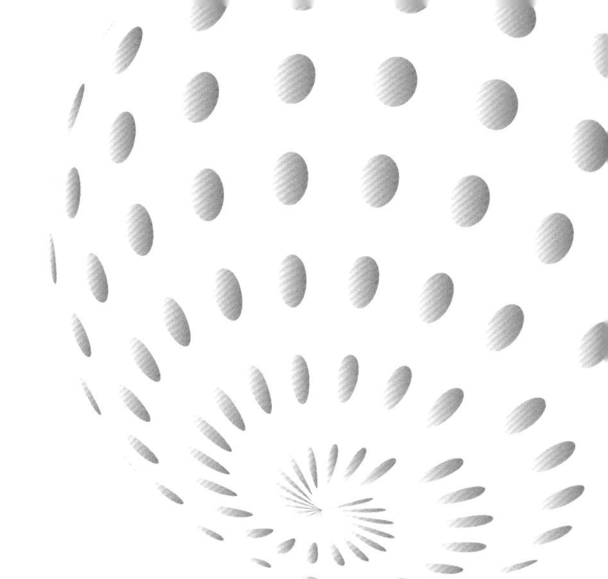

目录

CONTENTS

1 皮肤的解剖学和生理学 ······ 001

表皮 ······ 002

- 基底层 ······ 003
- 棘层 ······ 007
- 颗粒层 ······ 008
- 透明层 ······ 008
- 角质层 ······ 009

真皮 ······ 011

- 纤维 ······ 011
- 肥大细胞 ······ 013
- 真皮的纤维蛋白 ······ 014
- 胶原蛋白合成 ······ 015
- 真皮的细胞间基质 ······ 018

皮下脂肪组织（皮下层）或皮下组织 ······ 021

皮肤附属器 ······ 025

- 皮脂腺的结构 ······ 025

汗腺的结构 ······ 026
毛发的结构 ······ 027
甲的结构 ······ 028

2 皮肤衰老学说 ······ 029

皮肤衰老的类型和特征 ······ 029

3 衰老容貌的类型 ······ 033

疲倦型容貌 ······ 033
皱褶型容貌 ······ 034
畸变型容貌 ······ 034
混合型容貌 ······ 035
肌肉型容貌 ······ 035
晚期混合型容貌 ······ 036

4 面部年轻化治疗的技术手段 ······ 037

5 皮肤起源埋线的起源和分类 ······ 039

线材的分类及用途效果 ······ 039

按组成结构分类 ······ 039
按吸收性分类 ······ 040
用途效果 ······ 040

PDO 线的类型及其特征 ······ 041

平滑线 ······ 041
螺旋线（螺纹线）······ 042
锯齿线 ······ 042

完整的 PDO 针线组成 ······ 044

使用注意事项 ······ 044

6 聚二噁烷酮生物化学特性与降解过程 ……………… 045

聚二噁酮体外降解过程 …… 045

7 PDO 埋线后皮肤修复特点 ……………… 047

皮肤修复期 …… 047

8 PDO 埋线提升的适应证 ……………… 053

受术者年龄 25 ~ 35 岁 …… 053
受术者年龄 35 ~ 75 岁 …… 053
适应证 …… 053
面部、颈部使用 PDO 平滑线的适应证 …… 053
PDO 平滑线应用在身体塑形中的适应证 …… 054
PDO 螺旋线的适应证 …… 054
PDO 锯齿线的适应证 …… 055

9 PDO 埋线提升的禁忌证 ……………… 056

10 PDO 埋线提升技术 ……………… 057

PDO 埋线提升的方法 …… 057

矢量埋线技术 …… 057
网格埋线技术 …… 058
夹层埋线技术 …… 058
缝合埋线技术 …… 059
扇形埋线技术 …… 059
联合埋线技术 …… 060

PDO 埋线提升的基本原则 …… 060

埋置深度 …… 061

皮内埋置 …… 061
皮下埋置 …… 061

肌内插入 ······ 062

通过不同层次的联合埋置方法来减少皮肤的移动度 ······ 063

PDO 平滑线及螺旋线埋入的具体操作 ······ 063

PDO 平滑线和螺旋线的埋置流程 ······ 072

11 埋置 PDO 锯齿线的技巧 ······ 073

锯齿线埋置流程 ······ 074

PDO 锯齿线的提升部位 ······ 078

穿透性锯齿线正向提眉 ······ 079
非穿透性锯齿线逆向提眉 ······ 080
颧弓部塑形 ······ 082
面部轮廓、下颌缘和下颌区正向埋线提升 ······ 083
面部轮廓、下颌缘和下颌下区逆向埋线提升 ······ 085
中度肥胖者中面部轮廓、下颌缘及下颌下区的埋线提升 ······ 087
前颈部的埋线提升 ······ 087
锯齿双针线在下颌下区的埋线提升 ······ 087

PDO 锯齿线埋线提升的优势 ······ 092

术前或术后的护理建议 ······ 092

术前的护理建议 ······ 092
术后的护理建议 ······ 092

12 PDO 线埋置后可能出现的并发症及其处理 ······ 093

短暂性并发症及其处理细则 ······ 094

红斑和水肿 ······ 094
出血和血肿 ······ 094
疼痛、刺痛和瘙痒 ······ 095
线周组织硬化 ······ 095
皮肤舒缩障碍：褶皱、不平整、凹陷 ······ 095
面部两侧双侧不对称 ······ 095

突起疙瘩形成 …… 096
线头暴露 …… 097

延迟性并发症及其处理细则 …… 097

皮肤感染 …… 097
神经性紊乱 …… 098
埋线移位 …… 099
埋线过浅 …… 099
矫枉过正 …… 100
形成瘢痕 …… 100

13 进行 PDO 埋线年轻化治疗的程序 …… 101

14 PDO 埋线技术的联合应用 …… 102

15 平滑线和螺旋线埋置的示意图 …… 103

16 锯齿线埋置的示意图 …… 116

17 平滑线和螺旋线埋置的实操图 …… 126

18 平滑线和螺旋线埋置前后效果对比图 …… 138

19 锯齿线埋置的实操图 …… 142

20 锯齿线埋置前后效果对比图 …… 143

21 总结 …… 148

参考文献 …… 149

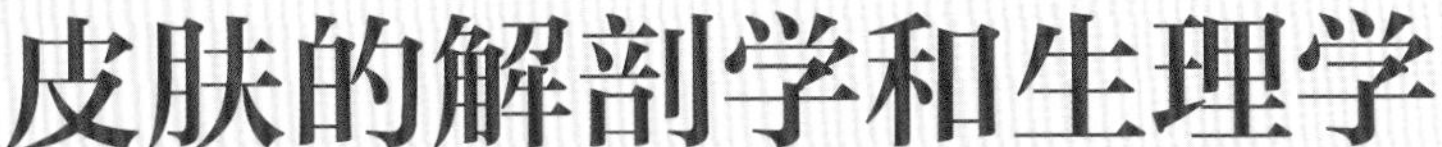

1 皮肤的解剖学和生理学

人类的皮肤是一种复杂并且形态功能相适应的器官，同时也是人体最完美的器官之一（图 1–1）。人体皮肤表面积能达到 1.5m²。皮肤重量约为成人总体重的 18%。皮肤上有皮沟和兰格氏线—— 一种皮肤下循着真皮纤维方向形成的天然张力线。皮肤上还存在更深的皮褶，这些皮褶在出生时就已经形成，常常位于活动度高的皮肤活动区。

皮肤表层为弱酸性（pH：4.5 ~ 6.5），形成外膜，称为酸性外膜。由汗腺、皮脂腺的分泌物和定植正常菌群分解的脂肪酸维持其酸性。如，表皮葡萄球菌、痤疮丙酸杆菌、卵形糠秕孢子菌、棒状杆菌通过产生脂肪酶和特定的酯酶将甘油三酯分解成游离脂肪酸，以此来降低皮肤表面的 pH。正常菌群可起到屏障的作用，防止病原菌的侵入和生长。良好生长的定植菌群可有效防止有害细菌对皮肤的定植，如大肠埃希菌、假单胞菌、金黄色葡萄球菌和白色念珠菌。因此，酸性外膜形成了不利于日常接触的有害病原微生物的生长条件，同时也有助于维持角蛋白的硬度及其相互间的紧密连接，使得皮肤更为紧致，从而保护皮肤。

只有健康的皮肤结构和合理的生理功能才能塑造健康、美丽的皮肤。因此要进行皮肤年轻化治疗，必须了解皮肤的解剖和生理特点。

皮肤由 3 个部分组成（图 1–2）：

（1）表皮。

（2）真皮。

（3）皮下脂肪组织（皮下层）或皮下组织。

皮肤的每个部分都是由功能性与结构性组织复合体在一定空间中组合形成的，含细胞、纤维组织和无定形结构物。

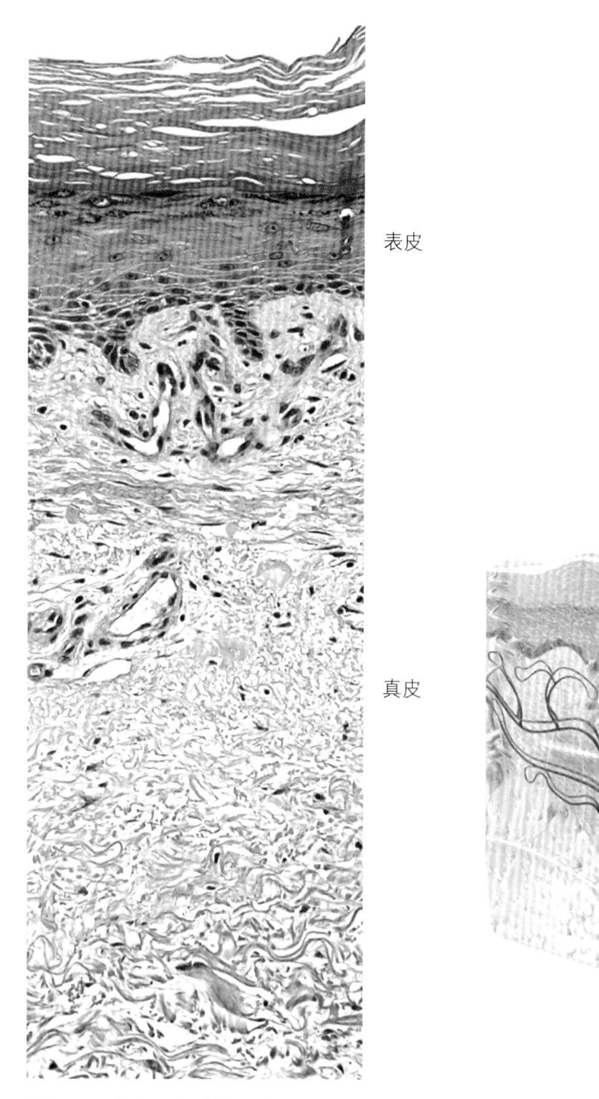

图 1-1　表皮和真皮结构的组织学图像

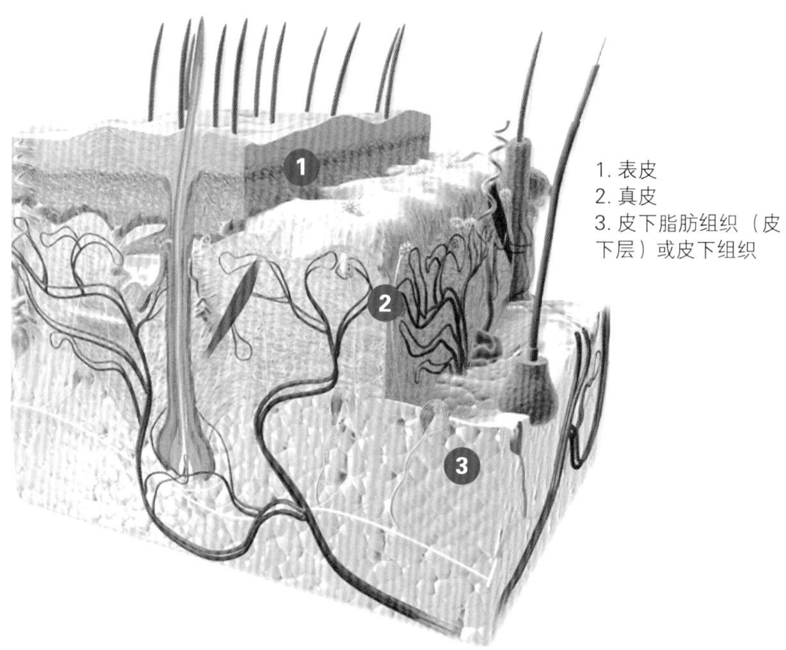

图 1-2　皮肤的组成结构

表皮

表皮位于皮肤的上层，具有很强的更新和修复的能力。据统计，每平方毫米的表皮组织中含有 5 万 ~ 10 万个角质形成细胞，厚度从眼睑部的 0.04mm 到手掌、足跖部的 1.6mm 不等，总平均厚度为 0.1mm，约为 1 张纸的厚度。表皮具有防护屏障功能、免疫功能、分泌功能、信号传导功能。自下而上主要分成 5 个层次：基底层、棘层、颗粒层、透明层和角质层。

表皮呈角化的复层鳞状上皮结构，包含角质形成细胞（又称角质细胞）、黑色素细胞、朗格汉斯细胞（Langerhans 细胞）和神经上皮细胞如默克尔细胞（Merkel 细胞）。有研究报道，表皮细胞表达约 300 种信号分子如蛋白质、脂质和糖类等，调控着表皮、真皮和皮下脂肪组织（皮下层）或皮下组织的生理和代谢活动。

其中角质形成细胞占表皮细胞总数的 85% ~ 90%，可形成角蛋白（Keratin）。

表皮角质形成细胞来源于外胚叶，由基底层细胞逐渐分化而成，并不断往上迁移。该过程伴随着其形态与功能的变化，同时其含水量也逐渐递减；因此，表皮深层含水量为表皮总含水量的 70% ~75%，而顶层角质层含水量仅占 10% ~15%。

角蛋白是表皮细胞的“骨架”（图 1–3）。

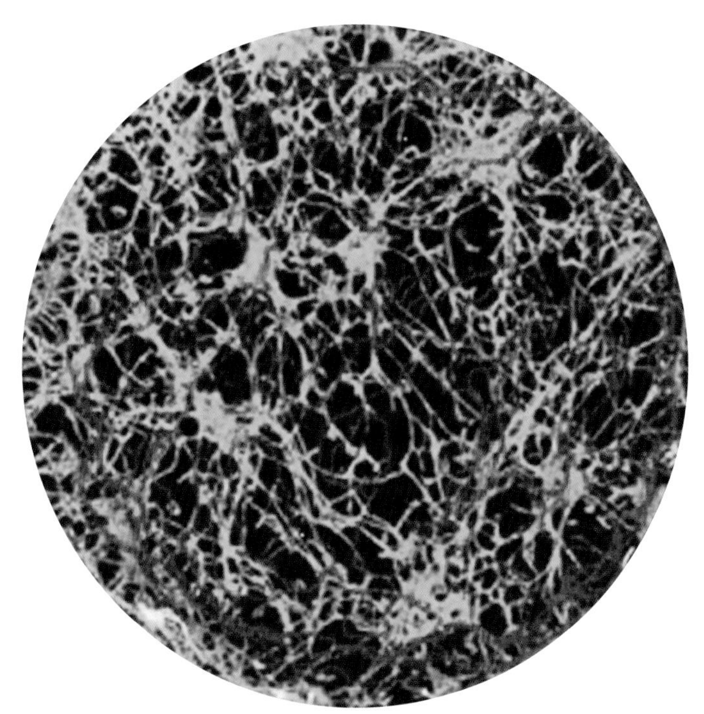

图 1–3 表皮细胞的角蛋白“骨架”

基底层

基底层位于真皮上方，是表皮自下而上中的第 1 层，由圆柱状细胞或立方形细胞组成。细胞借助桥粒与相邻细胞或上覆细胞紧密连接。桥粒是细胞膜间复杂的蛋白质结构，提供机械黏附和物质转运功能，下覆基底膜则通过半桥粒附着。基底层角质形成细胞有丝分裂的活性很高，分裂周期约为 28 天。

近年来，人们发现角质形成细胞可合成透明质酸，后者是一种天然保湿因子的重要组成成分。这是个十分有趣的发现，表皮组织含有 0.1mg/mL 的透明质酸。通过单位细胞基质含量与细胞的主要组成成分的相对比值，测算表皮组织内细胞基质总量中应含有 2 ~ 4mg/mL 的透明质酸，与其他组织相比，含量最高。除合成透明质酸外，角质形成细胞还可合成内源性胺类化合物：组胺、5– 羟色胺和褪黑素，以及花生四烯酸衍生物——前列腺素、白三烯、血栓素和其他细胞因子。按每小时分泌 0.67μg 的肽类物质（如生长因子、细胞因子、某些激素、抗菌肽）来计算，成年人每天分泌约 3g 的肽类物质。

角质形成细胞并不归属于传统内分泌系统，却能合成 5– 羟色胺和褪黑素等生物胺，该发现改变了人们对原有内分泌系统的认知，于是人们提出：或许所有细胞均具有共通的生物学特点和固有特性。事实上，在 1988 年，人们就已经证实表皮细胞（基底层角质形成细胞）也可合成和分泌透明质酸了。越来越多的证据也显示，代谢活跃或衰老的角质形成细胞产生的各种功能性分子在免疫、神经内分泌调节和生

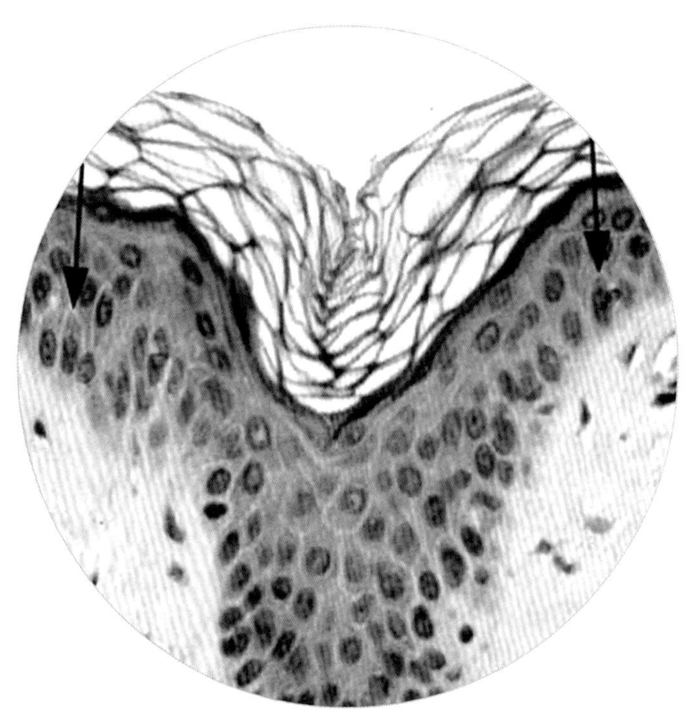

图 1–4 基底层

物协作过程中发挥重要的作用。由此，我们是否可以假设表皮角质形成细胞是皮肤神经 – 免疫内分泌系统的一个组成部分，负责调节皮肤的生理功能，与此同时，产生的物质作为旁分泌信号分子，是否具有局部协调细胞和间质的相互作用呢？

每 $1mm^2$ 的表皮中，有 30 ~ 1500 个朗格汉斯细胞，承担抗原呈递功能，朗格汉斯细胞属于单核 – 吞噬细胞系统，占表皮细胞总数的 2% ~ 4%。它呈细长的形状，具有分裂的细胞核和 1 ~ 2 个中等大小的核仁。其胞质中可见 Birbeck 嗜银颗粒，一端鼓成半球形泡状如网球拍。人们对 Birbeck 嗜银颗粒的来源、功能和含量尚不清楚。有人认为它们是在高尔基复合体中形成的，反映了分泌过程。也有学者认为颗粒是由胞饮 / 胞吞作用形成的，发挥运输功能，携带抗原到指定位置后进行加工或清除。

朗格汉斯细胞的星状结构有助于捕获、摄取和处理抗原，并将抗原“呈递”到表皮内淋巴细胞和淋巴结中，从而引发免疫反应（图 1–5）。吞噬抗原后，朗格汉斯细胞从表皮迁移到真皮，18h 内到达所在淋巴结，也可以进入真皮后，随机接触毛细血管后停留。其细胞迁移特点与最终着床于血液微循环中的联系，既反映了朗格汉斯细胞的迁移特点，也反映了细胞间某些内分泌功能的特点。朗格汉斯细胞结合周围的角质形成细胞的结构单元，称为表皮增殖单元（EPU），是形成表皮的基本结构。它呈垂直柱状，占据整个表皮，中心位置具有一个较少分裂的干细胞，围绕着子代干细胞，可快速分化与定植，并形成分化的角质细胞。在 EPU 中，朗格汉斯细胞调节角质形成细胞的增殖（分裂）和分化（角化）过程，这很有可能借助于颗粒中的 cheylons 颗粒。

黑素细胞（图 1–6）起源于神经嵴，在基底层的数量占表皮细胞总数的 10% ~25%，大小为 30 ~ 40μm，其细胞核的核色不匀，外周突起结构大小可达 100μm。黑素细胞具有许多分支突起结构，能穿透角质形成细胞到达表皮的颗粒层，与邻近的 30 ~ 40 个角质形成细胞通过桥粒紧密连接起来，与基底膜则借助半桥粒连接，有学者称这种结构为表皮黑素单位。黑素细胞质中有多个黑素小体合成黑色素，由酪氨酸酶和多巴氧化酶催化酪氨酸形成。

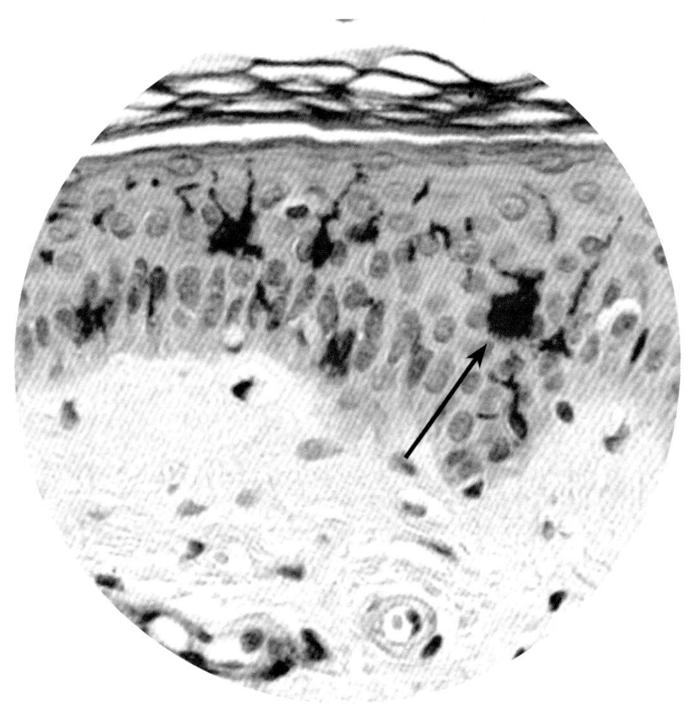

图 1–5 CD1a——朗格汉斯细胞的免疫标志物

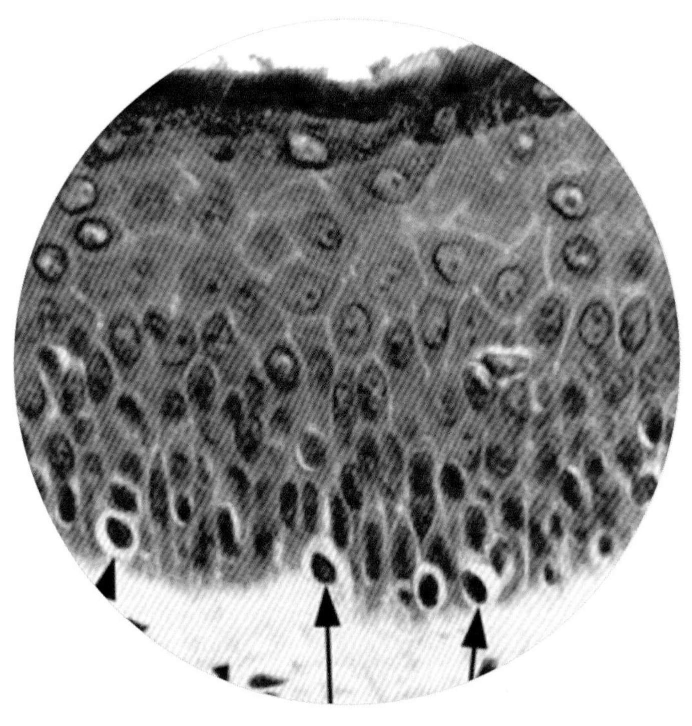

图 1–6 黑素细胞

黑色素颗粒由黑素细胞生成并分泌到细胞外（图 1–7）。邻近的角质形成细胞则通过胞吞作用，吞噬黑色素颗粒并着色。着色的角质形成细胞迁移到皮肤表面并脱落。黑素细胞和黑色素的数量是由遗传决定和稳定生成的。但是不同的内外因素可增加或减少其数量，从而改变黑色素的合成，诱发色素障碍性疾病。

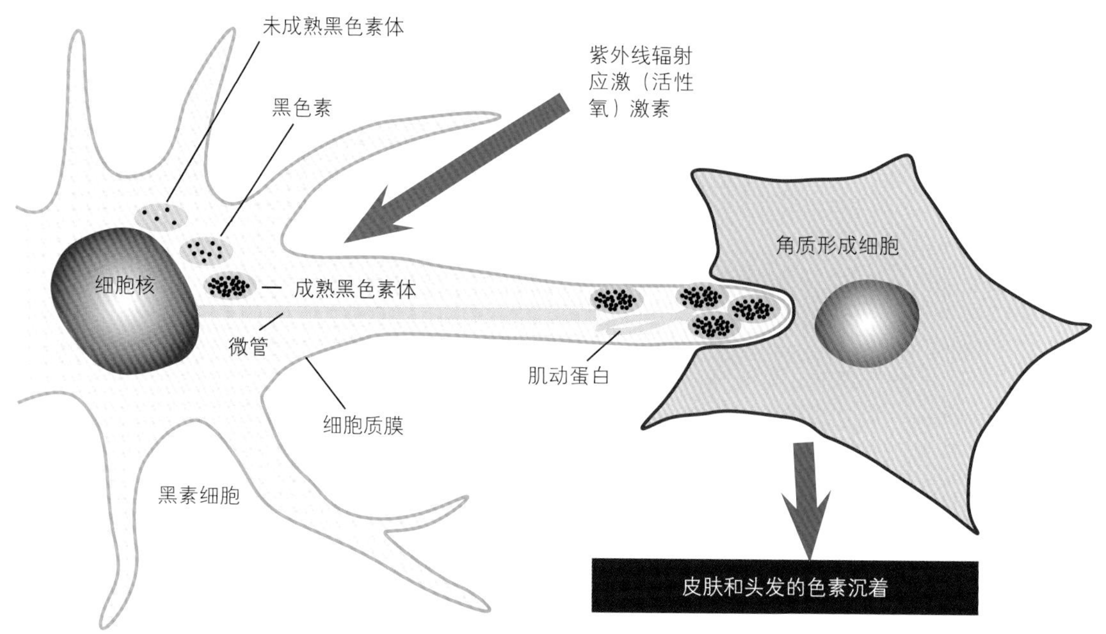

图 1-7 黑素细胞的作用机制

黑色素可保护机体免受紫外线照射的损伤。一般来说，紫外线损伤越强，黑色素合成越为活跃，并促进细胞合成、分泌更多促炎细胞因子，如 IL-1、IL-2、IL-6、IL-8、TNF-α、抗炎细胞因子 IL-10、TGFβ、儿茶酚胺、花生烯酸类物质、促黑激素 αMSH 和 NO。因此，黑素细胞具有旁分泌作用和自分泌作用，既影响表皮和真皮细胞成分的动态平衡，同时也受到负反馈的旁分泌影响。

默克尔细胞（图 1-8）是神经内分泌型的皮肤细胞，单独或成组分布在表皮的基底层和棘层、毛囊外层以及一些黏膜中。默克尔细胞的形态特征非常明显，与其他细胞明显不同，呈圆形或细长形态，胞内分布着细长的小叶核，胞质清晰，内有线粒体、溶酶体、多泡体、空泡、微丝和 80 ~ 200nm 大小的特异性嗜锇颗粒。默克尔细胞通过桥粒与上皮细胞连接，可触及神经末梢。

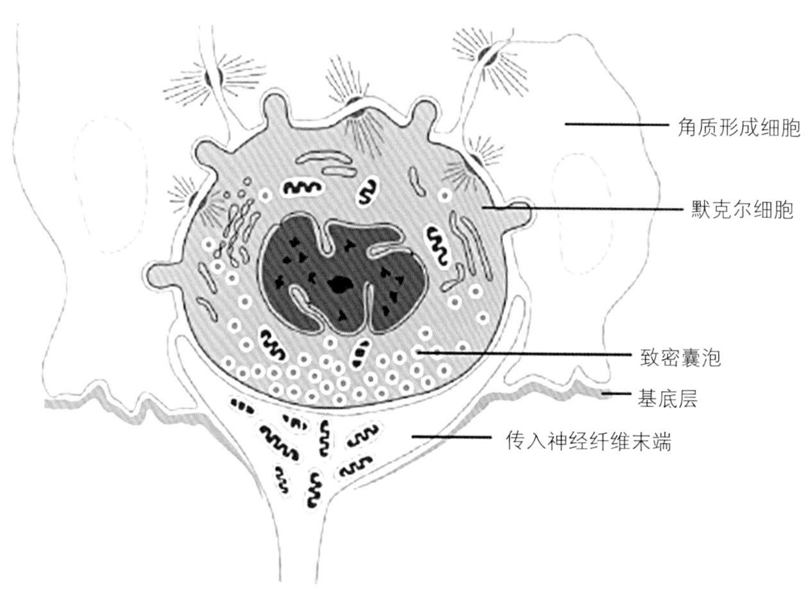

图 1-8 默克尔细胞

默克尔细胞的功能如下：

（1）位于 Pinkus 毛干中的默克尔细胞参与皮肤内微小敏感元件主导的缓慢适应性机械感受功能。

（2）发挥皮肤神经内分泌功能，分泌血管活性肠肽（VIP）、神经生长因子、p 物质、铃蟾肽和脑啡肽。在胎儿生长过程中，这些物质可能对神经和皮肤附属器官的生长具有营养作用。含有神经肽和特异性颗粒的默克尔细胞，被认为是一种神经内分泌皮肤细胞，为 APUD 系统的组成部分。学者们利用单克隆抗体方法在人类默克尔细胞中，发现了 APUD 系统细胞产生的多种多肽激素：脑啡肽、血管肠肽、神经生长因子、铃蟾肽等。早在 1981 年 I.M.Kvetnoy 就揭示了人类默克尔细胞中存在内啡肽。

（3）默克尔细胞携带的定位传导信号可决定外周神经末梢的定植，诱导和促进皮肤神经的生长和发育。

（4）参与了角质形成细胞的凋亡。

棘层

棘层为表皮自下而上中的第 2 层，由 5 ~ 15 层多角形角质形成细胞组成，表面有许多细小的突起，通过桥粒与相邻细胞连接，附着成束角质蛋白张力微丝，也称角蛋白丝束或张力原纤维。棘细胞有时可含有黑素颗粒。随着往上迁移，棘细胞逐渐扁平，并演化成颗粒细胞，该层称为颗粒层（图 1–9）。

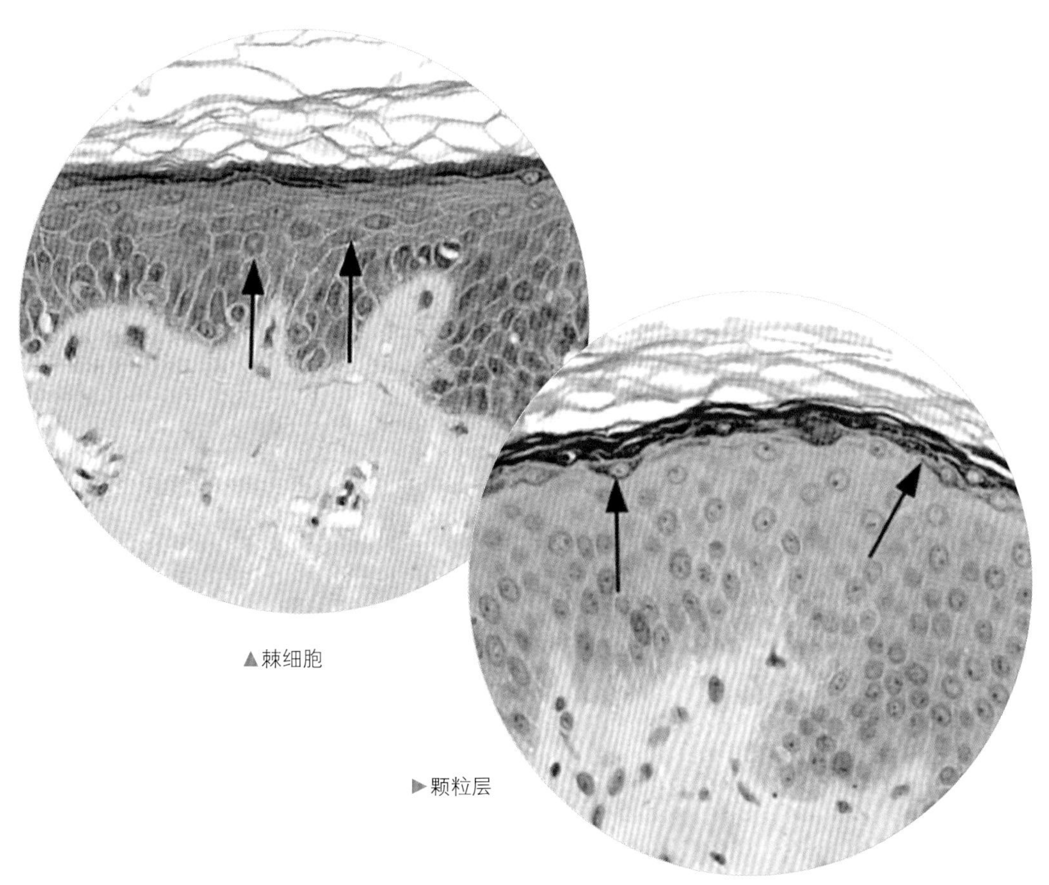

图 1–9　棘细胞及颗粒层

颗粒层

颗粒层由 3 ~ 4 层角质形成细胞组成，为表皮自下而上中的第 3 层，细胞呈卵形，能合成体内角蛋白（Keratin）、丝聚蛋白（Filaggrin）、套膜蛋白（Involucrin）、角质形成素（Keratogialin）等。丝聚蛋白募集角质化的张力微丝蛋白，在张力微丝间形成无定形基质。当胞核或细胞器裂解后释放游离的蛋白质、多糖、脂类、氨基酸时，张力微丝与之结合，可形成不溶性纤维蛋白复合体，呈致密颗粒状，名为角质形成素（Keratogialin）（图 1–10）。

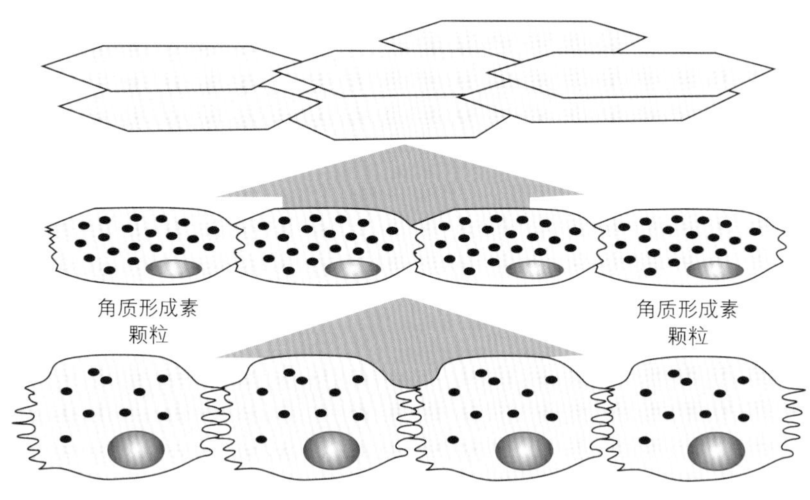

图 1–10 角质形成素的合成

套膜蛋白和角蛋白交联组成细胞套膜，可保护细胞免受各种溶酶体中水解酶的水解，通过朗格汉斯细胞激活角质形成细胞中的角蛋白体，使其数量增加，通过胞吐作用释放到细胞间隙，与细胞间隙中的脂质如神经酰胺、胆固醇硫酸盐等结合形成胶样物质。“黏合”角质形成细胞在表皮形成防水屏障，该过程能预防皮肤干燥。由于颗粒层已经远离真皮层，无法输送营养物质，因此该层细胞已呈衰老凋亡状态。

透明层

透明层是表皮自下而上中的第 4 层（图 1–11），此层只在手掌和足跖部可见，由 3 ~ 5 层扁平细胞组成，其中透明角质颗粒形成均质状、强折光性的液泡，胞内充满角蛋白纤维形成的无定形基质，因角蛋白的聚集使质膜变厚。

桥粒几乎在细胞间消失，但富含脂质的胶样物质的数量增加。同时角质形成细胞转移到表皮最外层（角质层），由脱落的凋亡细胞组成。

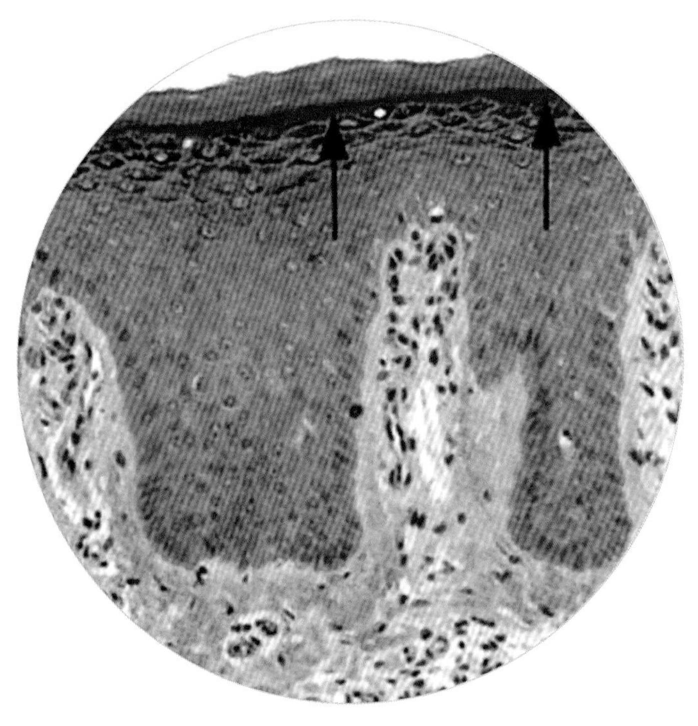

图 1–11 透明层

角质层

角质层是表皮自下而上中的第 5 层（图 1–12），由已分化的多层扁平角质形成细胞组成，称为鳞状角质。以柱形平行排列，外观呈多角形，含丰富的角质蛋白，形成厚的、坚韧的外壳。鳞状角质内部充

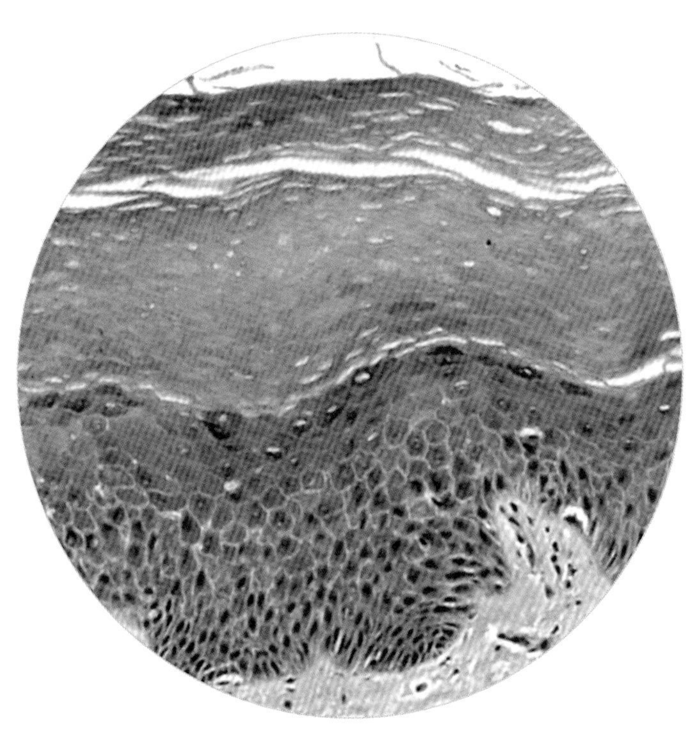

图 1–12 角质层

满不溶性二硫键交联的纵向蛋白纤维，丝聚蛋白则聚合蛋白纤维形成无定形基质，可降解成氨基酸与角蛋白纤维耦合。鳞状角质是天然保湿因子和细胞间的胶样物质，富含脂质，使水分难以渗透角质层，形成的天然屏障能最大限度地减少经表皮丢失的水分，并保持皮肤水润度。角质鳞屑脱落发生在生命活动的过程中。在朗格汉斯细胞的溶酶体中发现的类固醇脂解酶或胆固醇硫酸酯酶能水解胆固醇硫酸盐，胆固醇硫酸盐是一种存在于细胞间的并“黏合”角质细胞的物质，可使角质鳞屑脱落，保护皮肤免受微生物、化学刺激物和过敏原的刺激。表皮是一道防护屏障，有些学者在研究中破坏表皮的完整性后发现，皮肤显现干裂、红肿、感染等问题。基底膜使表皮和真皮相隔，厚 40 ~ 50nm，构成表皮—真皮高度特化的起伏形结构性和功能性的连接，基底膜主要由少量脂质、黏多糖（透明质酸和硫酸软骨素）和糖蛋白组成。

表皮下纤维丛连接结构厚度为 0.6 ~ 0.8μm，由以下 4 个层次组成（图 1–13）：

（1）基底角质形成细胞层，含有细胞膜和半桥粒。

（2）由无定形物质构成的透明层，其中央部分包含致密板，与半桥粒中的锚定微丝垂直连接，含有板层素（Laminin）、巢蛋白、纤维粘连蛋白和Ⅳ型胶原蛋白。

（3）致密层，由无规则定形物质与锚定纤维紧密结合而成，含有Ⅳ型胶原和Ⅴ型胶原、蛋白原硫酸酯和板层素。

（4）纤维网状层，由连接真皮和基底膜的结缔组织纤维组成，包含垂直排列并从上端连接到致密层的锚定纤维束，以及连接基底膜与真皮的弹性纤维和单一胶原蛋白纤维。

表皮下纤维丛沿着基底膜连接下方真皮乳头层，血管穿行于其中，通过细胞间的淋巴循环为上方表皮细胞输送营养和氧气。

真皮—表皮连接起支撑作用，有助于物质间的双向运输和细胞往返运动，其运动方向取决于细胞极性。

基底膜参与细胞代谢与表皮细胞的生长发育过程，在损伤后的组织再生中也起着重要的作用，当基

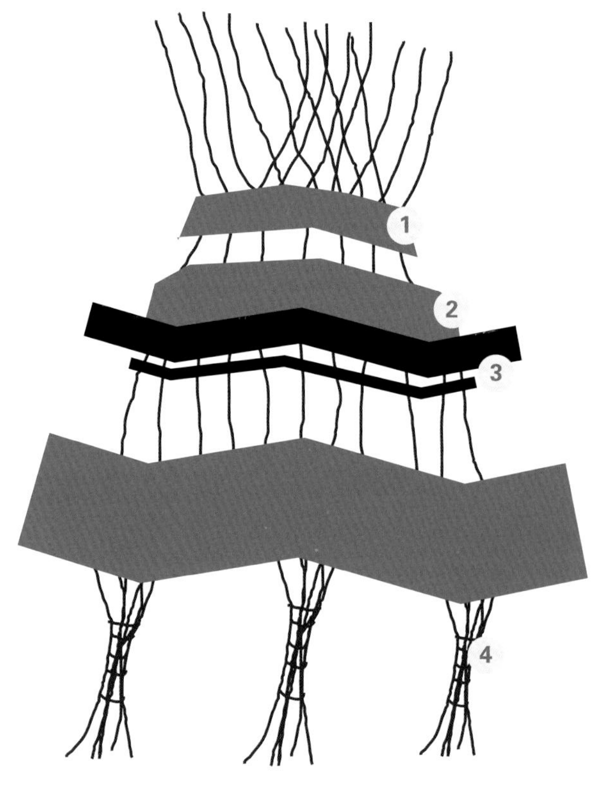

图 1–13 表皮下纤维丛

底膜缺乏时，皮肤常常形成水疱或瘢痕。

游离神经末梢沿基底膜分布，可到达颗粒层，感受表皮的机械、热和疼痛刺激。

真皮

真皮（图 1–14）包含结缔组织，纤维赋予真皮充分的弹性和拉伸功能，身体各处的真皮厚薄不一，在 0.5 ~ 4mm 之间。

结缔组织的结构和成分皆由个体的基因来表达和控制，形成了各种不同个体皮肤差异的表现和状态，使得真皮各组分有序发挥复杂的功能。

组织纤维、细胞和基质是组成真皮的主要成分，呈无定形结构。

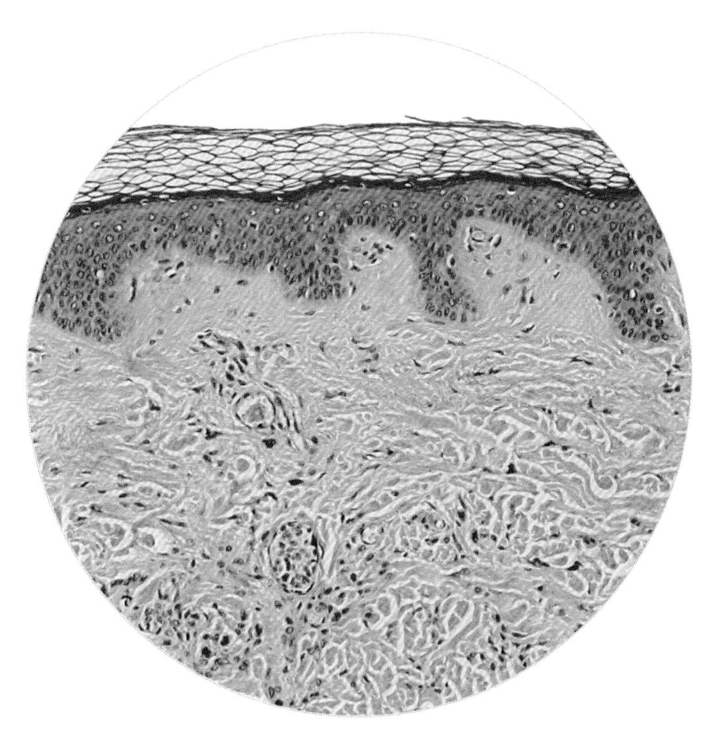

图 1–14 真皮

组织纤维和成纤维细胞

组织纤维由胶原纤维、弹性纤维和网织纤维组成。组成真皮的基本细胞有成纤维细胞、巨噬细胞、肥大细胞和黑素细胞，还有其他类型的细胞如嗜酸性粒细胞、淋巴细胞、神经细胞。成纤维细胞是皮肤的主要功能细胞。

不同细胞，来源各异，关于成纤维细胞的主要观点阐述如下：

（1）成纤维细胞来源于组织，由未分化的前体细胞（可能是周细胞）形成。

（2）全部或部分成纤维细胞可能来源于骨髓干细胞，与从血液中迁移到皮肤的造血干细胞同源。

（3）成纤维细胞可保留干细胞的分化、分裂能力。

（4）不同来源的成纤维细胞类型的差异不尽相同。

2001 年，科学家首次在脂肪组织中发现脂肪干细胞。此后研究显示，脂肪干细胞具有分化能力，如成纤维细胞，可更新皮肤、神经、肌肉、骨骼和血管组织。因此关于衰老更替相关的成纤维细胞又有了新的观点：

（1）脂肪干细胞具备分化、分裂能力，特别是当组织受损或感染时，可分化成年轻的成纤维细胞。

（2）此时年轻的成纤维细胞具备更高层级的分化特性，但仍具有分离能力，并已开始合成胶原纤维和酸性糖胺聚糖。

（3）成熟的成纤维细胞——由年轻的成纤维细胞产生，不具备分离能力。

成纤维细胞类型分为 3 类：

（1）成纤维细胞。其主要功能是合成胶原，分泌类型可以是顶分泌或全分泌。

（2）破纤维细胞。其功能是吞噬破坏和胞内水解胶原，在瘢痕组织重塑中起着重要作用。

（3）肌成纤维细胞。其细胞结构类似平滑肌细胞，内含成束的收缩丝和致密的颗粒，在伤口愈合过程中起着减少纤维组织的重要作用。

几乎所有上述类型的成纤维细胞都会凋亡，只有部分类型的细胞会继续分化成稳定的、静息状态的纤维细胞，其主要功能是调节新陈代谢和提供机械稳定性基质。

分化的成纤维细胞参与合成、重排和裂解基质中的各个成分，具有维持结构和物质的组织稳定性，平衡、调节其他细胞活动等功能，最终达到正常更替、修复皮肤和维持皮肤微循环的目的。

学者 Khrushchev N.G. 在 1976 年提出，成纤维细胞（图 1–15、图 1–16）主要有 2 种类型，即短寿型和长寿型。

短寿型成纤维细胞具有高度的细胞增殖分裂特征，积极参与结缔组织在伤口愈合过程中的形成。

长寿型成纤维细胞主要执行基本的机械功能并分泌蛋白：

（1）原胶原纤维（皮肤干重的 70% ~80%）、弹性纤维（皮肤干重的 1% ~3%）和网状纤维，其中蛋白的合成、组装和分泌多在细胞质膜上进行。

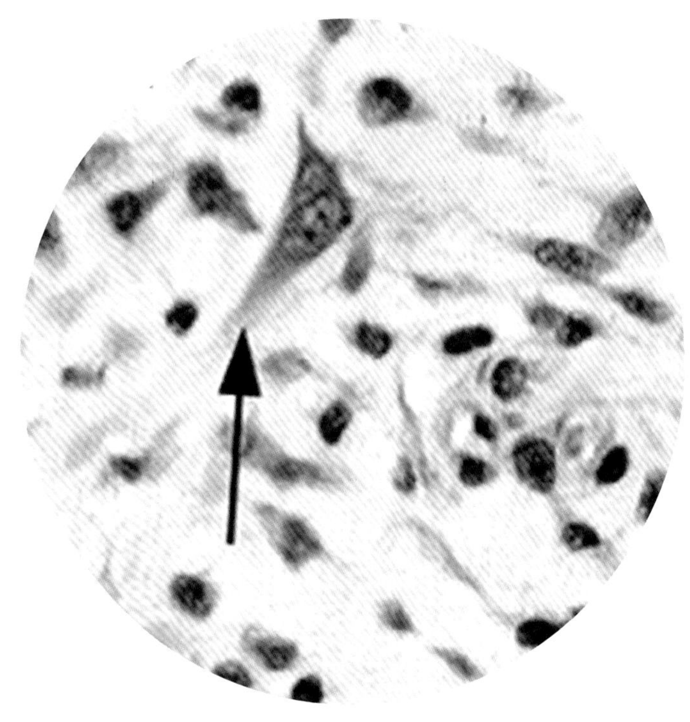

图 1–15 成纤维细胞

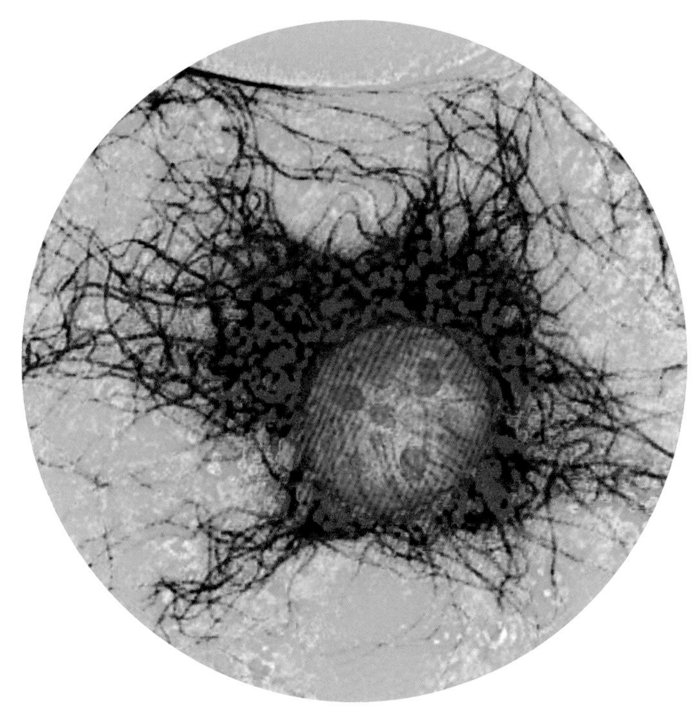

图 1-16 电子显微镜下的成纤维细胞

(2) 糖胺聚糖，如角蛋白、肝素、软骨素、硫酸皮肤素和透明质酸等细胞间组分纤维连接蛋白，结合和调节细胞与外周微环境的活动。

(3) 蛋白多糖，与糖胺聚糖相连。

此外，成纤维细胞还具有一定的吞噬能力。

因此，成纤维细胞才是真正的结缔组织的主要构造细胞。不仅如此，它还积极参与合成维生素 C 类似物和铁、铜、铬等复合物。

肥大细胞

肥大细胞（图 1-17）常位于毛细血管旁，呈不规则圆形，细胞核细小，含有 0.3 ~ 0.7μm 大小的嗜碱性颗粒。肥大细胞能产生或吸收的物质沉积在特定的颗粒中，称为分泌性溶酶体。

肥大细胞与多种生物活性物质的合成、沉积和分泌有关，如生物胺、酶、细胞因子和化学诱导剂。电镜观察显示，肥大细胞的超微结构特征与内分泌性 APUD 系统细胞溶酶体类似。APUD 系统是指体内散在的由内分泌细胞组成的分泌和摄取系统，其细胞来源于神经，合成生物胺和 / 或肽激素。

嗜铬颗粒素 A（CgA）是 APUD 系统中神经内分泌细胞分泌出来的蛋白质颗粒，在真皮中可由老化的肥大细胞形成，由此我们可以认为肥大细胞是 APUD 系统的一部分。

结缔组织中肥大细胞的数量是不断变化的。数量最高峰出现在成纤维细胞密集合成黏多糖的过程中。由于这种特性，Khrushchev N.G. 认为，肥大细胞通过结合和积累硫酸黏多糖来预防黏多糖前体的过度合成从而调节结缔组织间的细胞组分。此外，肥大细胞在皮肤接触微生物、过敏原以及发生物理或机械损伤后，可激活炎症反应。也可从周围组织中吸收生物活性肽（如褪黑素），发挥激素调节功能并维持局部内环境稳定。然而褪黑素对皮肤肥大细胞的直接生物学作用范围尚不清楚。众所周知，激素能调控其他的免疫细胞，如激活单核细胞和中性粒细胞，或诱导 T 淋巴细胞增殖并分泌细胞因子，同样地也对肥大

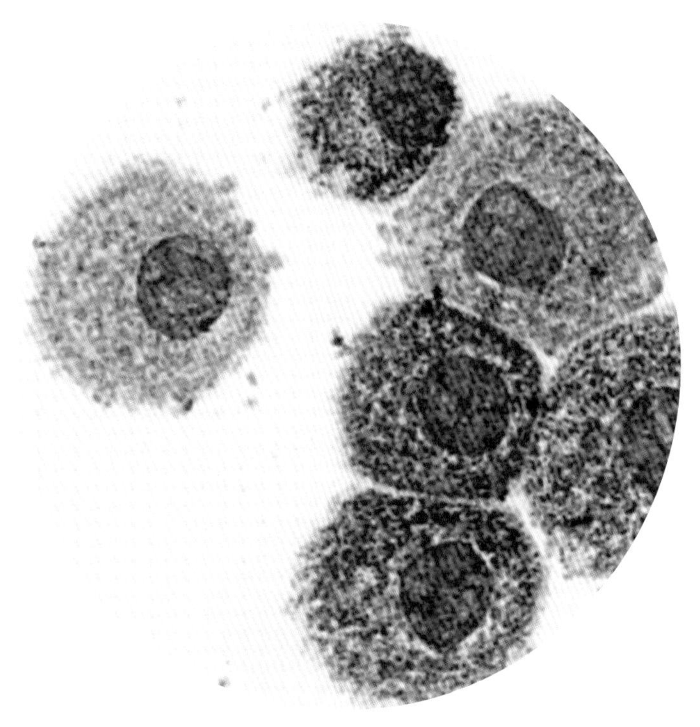

图 1–17 肥大细胞

细胞产生类似的作用。我们预测，伴随皮肤光老化的进展，肥大细胞数量提高，可显著吸收褪黑素，这可能是上皮细胞通过旁分泌介导肥大细胞增殖和分化实现的，该假设仍需要进一步验证。

机体皮肤，如肛门和乳晕区域含有真皮黑素细胞。与表皮黑素细胞相比，这些黑素细胞不产生多巴胺反应，即该区域的黑素细胞含有但不合成黑色素，该机制还未明确，但有学者认为该区域黑色素来自表皮。

真皮的纤维蛋白

真皮的主要纤维蛋白是胶原蛋白。它不仅是细胞间基质中最常见的蛋白质，也是全身最常见的蛋白质，约占人体所有蛋白质含量的 1/4。在细胞间基质中，胶原分子形成的聚合物称为胶原纤维。胶原蛋

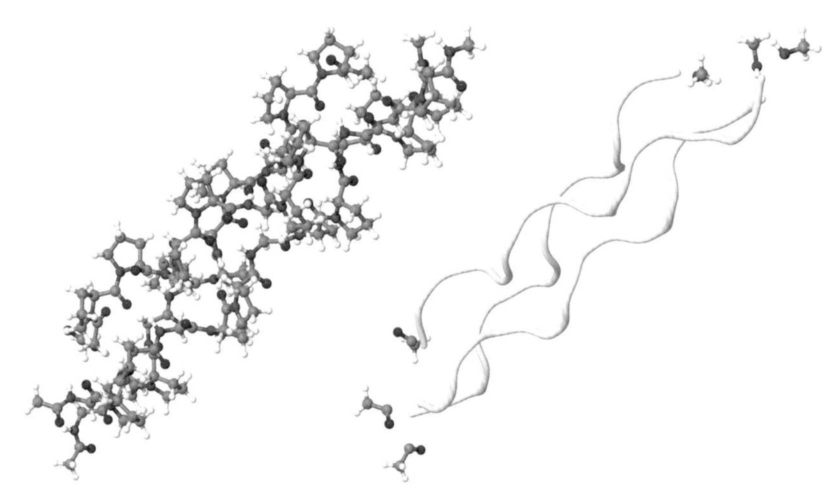

图 1–18 氨基酸形成的胶原蛋白结构

白由 3 条 α 链构成，呈三螺旋状。这个三螺旋由 2 个 α–1 链和 1 个 α–2 链组成（图 1–18）。每条链上有 1000 个氨基酸残基。平行排列和堆积，其中疏水基团暴露在外侧。按氨基酸的序列及其分子量判断，人体内至少包含有 15 种胶原蛋白，其中真皮中有Ⅰ型胶原蛋白、Ⅲ型胶原蛋白、Ⅴ型胶原蛋白。基底膜有Ⅳ型胶原蛋白。氨基酸的组成决定了胶原蛋白的结构，胶原 α 链的一级结构比较特殊，平均约 3 个氨基酸中就有 1 个甘氨酸，在总氨基酸中占 26%；脯氨酸或 4– 羟脯氨酸平均占比为 1/4（23% ~30%），而丙氨酸占比约为 11%。羟脯氨酸是胶原蛋白和弹性蛋白的典型成分和标志物成分，使得胶原蛋白区别于其他蛋白质。羟赖氨酸和羟脯氨酸都是胶原蛋白的特异性成分。脯氨酸的结构赋予肽链弯曲，形成稳定的左旋螺旋构象。每个肽链螺旋有 3 个氨基酸残基，但并非由氢键构成，而是由脯氨酸残基中的吡咯烷环的空间排斥力形成的，脯氨酸并不形成氢键，这种螺旋可令残基间沿着螺旋轴的距离增加，与球形蛋白紧密扭曲的 α 螺旋相比，更为扭折，确保胶原纤维的低延伸性、高拉伸强度和皮肤紧致度。

胶原蛋白合成

胶原蛋白的生物合成分为 8 个阶段（图 1–19）：细胞内 5 个阶段和细胞外 3 个阶段。

第 1 阶段，在核糖体上进行，合成了一段前原胶原蛋白分子。

第 2 阶段，通过信号肽将该分子转运到内质网小管中，分解和再合成前原胶原蛋白。

第 3 阶段，分子中的赖氨酸和脯氨酸的残基在酶的作用下发生氧化，如形成脯氨酸 –4– 羟化酶和赖氨酸羟化酶，这些氧化酶属于单氧化酶亚类，活性中心为二价铁。其活性可由维生素 C(抗坏血酸）提供，会影响胶原蛋白的合成。

第 4 阶段，翻译后修饰，在糖基转移酶的作用下前原胶原蛋白糖基化，转移葡萄糖或半乳糖到羟基赖氨酸上。

第 5 阶段，最终合成三螺旋结构的可溶性前原胶原蛋白。含半胱氨酸，在链之间形成二硫键，呈螺旋状。

第 6 阶段，原胶原蛋白被分泌到细胞外，可被氨基或羧基蛋白水解酶裂解。

第 7 阶段，形成共价交联的不溶性胶原分子，此时的胶原分子“末端—末端”（End to End）共价交联，具有一定的交联规则，再加上赖氨酰氧化酶（一种金属蛋白质，含 FAD 和 Cu）的参与，最终赖氨酸去氧化和去氨化形成醛键，经过多次共价交联后，胶原蛋白分子才获得其独特的强度，成为不可拉伸的胶原纤维。赖氨酰氧化酶是一种铜依赖性酶，铜的缺乏，可使结缔组织的强度降低，因其含量缺乏，导致了大量可溶性胶原蛋白（原胶原蛋白）无法共价交联。

第 8 个阶段，不溶性胶原蛋白分子以“并排”（Side by Side）的方式缔合。连续相连的蛋白链每 1/4 长度就会发生改变。

这样的胶原纤维长度约为 280nm，直径 1.5nm，分子量平均为 300kDa。胶原纤维的合成更新，发生在皮肤正常生理、新陈代谢加

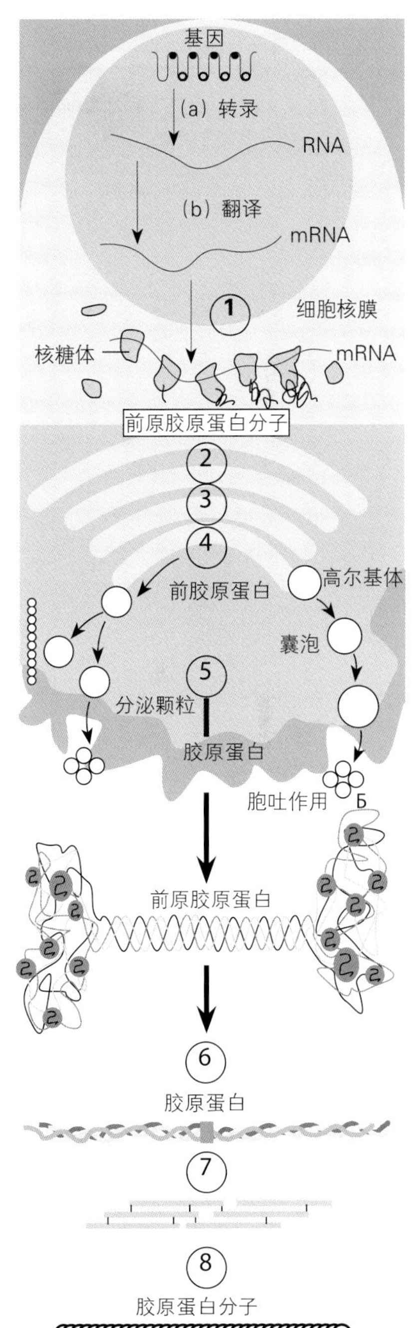

图 1–19 胶原蛋白的生物合成过程

快或减缓的每个进程中。

不同类型的胶原蛋白的生理半衰期很长，从几天到 2 年不等，甚至可达 10 ~ 15 年。由成纤维细胞承担胶原蛋白以及其他细胞间质组分的更新，生成的特异性胶原酶，能分解“老化”的胶原蛋白，防止组织过早硬化；该过程也依赖于体内维生素 C 和铜、钙、铁、锌等元素的含量。镁元素在细胞外基质的复杂生物合成、结缔组织的形成和成纤维细胞的功能状态中起着重要作用，尤其在成纤维细胞合成蛋白聚糖的过程中。胶原蛋白的合成和降解是动态平衡的。在某些情况下，胶原蛋白的合成会显著增加，如在机体损伤后，成纤维细胞迁移到伤口区域，积极合成细胞间基质的主要成分。当然这些过程也是形成结缔组织瘢痕的主要原因，即合成了大量杂乱的胶原纤维。

基质金属蛋白酶（MMP-1，MMP-2）又称胶原酶（图 1-20），MMP-1 是一种金属依赖性酶，其活性中心含有 4 个 Ca^{2+} 离子（橙色标注）和 2 个 Zn^{2+} 离子（绿色标注）。

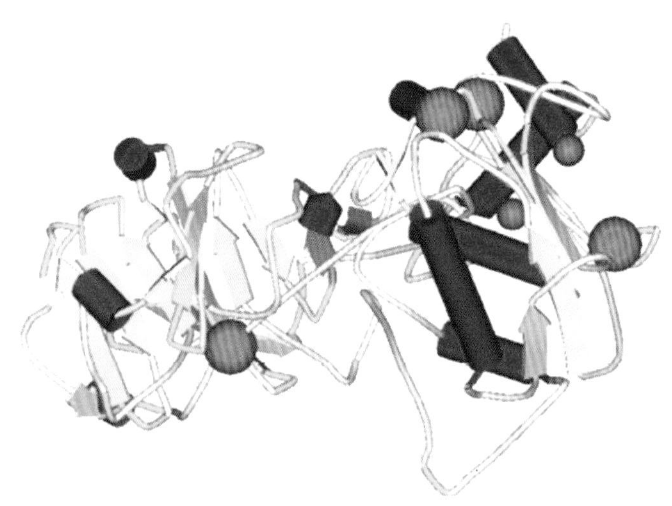

图 1-20 基质金属蛋白酶 -1

胶原酶可特异性切割胶原蛋白的三维螺旋区域，位于甘氨酸和亮氨酸（或异亮氨酸）残基之间，距离 C 端约 1/4 处。

切割后胶原碎片溶于水，可自然变性并被其他蛋白水解酶水解。胶原蛋白能在血液和尿液中分解成游离羟脯氨酸，作为胶原蛋白代谢能力的标志物。

年轻状态的皮肤胶原代谢旺盛，随着年龄的增长，胶原蛋白显著减少，主要原因是衰老的皮肤中存在大量的胶原纤维，难被胶原酶水解。10 ~ 20 岁青少年的尿液中羟脯氨酸的含量可以达到每天 200mg，而老年人尿液中羟脯氨酸的含量将逐渐减少到每天 15 ~ 20mg。

胶原酶的活性取决于细胞间基质中的激活因子和抑制因子含量的比例，激活因子有纤溶酶、激肽原和组织蛋白酶 B。

成纤维细胞感受机械张力增加也是促进胶原纤维合成的另一个因素，尤其在年轻时期，器官生长伴随结缔组织增加的身体发育期最为明显，相对地，降低机械张力会促进真皮成纤维细胞死亡，抑制胶原蛋白的合成。当拉伸皮肤时，机体皮肤机械刺激会激活胶原蛋白的合成。

然而，随着年龄的增长，细胞基质受损，胶原裂解、流失，三维胶原基质结构的不可逆性破坏等，导致皮肤老化，此时原有的“合成—破坏”平衡失衡，陷入恶性循环，胶原流失，皮肤松弛、平薄、脆弱，出现眼睑下垂。

弹性蛋白纤维（图 1-21）具有强延展性和相对较低的强度，承担维持真皮弹性的功能。成熟的弹性

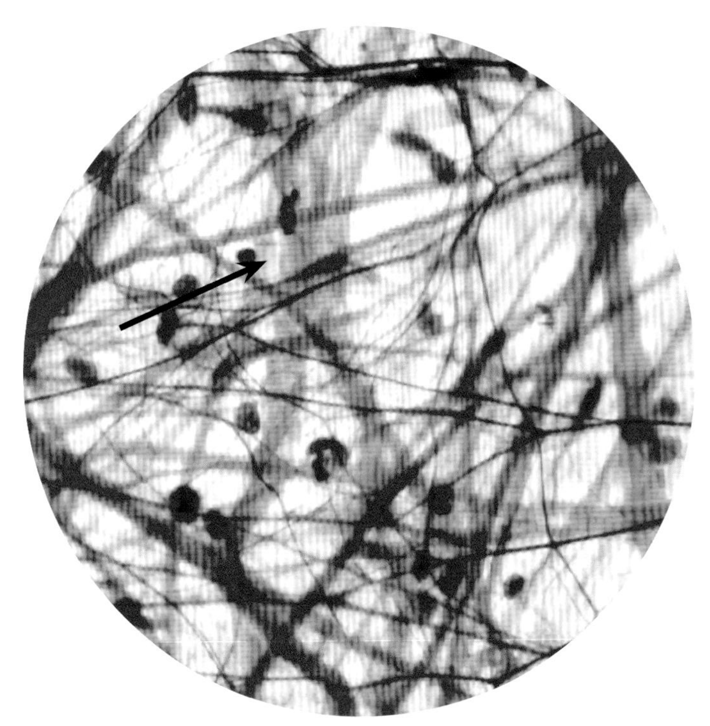

图 1-21 真皮中的弹性蛋白纤维

蛋白纤维通常位于胶原纤维的边缘，以环状蛋白结构为主，这种结构使皮肤在拉伸后可恢复原状。胶原蛋白含有约 800 个氨基酸残基，由非极性氨基酸——甘氨酸、缬氨酸、丙氨酸组成。与胶原蛋白相比，弹性蛋白纤维更为疏水，含有大量的脯氨酸和赖氨酸，但羟脯氨酸含量很少，羟赖氨酸几乎没有。

大量疏水基团的存在阻碍弹性蛋白纤维处于常规稳定态，因此，其肽链往往没有形成规则的二、三级肽链构象，而是形成自发性适应胞间基质的初级形态，尤其在缺乏稳定的有序构象时。弹性蛋白含有高达 90% 的疏水性氨基酸，也含有大量的赖氨酸，其含量几乎与胶原蛋白中的甘氨酸（约占氨基酸总数的 1/3）和脯氨酸相同，但弹性蛋白中的羟脯氨酸含量约为胶原蛋白的 10 倍。弹性蛋白和胶原蛋白一样，只含有非常少的胱氨酸、蛋氨酸、组氨酸和色氨酸。

成纤维细胞首先合成原弹性蛋白，作为前体蛋白启动弹性蛋白的合成。原弹性蛋白是一种水溶性单体，亲水区富含赖氨酸残基。胞间基质中铜依赖性的赖氨酰氧化酶能将赖氨酸残基氧化成 ε－醛基赖氨酸，促进弹性蛋白纤维交联，最终形成稳定的胞外形态，具有不溶性、高稳定性和低代谢率的特点。

弹性蛋白水解依赖于多形核白细胞中的弹性蛋白裂解酶，其作为一种内肽酶，活性区间在弱碱性（pH7.5 ~ 8.5）中，能水解亲脂性氨基酸羧基形成的化学键。它不仅水解弹性蛋白，还水解蛋白聚糖、血红蛋白、胶原蛋白、免疫球蛋白等，同时能抑制 α1－抗胰蛋白酶（在血液中发现，主要来源于肝脏，可由组织中的巨噬细胞合成）活性。

细胞基质中的弹性蛋白链以球状的形态存在，由含有一个多肽链的 α－弹性蛋白组成，赖氨酸的 4 个残基与吡啶相互交联，以吡啶作为空间中心，名为锁链素结构（图 1-22）。

网状纤维，因易与银离子结合，也被称为嗜银纤维，由Ⅲ型胶原组成。与原胶原纤维相比，网状纤维中的半胱氨酸、己糖胺含量较高，而脯氨酸、羟脯氨酸等酸含量较低，电镜下可见网状条纹。网状纤维不能被胰蛋白酶消化，常为晶格形结构，又称“晶格纤维”。网状纤维是基底膜的组成部分，位于血管、毛细血管和神经纤维周围，也是构成肌纤维肌膜的一部分，与网状细胞一起构成造血器官的核心。

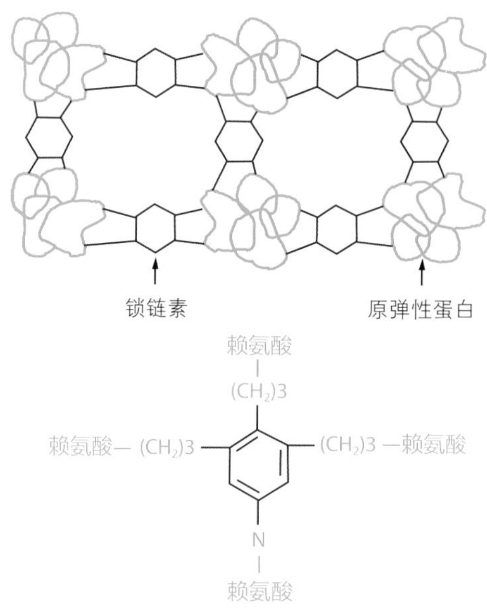

图 1-22 锁链素结构

真皮的细胞间基质

真皮的细胞间基质包含水、电解质、血浆蛋白和葡萄糖胺聚糖（图 1-23）。根据单体的结构，分成 7 种类型：

(1) 透明质酸。

(2) 4- 硫酸软骨素。

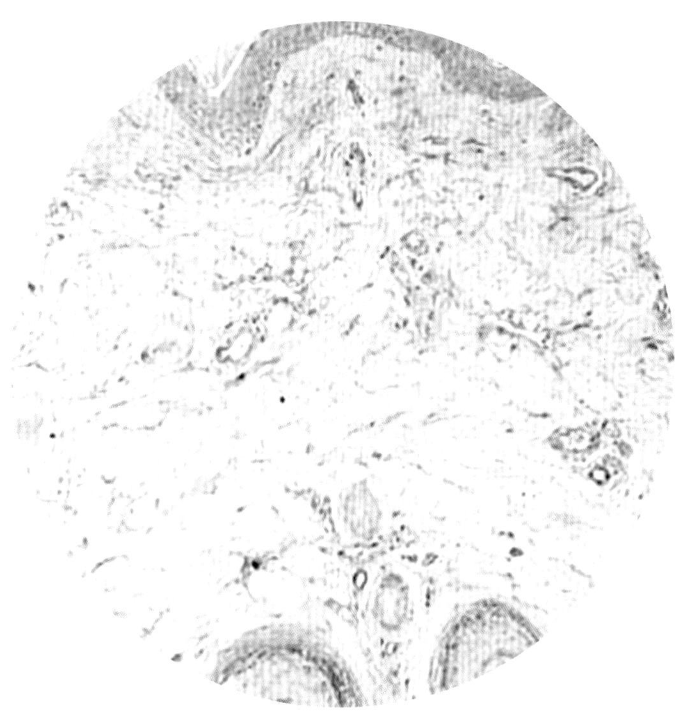

图 1-23 真皮的细胞间基质

(3) 6- 硫酸软骨素。

(4) 硫酸皮肤素。

(5) 硫酸角质素。

(6) 硫酸乙酰肝素。

(7) 肝素。

大多数糖胺聚糖是非硫酸黏多糖，如透明质酸；其他糖胺聚糖为硫酸黏多糖，如硫酸皮肤素、6- 硫酸软骨素、硫酸乙酰肝素和肝素，它们的含量较低。

糖胺聚糖可吸收自体体积数百倍的水分，维持胶原蛋白的锁水能力和滋润表皮，尤其是透明质酸，可维持真皮和皮肤膨胀的体积，这是真皮自我新陈代谢的基础。

真皮分为两层：乳头层和网状层（图 1–24）。

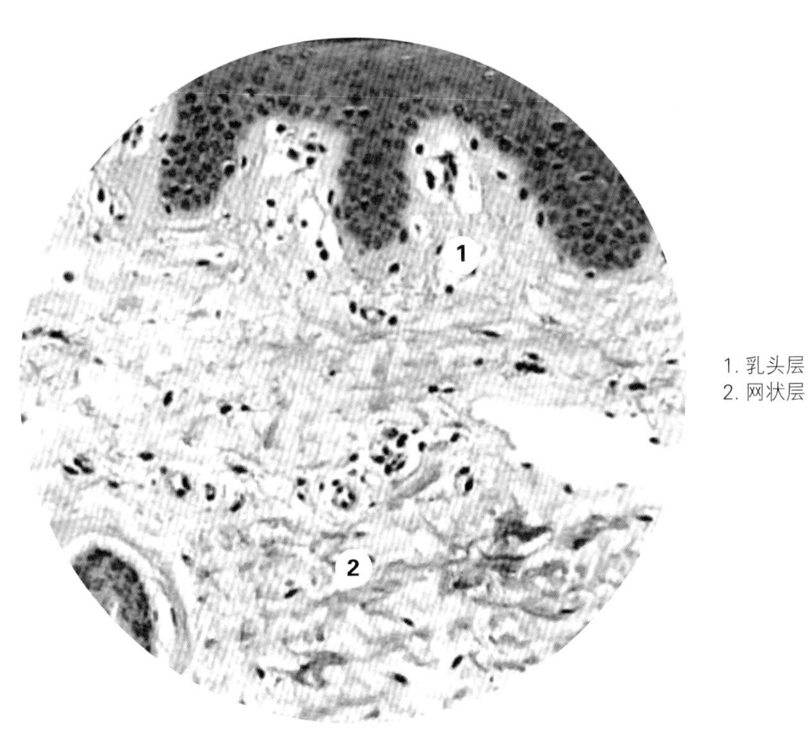

1. 乳头层
2. 网状层

图 1–24 乳头层和网状层

乳头层较薄、疏松，呈纤维不定形状，内含薄的胶原纤维、弹性纤维、网状纤维以及细胞，也含有参与免疫反应的成纤维细胞、巨噬细胞、肥大细胞、T 淋巴细胞和平滑肌细胞，其中平滑肌细胞局部聚集成束，与发根相连，为立毛肌。其收缩，使皮肤呈“疙瘩”状，同时小血管也收缩，血流和热传导能量减少。

当然，真皮中也有不与毛发相关的肌束，大多位于头部、面颊、前额和四肢后部的皮肤中，与皱纹的形成相关。

真皮的乳头层与表皮相连，因乳头状突起，使接触面积增加，输送营养更多。随着年龄的增长，真皮乳头层扁平，进入表皮的氧气和营养物质递减，因此乳头层可反映个体皮肤表面的特点。

皮肤的网状层是真皮的主要构成部分，是以胶原纤维和弹性纤维交互而成的致密、纤维状、不成形的结构。交错的胶原纤维束主要向两个方向排列分布，一种平行于皮肤表面，另一种斜向深入皮下脂肪层，两者共同形成以皮肤功能为主的网络结构。如挤压严重的区域（足跖、指垫、肘部），会形成宽环状、粗糙的纤维网络。相反，高强拉伸度的区域（关节、足背、面部）中的网状层胶原纤维网络更为精细。弹性纤维基本维持原有胶原束形态，多出现在拉伸区（脸部、关节）。成纤维细胞构成网状层的基本细胞结构，负责更新真皮的纤维组分。

乳头层起机械支撑作用，包含神经末梢、汗腺、皮脂腺和毛囊。

真皮含丰富的血管丛，如树枝般伸展到皮肤各个层次，维持营养和物质交换平衡。血管脉丛分成两种：深动脉丛和浅动脉丛，以及连接的 1 个深静脉丛和 2 个浅静脉丛（图 1–25）。

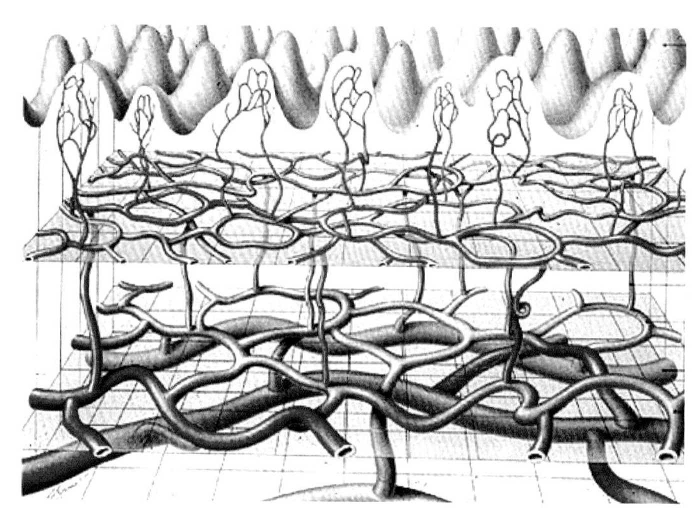

图 1–25 动静脉吻合

皮肤动脉起源于位于肌肉筋膜和皮下组织之间的宽环状筋膜动脉网络。血管往深部扩散分布，能穿透皮下脂肪层，在皮下脂肪层和真皮层交界处细分成深部血管丛，向脂肪小叶、汗腺、头发输送新鲜血液。血管往浅部穿透网状层，在乳头层底部分成多条小动脉，形成表浅动静脉网，继续往浅部伸展出更多的细而短的末梢小动脉分支，在乳头层形成突起并分成毛细血管，呈发卡状，长度不超过 0.4mm，向乳头层细胞群供血。毛细血管分支彼此独立，这解释了皮肤区域可单独变红或变白。表层血管也可延伸至皮脂腺和发根。

乳头层的毛细血管丛、皮脂腺和毛发根部与 2 条邻近的浅静脉丛相接，回流血液至真皮和皮下组织之间的深层静脉丛，来自脂肪小叶和汗腺的回流血液同样如此，最终汇集在筋膜静脉，随后流进更为深层的大静脉主干中。

指尖、脚趾和甲床区域存在许多细小动静脉丛，与温度调节息息相关。

皮肤淋巴管也分为表浅淋巴管丛和深层淋巴管丛，表浅淋巴管丛位于浅静脉丛的下方，深层淋巴管丛位于皮下层。

皮肤通过血管丛为表皮、真皮和皮下组织输送氧气和营养物质，以及调节体温。通过血液循环和淋巴循环支撑体内的免疫系统。

皮肤内神经反射神经元是复杂的，有 5 种特异性受体（图 1–26）共同作用：

（1）克劳泽氏小体（Krause’s Corpuscles），位于真皮层，可感受冷刺激。

（2）环层小体（帕西尼氏小体，Pacini’s Corpuscles），位于真皮和皮下组织深层，感受压力刺激。

（3）罗菲尼氏小体（Ruffini’s Corpuscles），位于真皮和皮下组织的深层，感受热刺激，是扁平神经纤维的分支。

（4）触觉小体（迈斯纳氏小体，Meissner's Corpuscles），位于表皮之下，真皮层之上，感受触觉刺激。

（5）默克尔细胞（Merkel Cells），位于表皮基底层，不断感受机械刺激（参考前文）。

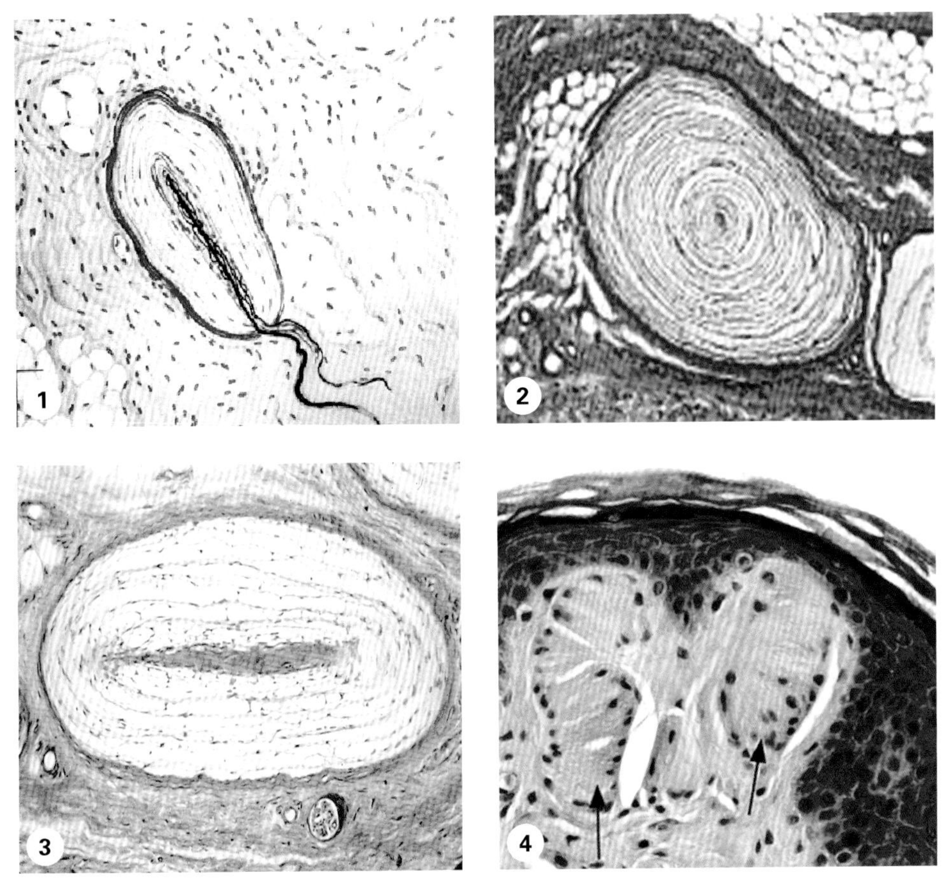

1. 克劳泽氏小体；2. 环层小体；3. 罗菲尼氏小体；4. 触觉小体

图 1–26 特异性受体

神经末梢释放炎症因子和瘙痒物质（P 物质、血管活性肠肽、神经生长因子）等神经肽。

皮肤的外观取决于真皮形态，而其功能取决于真皮结构。真皮主要功能有：

（1）提供营养：为表皮提供氧气和营养物质。

（2）调节体表温度：通过改变体表血流量和出汗量来调节体表温度。

（3）保护机体：提供机械保护，合成胶原纤维、弹性纤维和透明质酸等。

（4）感受刺激：通过神经反射小体感受皮肤刺激。

皮下脂肪组织（皮下层）或皮下组织

个体间面部皮下脂肪组织（皮下层）或皮下组织（图 1–27）结构的差异取决于性别、年龄、体质和种族差异。皮下脂肪组织位于真皮正下方，与真皮连接十分松散，作为结缔组织，具备完整的结缔组织组成部分，即细胞、基质、血管和神经感受系统。

脂肪细胞聚集形成脂肪小叶，小叶外周有纤维间隔或小梁。皮下层与真皮交界处血管十分丰富，与

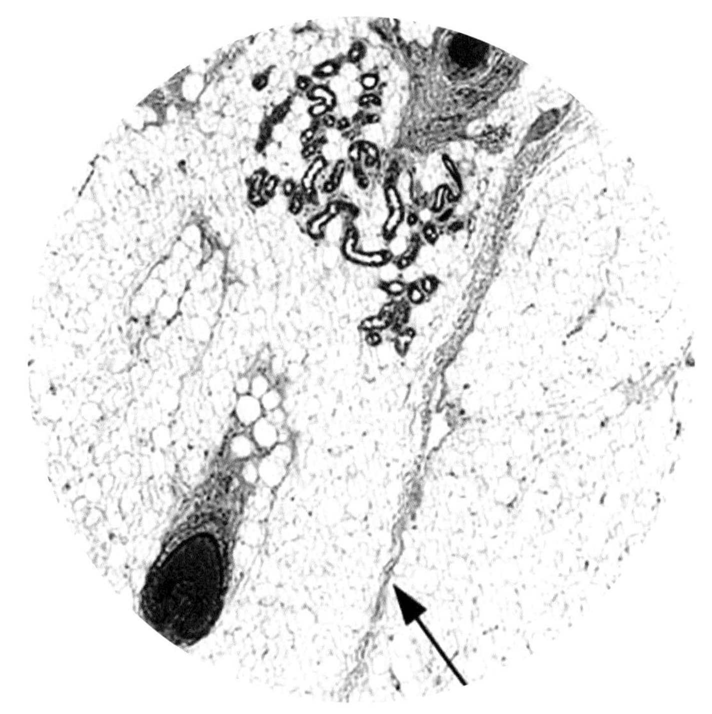

图 1-27 皮下组织

表浅血管和淋巴管彼此吻合。皮下层神经纤维平行于血管和淋巴管，形成神经血管束，其分支伸展形成深层真皮神经丛，往上延伸形成浅层神经丛，感受乳头层及表皮层的刺激。

脂肪细胞是皮下脂肪的基本细胞单元，储存营养和能量，也在衰老中累积内外毒素。在人的一生中都可以发现其脂肪组织内保留着低分化的脂肪干细胞，能自我增殖和分化，而成熟的脂肪细胞已失去增殖能力。

白脂肪细胞（图 1-28）是构成脂肪组织的主要细胞，大小可达 200μm，内含单一巨大的脂肪滴，将其余细胞质和细胞核挤往一侧，脂肪滴中的脂肪含量直接决定了一个人肥胖的程度。

棕色脂肪细胞（图 1-29）是人类的另一种脂肪细胞，不参与肥胖的过程。成人棕色脂肪细胞仅存在于肩胛骨之间、肾脏和甲状腺周围。细胞小，为 60μm。内含大量含铁细胞色素和线粒体，以热的形式提供能量，而不是以 ATP 形式储存能量。因此棕色脂肪组织有更活跃的血液供应，每个细胞可与多个毛细血管接触，并被交感神经支配，消耗脂肪，此时生成游离的脂肪酸，也可被其他棕色脂肪细胞利用。

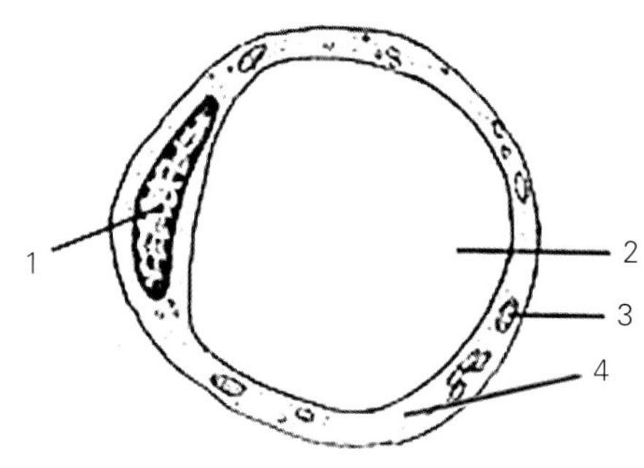

1. 细胞核；2. 脂肪滴；3. 线粒体；4. 内质网

图 1-28 白脂肪细胞

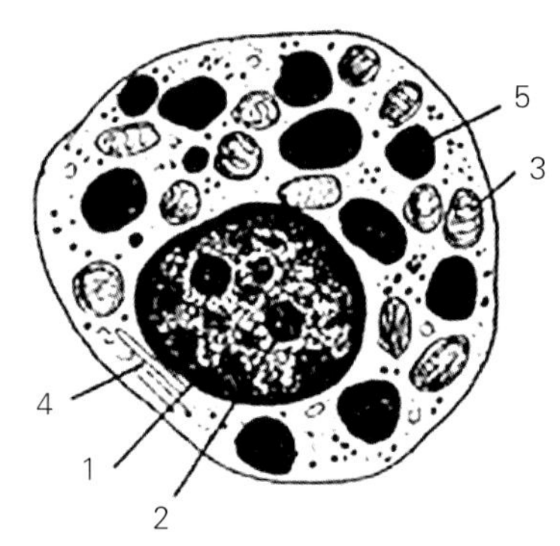

1. 细胞核；2. 核仁；3. 线粒体；4. 内质网；5. 脂质内含体

图 1-29 棕色脂肪细胞

面部脂肪分布不规则，尤其在面前部和外侧。皮下层可分为 2 层，共同维持面部和身体的外部轮廓。皮下浅层脂肪位于真皮与浅表肌肉腱膜系统（SMAS）之间，其完整的胶原纤维网络，使其能与真皮之间形成牢靠、不易分离的连接。近年来，人们对面部表浅脂肪的组分进行了详细研究，在解剖学上将其分成几个常见的脂肪室（图 1–30）：

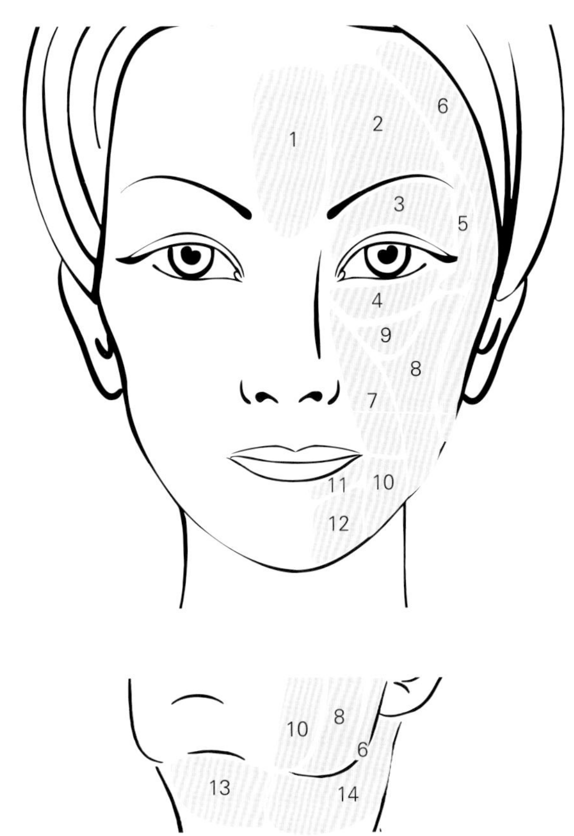

图 1–30 面部及颈部脂肪室

皮下深层脂肪位于腱膜下，围绕肌肉，为肌肉的收缩提供便利和缓冲作用。成年人从 40 岁开始，每年深层脂肪含量约呈 1% 递减。然而颈部深层脂肪含量却逐年递增，形成所谓的“火鸡颈”。

皮肤的另一个重要组成部分是抗垂结构（图 1–31）。

横切面观察可见深筋膜位于骨膜上方，其结构致密稳固，含 7 ~ 9 层，被来自表浅筋膜的 2 ~ 3 行脂肪细胞隔开。

皮下脂肪位于真皮层与浅筋膜之间，是皮下组织的主体，交织多条纤维间隔（结缔组织带）。

该结构十分重要，却往往被人们忽略。

尤其在人体处于垂直体位时，纤维间隔可对抗皮肤和脂肪小叶的重力性下移，并维持其位置，起到抗下垂的作用。

真皮与浅筋膜之间的纤维间隔形成纤维韧带，有些完整连接真皮和浅筋膜，结构与浅筋膜几乎相同，邻近真皮的结构逐渐增厚，与真皮内纤维结构相互交织。邻近浅筋膜的韧带也会增厚、增粗。

一阶带构造完整，稳固强韧，其他小的纤维间隔将皮下脂肪层分成多个脂肪小叶（图 1–32）。二阶带在一阶带之间相接，仔细剖开皮下组织，可见大量胶原纤维连接形成精细网络，将真皮和浅筋膜紧密

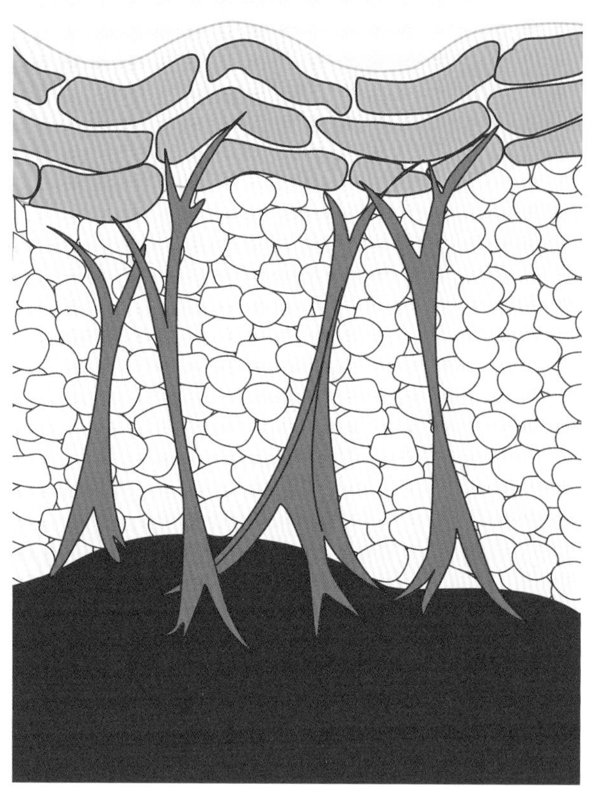

图 1-31 抗垂结构

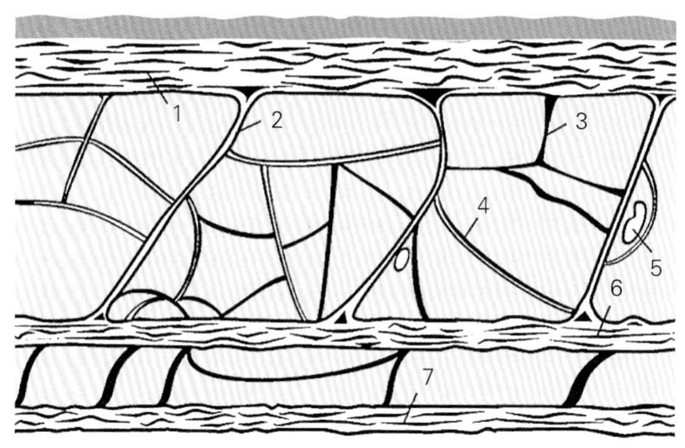

1. 真皮；2. 一阶带；3. 三阶带；4. 二阶带；5. 血管；
6. 浅筋膜；7. 深筋膜

图 1-32 皮下结缔组织结构

连接成型，如篮球网般聚拢脂肪小叶。三阶带位于一阶带和二阶带之间，局部看起来呈直线般，实际上如曲盘般将脂肪小叶分割得更细小。最终真皮、纤维间隔以及浅筋膜和深筋膜构成结缔组织复合体的单元，支撑着皮肤和脂肪小叶的基本框架（图 1-32）。

男性与女性的脂肪组织结构存在一定的差异，如纤维间隔本身的形态和构造就存在不同。首先，男性中纤维间隔与皮肤成一定的角度，而女性中纤维间隔与皮肤成垂直角度。其次，男性的基质致密，脂肪小叶较小，因此即便男性脂肪细胞的体积增大，其本身皮肤也不会出现明显的松弛和下垂。

皮下脂肪组织的基本功能是：

（1）提供能量：脂肪是高值储能物质，分解 1g 脂肪组织可产生高达 9kcal（1cal=4.184J）的能量。

（2）隔热作用：脂肪具备隔热特性，从而让身体在冷环境中保持温热。

（3）保护脏器（起缓冲和防止热刺激作用）：脂肪能转移部分能量到身体各处，缓冲和保护皮肤免受高强度冲击带来的损害。

（4）储存功能：脂肪组织可聚集维生素 A、维生素 D、维生素 E、雌激素等，当然也包含脂溶性毒素。

（5）合成激素：脂肪组织能独立合成睾酮和雌激素。

皮肤附属器

皮肤附属器包括皮脂腺、汗腺、毛发和甲。

皮脂腺的结构

皮脂腺的数量庞大，每平方厘米肩部、胸部及面部的皮肤中，皮脂腺的数量可达 900 ~ 1000 个，而在手背、唇部、生殖器上皮脂腺的数量较少，每平分厘米的皮肤中为 20 ~ 50 个。

皮脂腺会生成一种特殊的物质——皮脂，含水分（占 2/3）和脂质分子（占 1/3），其中脂质分子主要为甘油三酯（50% ~ 60%）、蜡酯（20% ~ 30%）、固醇（1% ~ 3%）及角鲨烯（10% ~ 12%）。游离脂肪酸也是皮脂的成分之一，占比为 0 ~ 60%。此外，皮脂中也包含了其他成分的副产物，如性激素、皮质类固醇、维生素及某些酶。

皮脂发挥以下几个重要的功能：参与构成皮肤的皮脂膜、发挥抗细菌及抗真菌活性的作用；附属在毛囊上的皮脂腺，在毛发的生长过程中分泌皮脂，起到润滑毛囊的作用（图 1–33）。此外，皮肤上存在

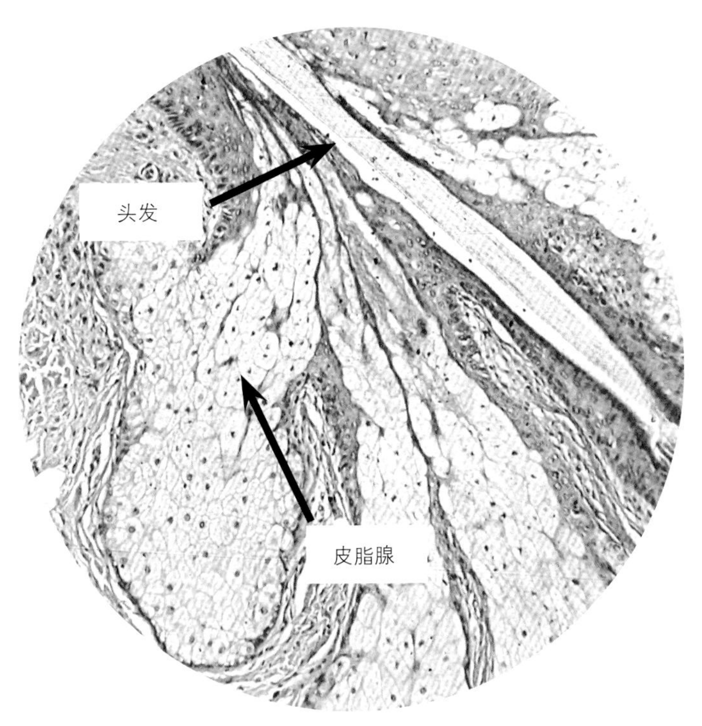

图 1–33 头发和皮脂腺

大量的毛孔，是表皮层朝向真皮层的凹陷。如皮脂在毛孔处积聚，则引起毛孔粗大。沿着毛孔生长的角化细胞从毛孔表面不断脱落，可能会与皮脂混合并造成毛孔堵塞，从而出现痤疮。人体每天可产生约 20g 的皮脂分泌物，其生成量主要取决于雄激素、糖皮质激素以及甲状腺激素的分泌。雌激素则会减少皮脂分泌物。

关于皮脂分泌的一个有趣现象是：其分泌量往往在早晨达到峰值，而夜间则回归到最低值，与雄激素合成的生理节律相符。

汗腺的结构

汗腺为简单的单管状腺，位于皮肤的脂肪组织深处。皮肤中共有约 350 万个汗腺，每个汗腺都是由细胞覆盖形成的长条弯曲的中空管构成，包含 1 个类似于肾小球的基底分泌部（负责分泌汗液），还有 1 条汗腺管（向外开口而形成汗腺孔）。

汗腺可分为外泌汗腺（局质分泌）和顶泌汗腺 2 种，主要区别在于汗腺的生长方式、形态特点和功能不同。

汗腺由其周围所包绕的一层致密的毛细血管网提供血供，并受交感神经支配。

外泌汗腺也称小汗腺（图 1–34），除了唇缘、阴茎头及包皮内表面、阴蒂及小阴唇以外的所有皮肤区域均有分布，总数为 200 万 ~ 500 万个，其中以手掌和足底（大于 400 个 /cm^2）以及前额（约 300 个 /cm^2）为最多。

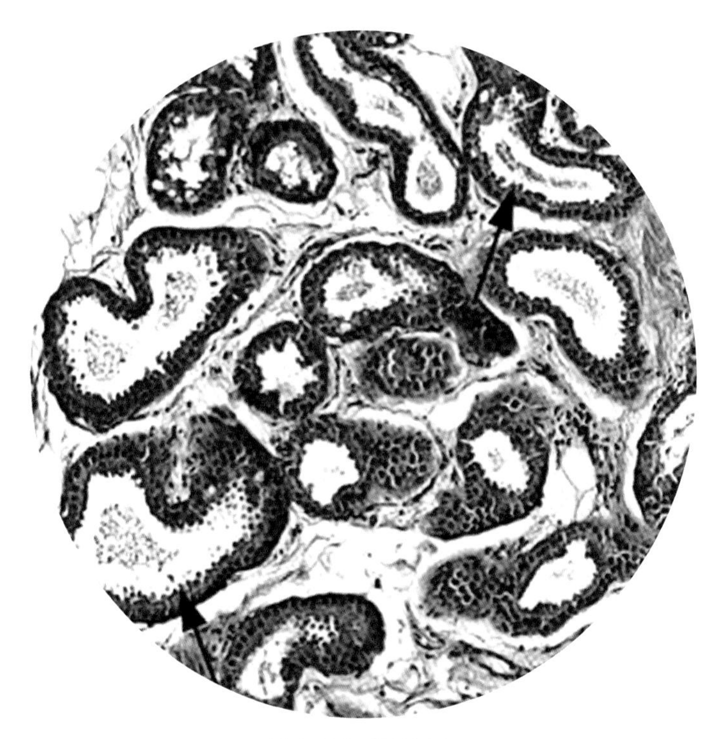

图 1–34 外泌汗腺

顶泌汗腺又称大汗腺（图 1–35），其基底部分布于腋窝的真皮层或皮下组织、耻骨区和腹部的毗邻部位、阴囊的皮肤、大阴唇以及会阴——特别是肛周和乳晕周围（即蒙哥马利腺），其中以腋窝处顶泌汗腺最为发达。女性的顶泌汗腺比男性要发达，其容积会随经期而改变。

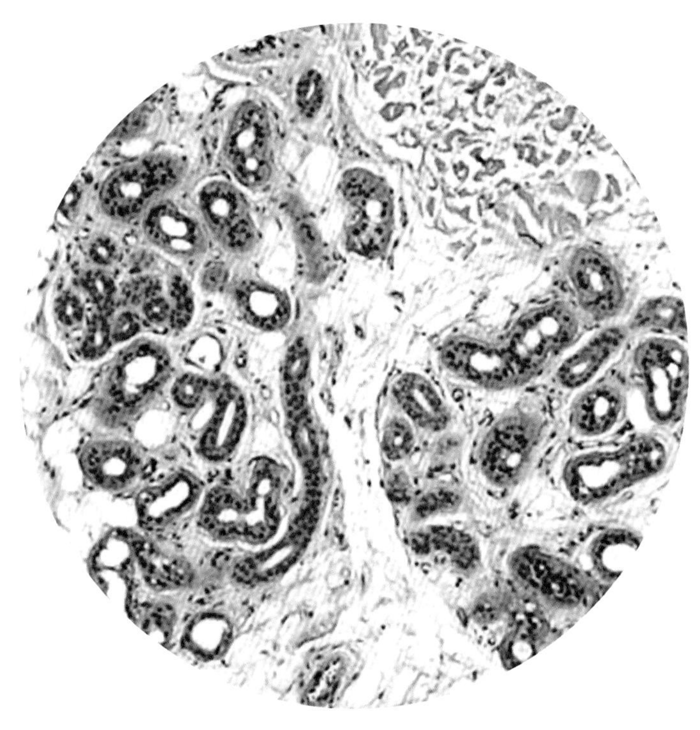

图 1–35 顶泌汗腺

汗液的成分包括水、少许盐及尿素等，呈咸味，散发出特殊气味。顶泌汗腺分泌物的黏性较大，呈碱性，成团分泌，与性腺的功能有关。

汗腺行使以下功能：

（1）排泄：人体每日产生的汗液量为 300 ~ 1000mL，在静息状态下，其分泌量占身体总排水量的 1/3、其他成分占身体各成分总排出量的 5% ~ 7%，如尿素、尿酸、肌酐、氯化物、钠、钾、钙、有机物、脂类以及微量元素。相对于肾而言，皮肤能够排出更多的钙。汗液是排泄某些特定毒素的唯一渠道，如邻苯二甲酸酯、聚丙烯等。汗腺分泌由胆碱能神经支配，此外还受抗利尿激素、醛固醇、甲状腺激素及性类固醇等激素的影响。

（2）体温调节：当体温或环境温度上升时，汗液的蒸发作用有助于降低体温。

毛发的结构

毛发几乎覆盖皮肤的所有表面，可分为终毛（如头发、胡须或髭等）、刚毛（如眉毛、睫毛等）及在体表大部分区域均有分布的毳毛 3 种类型。

毛发由两部分组成：毛干和毛根。伸出皮肤表面的游离部分即为毛干，埋入皮肤的部分则为毛根。毛根基部有一球状膨大，称为毛球，内部凹陷形成毛乳头，富含血管和神经；邻近毛乳头处有毛母质细胞和黑素细胞，后者含有真黑素（黑色和棕色）和褐黑素（黄色和红色）2 种色素，毛发的颜色取决于这两种色素的比例。毛母质细胞能够促进毛发的再生和生长，毛乳头则是毛发质地及其生长状况的控制核心。

毛乳头凋亡会导致毛发枯死，毛乳头的功能是维持毛发持续新生的重要基础。毛根部的内、外毛根鞘包裹形成毛囊（图 1–36），其上连接的肌肉，可使毛发竖立，称为立毛肌，另一端则与邻近真皮乳头层的皮脂腺相连接。立毛肌收缩使毛发竖立，同时也会压迫皮脂腺引起分泌。毛发分为 3 层。最里层的毛髓为一种髓样物质，由角化细胞构成，毳毛和毛发末端不含毛髓。中间层的皮质是毛发的主体，由紧密相连的椭圆形细胞组成，其内含有大量色素颗粒（即着色物质），细胞核细长。

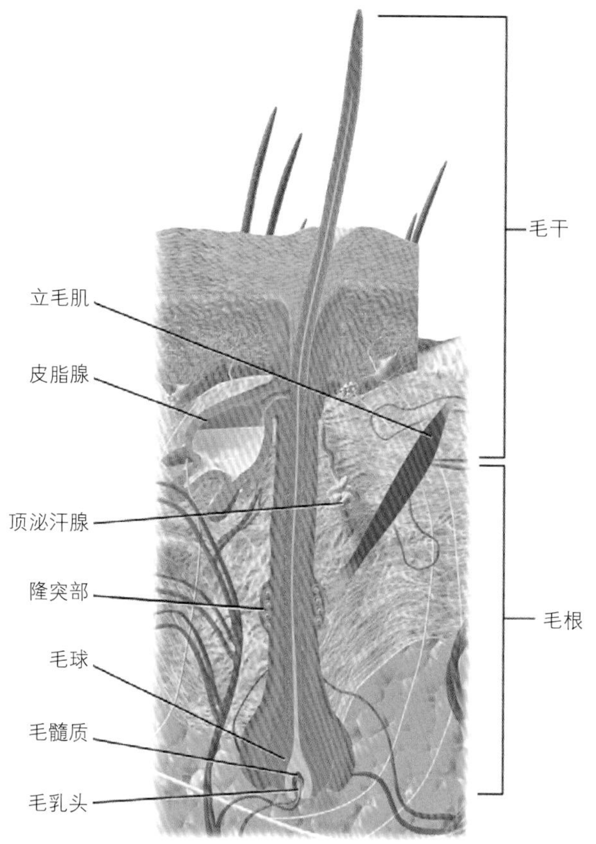

图 1-36 毛囊的结构

色素颗粒可以是红色、黄色或黑色的，这些颜色组合在一起便形成每个人独特的发色。若色素缺失，则会导致毛发变为灰白色。毛发的角质层由死亡的皮肤细胞构成，约占毛发总质量的 90%，它决定了毛发的强度。

角质层相当于毛发的最外层，由 1 层扁平而无核的角化细胞组成，彼此交互重叠，呈砖瓦状排列。

毛发的生长是一个由垂体、甲状腺激素和雄激素调控的周期性过程，其生长周期通常持续数年，随后进入长达数月的休眠期，并随着毛发的脱落，开始一个新的周期。每个毛囊都有其独立的生长周期。

毛发生长的初始阶段称为生长期，其后为短暂的退行期，最后则是作为周期终点的休止期。

毛发的成分复杂，含有 3% 的水分和 97% 的蛋白质。角蛋白中富含硫、其他微量元素（如铁、铜、锌、钠、溴、铬、锰及 40 种以上的其他元素）和 A、B、P、C 族维生素。毛发的矿物质成分是鉴定人体矿物成分的重要标志物。

研究表明，脑力劳动者的毛发往往含有更多的锌和铜。黑发中含有较多的锰、铅、钛、铜和银，而镍的含量增多时，毛发则会变为灰色。

毛发有助于防止热量流失，也能阻挡紫外线照射和保护表皮免受轻度刮擦，其位置、质量和发量对美感起着重要的作用。

甲的结构

甲也是皮肤附属器的一部分。衰老也会对甲板造成影响，然而专门对其进行年轻化治疗的情况并不普及，在此就不做深入论述了。

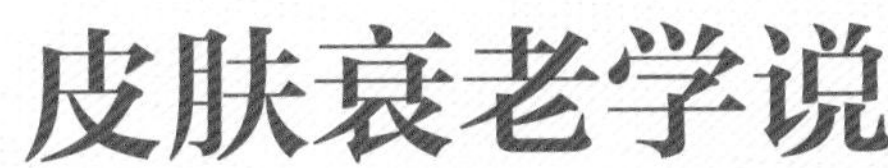

2 皮肤衰老学说

正如身体其他功能性器官一样，皮肤的生理性质和结构也会随着时间的流逝而逐渐老化。衰老是人体的自然进程之一。

皮肤衰老是一个复杂的生化过程，特征是细胞结构中每个层次及其周围组织在代谢、结构及功能等方面都发生改变，归因于机体物质的自然耗竭。

面部的退行性衰老涉及其所有功能结构的改变，如骨、肌肉及脂肪层、支持性结缔组织复合体，还有真皮层和表皮层。

关于衰老存在着几种学说，例如：

（1）错配产物积累学说：细胞在分化、复制过程中产生的错配产物不断积累，最终超过临界阈值，导致机体衰老。

（2）细胞分裂界限（即 Hayflick 界限）学说：每个细胞增殖的次数是有限的，不超过 50 次。

（3）细胞凋亡（也称程序性细胞死亡）学说：细胞受损后即触发程序性死亡。

（4）自由基攻击学说：活跃的自由基（即活性氧）会损伤细胞，并导致细胞死亡。

（5）“提高学说”：衰老发生的机制在于下丘脑对于内环境稳态信号敏感性的提高。

皮肤衰老的类型和特征

衰老可分 2 种类型：自然衰老或慢性衰老，病理性衰老或早衰。

慢性衰老是一个必然而不可逆的过程，无法阻止，却也并非不能减缓。

慢性衰老是自然的身体功能衰退，主要由先天的遗传基础决定，无法避免，然而衰老过程在本质上是细胞增殖能力减弱引起的功能缺失，即增殖率减少或功能性代谢障碍，皮肤的衰老也是如此。

皮肤的结构和功能的渐进性衰老，与激素失衡息息相关，尤其是雌激素失衡以及起介导作用的内源性酶分子失衡。

自由基攻击学说认为，自由基能破坏蛋白质、脂质和 DNA 分子结构，抑制自由基功能，对有效维持细胞结构的完整性具有重要意义。补充抗氧化剂，即中和体内活性自由基，能有效保护细胞免受破坏，抗氧化剂的用量与受损程度紧密相关。若体内抗氧化系统缺失，细胞老化进程将加速。

在细胞层面上，衰老导致表皮细胞减少、细胞分化终止、角化细胞增生和基底膜扁平变薄，将改变神经酰胺和其他特异性皮脂含量，最终破坏正常功能的皮肤屏障，加速水分流失，形成恶性循环。

成纤维细胞的增殖能力降低，引起胶原蛋白和弹性蛋白合成减少。众所周知，40 岁及以上人群年均蛋白纤维流失量速率为 1%，而更年期后更是高达 2%。同时，作为结缔组织主要成分的黏多糖，其合成的减少也导致真皮层容量流失，尤其在 50 岁后或更年期期间，流失量最为严重。黏多糖的性质发生改变，这与硫酸软骨素含量的减少相关。此外皮肤的微循环和周围神经也发生渐进性功能缺失、萎缩。浅表脂肪层堆积下垂，出现法令纹和面颊塌陷。肌肉质量下降、代谢延缓和脂肪堆积后，可见力量减弱、密度减低、肌纤维拉伸度高，最终肌肉开始发生不可逆性的松弛和萎缩。

面部衰老后存在结缔组织构成的韧带和纤维隔膜的重大改变，衰老面容与韧带伸展力的下降和改变密切相关。对面部韧带和纤维隔膜作为附着固定点的认知，在进行面部年轻化治疗中具有重要的指导意义。最为重要的韧带有眶韧带、颧弓韧带、颊上颌韧带及下颌韧带。这些韧带也是重要的神经血管解剖标志点。

面部不同层次均由致密的组织韧带相连，起自骨膜、止于皮肤，可防止软组织下垂。部分韧带厚实致密，抗下垂能力强，被对应的周围组织包裹覆盖，即便年龄增长，韧带下垂幅度仍较小，但周边软组织或皮肤将松弛，往往形成凹陷、褶皱或沟槽状，这就是形成鼻泪沟、法令纹及其他面部沟纹的重要解剖基础。

面部存在 2 个固定活动区（图 2-1a、b 中的 F1 和 F3）和 1 个中央活动区（图 2-1a、b 中的 M2），其活动度取决于面骨附属的结缔组织复合体所具备的结构特征，并受到面部韧带的限制。

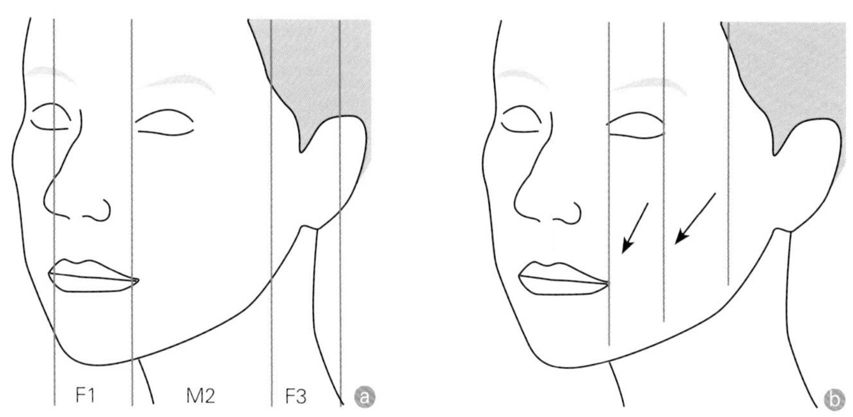

图 2-1 面部的 2 个固定活动区和 1 个中央活动区

在衰老和重力的双重作用下，面部软组织会出现下垂及容量流失，这些变化被称为衰老的负向量，其方向和数据由面部结构的解剖特征决定，因此每个人的衰老向量和模式不尽相同。如果结缔组织的结构良好，且脂肪组织的容量变化不大，下垂迹象将延迟显现。但若韧带先天性稀少、疏松，则会较早出现下垂。

最新人体测量研究显示，衰老变化伴随着额骨骨架增大、眶缘突出、鼻额角增大及头盖骨增厚 2/3、侧面颊拉伸、眼眶下缘及上下颌的骨量流失等变化。同时颌骨高度下降，这与牙齿脱落及牙槽裂的高度相关。下颌骨量流失导致的面部轮廓及形状改变，引起假性上颌前突。最终下面部的骨量减少，软组织进一步松垂。

重力的作用也是下垂的成因之一。诚然，人类无法改变重力的影响，但是也有办法能够对抗结缔组织的衰老以维持年轻活力状态。

皮肤衰老可以是先天的，也可以是后天的。前者包括各种类型的结缔组织发育不良，如胶原合成障碍和皮肤衰老的个体性差异；后者则主要是指由脂肪堆积引起的肥胖，增生的脂肪小叶会逐渐超出纤维间隔的支撑强度（图 2-2），以致过度牵拉造成断裂，脂肪小叶下移，该过程也可由不当的治疗手段引起，如过度人工按摩或按摩仪使用不当。

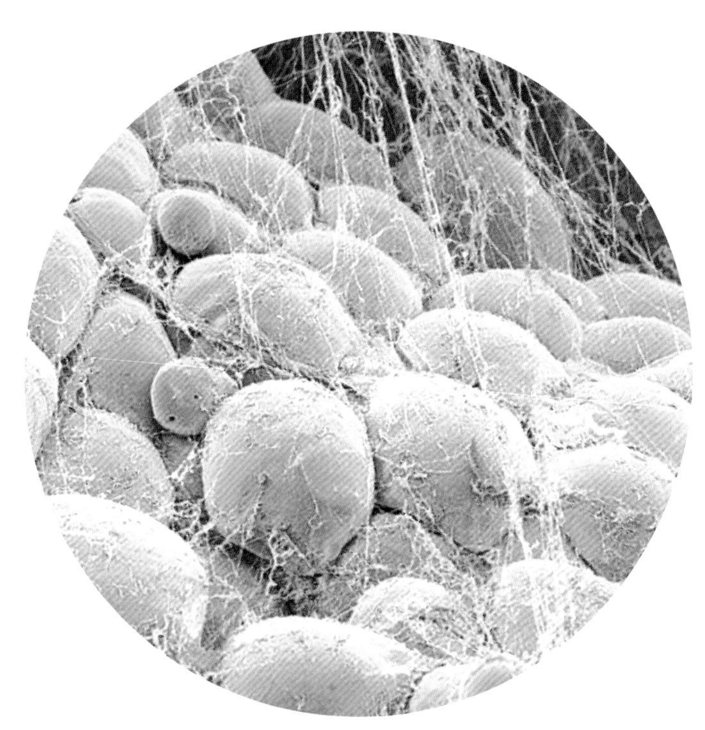

图 2-2 增生的脂肪小叶逐渐超出纤维间隔的支撑强度

早衰由多种自主因素引起，如不合理的生活方式和营养补给、环境污染因素、紫外线辐射及各种疾病。胶原蛋白糖基化反应起到了关键性作用。糖基化作用是一种糖类与蛋白质之间的相互作用（图 2-3），可形成晚期糖基化终产物（AGEs），在人体内累积，并造成机体损伤。

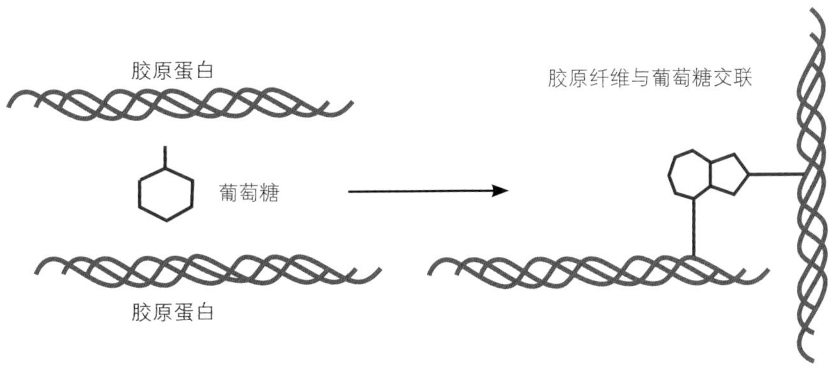

图 2-3 胶原纤维糖基化作用

糖基化终产物可发挥分子黏附剂的作用，最终导致血管狭窄和硬化，可见血管平滑肌的肥大和细胞外基质的累积，并伴随炎症的发生。糖基化终产物可抑制成纤维细胞增殖，攻击角细胞。糖基化作用可加速皮肤细胞衰老（图 2–4）：首先，表现在肤色的改变，黑素细胞的过度活跃使黑色素大量生成，致使皮肤变黄；其次，皮肤失去弹性而变硬；再次，微循环衰竭引起皮肤萎缩，以及全层次的细胞代谢紊乱；最后，使皮肤对各种危害因素变得尤为敏感，如太阳辐射。

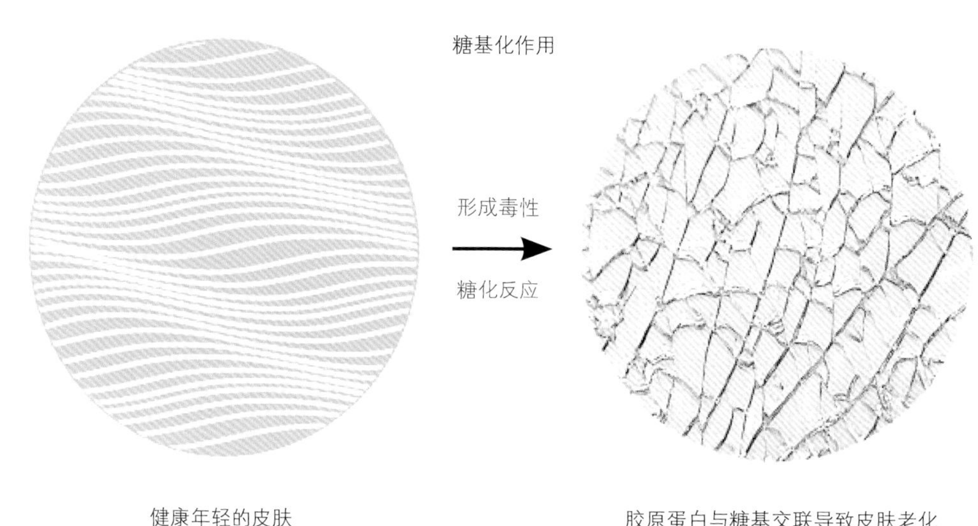

图 2–4 胶原蛋白与糖基交联导致皮肤老化

作为一种亚健康状态，早衰能通过基因检测手段进行预测。如今，采用良好的生活方式和健康的营养补给、先进的医疗手段可预防早衰。

90% 引起皮肤早衰的成因是长时间的阳光照射，我们称之为“光老化”。光老化损伤胶原蛋白、弹性蛋白、黑素细胞和保水屏障，导致皮肤出现皱纹、下垂、紧绷和干燥。尽管外界环境中早已存在的严重污染无法及时得到改善，但预防紫外线照射和保护皮肤仍然是有必要去执行的。尤其在恶劣的天气状况下，如干燥、强风及寒冷，都会减低皮肤的湿润度，诱发皮肤损伤和干裂。而吸烟可增加体内自由基的数量，阻碍胶原蛋白和弹性蛋白的合成。吸烟还会显著降低皮肤细胞的摄氧量，不过该因素可被调整和改善。

肌肉过度活动也会导致皮肤老化，在不间断地重复性出现折皱和挤压中形成皱纹。尤其在面部，皱纹几乎无可避免，部分 18 ~ 20 岁的年轻人也会提前出现皱纹。

抗衰老医学有助于预测和管理慢性疾病的进程，预防过早衰老，已广泛应用于临床实践当中。

因此，我们每个人都应对衰老迹象给予更多的重视并积极采取预防措施。

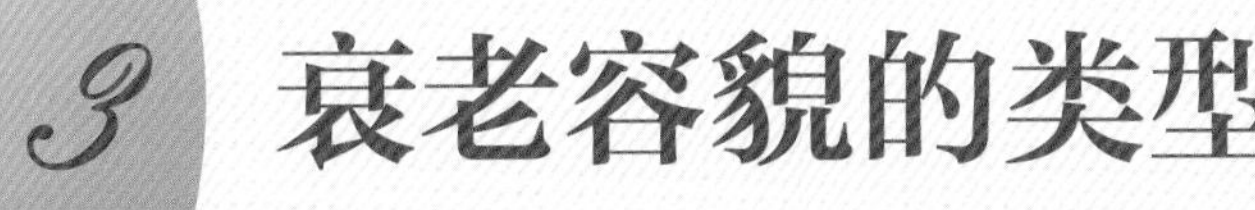

3 衰老容貌的类型

个体形态决定了衰老容貌的外部特征。合适的年轻化治疗取决于皮肤衰老的形态，这些形态可细分为以下 6 个类型：

疲倦型容貌（图 3–1）

疲倦型容貌出现在衰老过程的最初阶段，其特征为下面部皮肤膨大、水肿，面部臃肿主要因淋巴液回流不畅所致，此外还应伴有面部肌肉张力的松弛，出现法令纹、眼角及嘴角下垂等容貌特征，呈现疲惫、倦怠感。

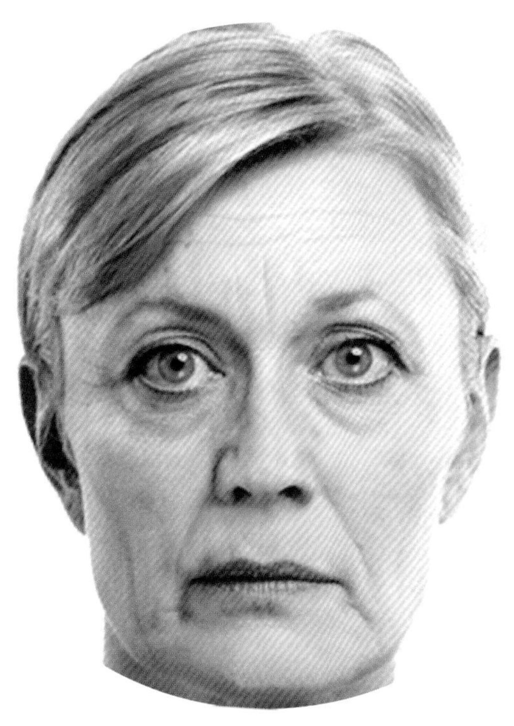

图 3–1 疲倦型容貌

皱褶型容貌（图 3-2）

皱褶型容貌也称“皱纹脸”，主要特征为表皮层及真皮层的退行性营养不良形态。典型表现包括皮肤水肿、弹性降低，呈脱水及屏障功能受损样。该类型的衰老容貌显现皱纹增多的形态，在静息状态下的干燥、毛孔粗大的皮肤上尤为显著。

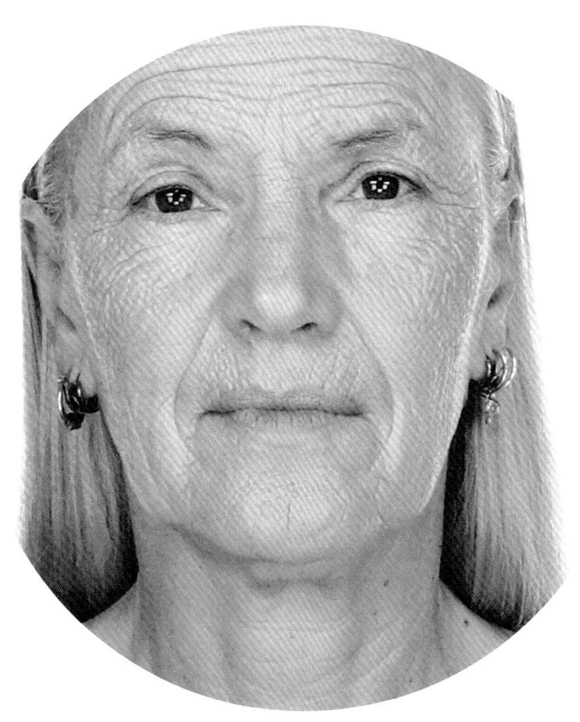

图 3-2 皱褶型容貌

畸变型容貌（图 3-3）

畸变型容貌又称“变形脸”，特征为皮肤弹性、面部肌张力下降，淋巴回流阻滞及浅表静脉瘀滞。面部肌张力区表现特点为上、下 1/3 区域的面部核心肌肉张力亢进，而中间区域肌张力低下。具体为降下唇肌、眉间降肌、额肌、降口角肌等肌肉处于张力亢进状态，而颧大肌、颧小肌、眼轮匝肌、笑肌及颊肌等则处于张力低下状态，造成面部和颈部轮廓的改变，表现为面部轮廓松弛，上、下眼睑下垂，双下巴，深层褶皱（包括法令纹、颈纹及口角纹等）形成。该类型衰老容貌多见于皮下脂肪组织发达者。由于肌张力下降以及皮肤过度伸展，面颊处皮下脂肪组织显现出重力性位移。下眼睑松垂并由此产生所谓的“眼袋”，也是脂肪组织积聚所致。

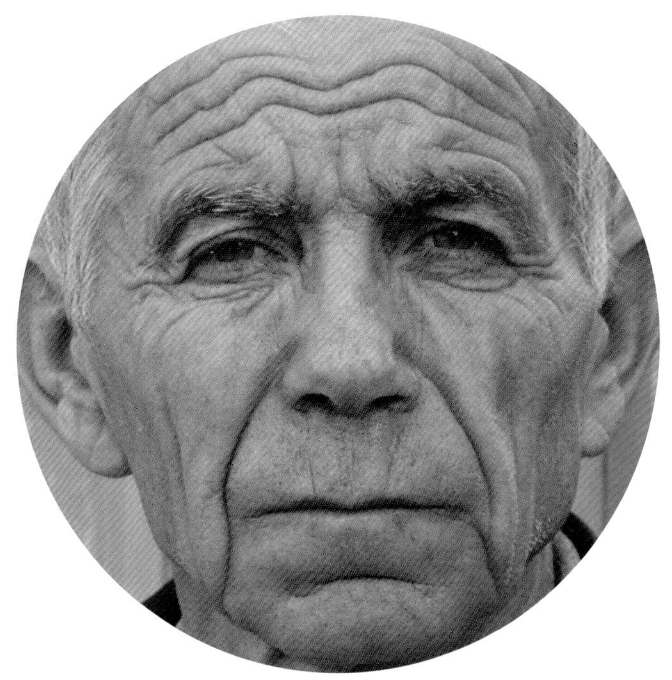

图 3-3 畸变型容貌

混合型容貌

混合型容貌是上述 3 种衰老类型的混合类型。

肌肉型容貌（图 3-4）

肌肉型容貌的特征为皮下脂肪组织量减少，多见于本身具有发达的表情肌及皮下脂肪组织欠缺的人

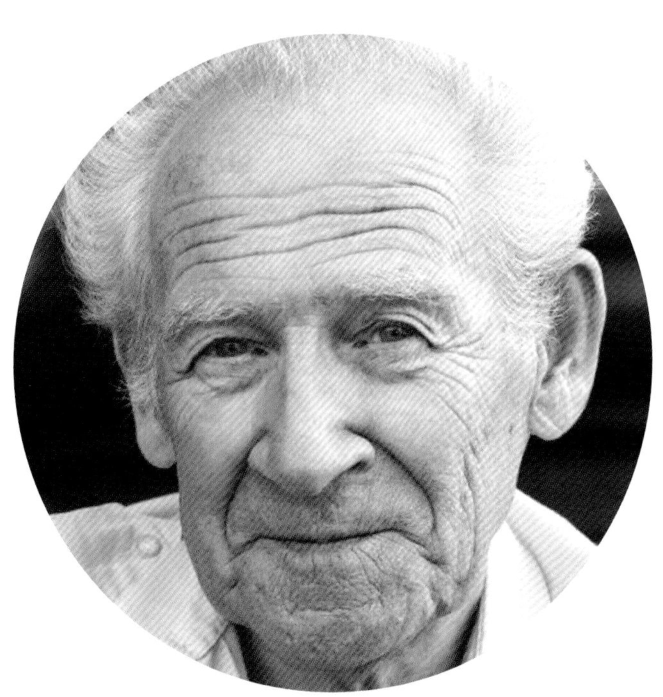

图 3-4 肌肉型容貌

群。常见于中亚及远东地区人群。随着年龄的增长，口角纹、抬头纹、法令纹及面部轮廓下垂都将变得更加显著。

晚期混合型容貌（图 3-5）

晚期混合型容貌的特征为软组织和骨骼的深层萎缩及退化，往往造成面部和颈部结构的显著改变。如面部和颈部组织容量减少，面颊及太阳穴凹陷，口唇及眼窝凹陷，以及颏部、鼻部、颧骨及眉弓明显前突，由下颌骨萎缩引起的下面部体积减小，鼻、耳部体积增大等。

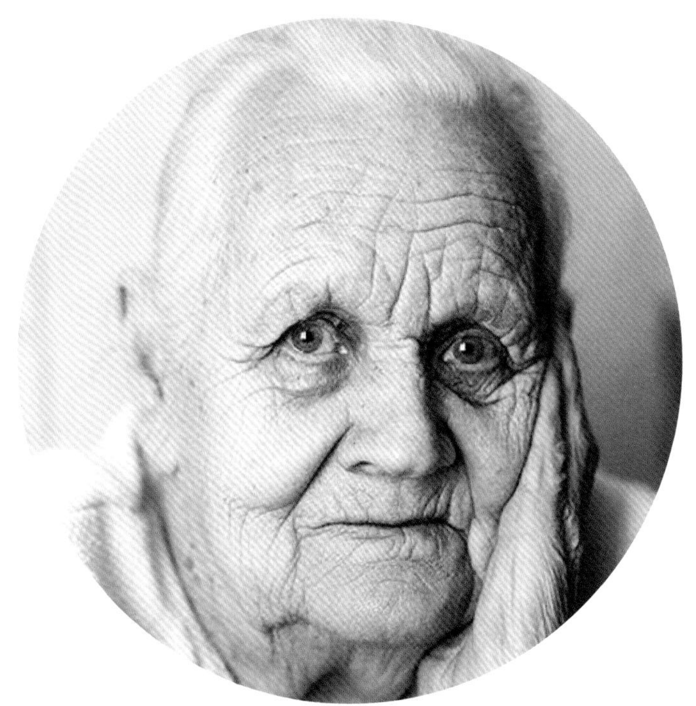

图 3-5 晚期混合型容貌

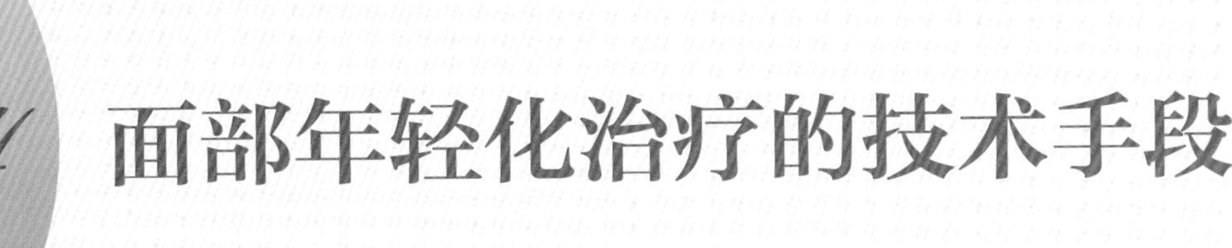

4 面部年轻化治疗的技术手段

疾病是早衰的渐进性结果

Alexander Pop

我们应该按疾病诊疗的方式去治疗衰老。然而，正如 Nikolay Semashko 所言："与其治病，不如防病"，对于衰老过程也是如此。

现代医学美容手段早已开始使用早期检测来密切关注老龄化带来的风险。近年来，医学美容医生利用拥有的不少设备和掌握的大量技术（表 4–1），成功地解决了年轻受术者身上出现的表情纹、深层皱纹、皮肤组织容量减少、色素沉着及皮肤干燥等问题。

表 4–1　年轻化治疗的相关技术

皮肤层次	临床症状	年轻化技术
表皮	皱纹、色沉、毛孔粗大、干燥、脱皮	果酸、三氯乙酸、维 A 酸化学剥脱，皮肤磨削，微针，激光，强脉冲光
真皮	皱纹、深纹、色斑	三氯乙酸、苯酚深层剥脱，中胚层疗法，PRP（富含血小板的血浆）疗法，生物修复，埋线提升，热拉提
皮下组织	萎缩、肥大、下垂	埋线提升，溶脂，淋巴排毒，透明质酸填充，羟基磷灰石填充，脂肪填充
肌肉	表情纹、肌肉萎缩或肥大	肌肉刺激，肉毒素注射

截至 2000 年，65 岁人口占世界总人口的比例达 13%；预测在 2030 年，这一比例将达到 20%。如今大多数人已具有了健康的体魄、良好的体能和更长久的寿命，也具备享受医疗美容技术和产品的巨大消费潜力。"爱美之心，人皆有之"，年轻化技术的广泛推广可使人们看起来年轻 10 ~ 15 岁，然而美容科医生还是面对着较多的技术困境，尤其在改善深层的皱褶并伴有皮下松垂或肌肉的肥大或萎缩方面，仍需要有更多的治疗手段。促进原胶原分子合成并转化为成熟的胶原纤维，这是目前主流的治疗理念，涉及生理性或病理性的生物代谢过程。

胶原纤维合成的生理性刺激途径：

（1）补充足够的维生素 C：维生素 C 是胶原合成过程中的辅酶，能有效地增加胶原合成。Mourad 等在 1981 年开展的研究表明，维生素 C 可使结缔组织生成胶原蛋白的量提高 8 倍。

（2）化学剥脱法：利用果酸（AHAs）和多羟基酸（PHAs）中断角质层细胞间的连接，清除表皮层的坏死细胞。持续的细胞剥脱有助于激发表皮基底层细胞群的更新，改变真皮 pH 并促进成纤维细胞的生物合成。

(3) 生长因子修复疗法：特异性信号因子和生长因子可激活成纤维细胞膜受体，刺激胶原合成，增加组织容量。时至今日，生长因子修复疗法仍占据重要的地位，市面上也推出了多种不同类型的生长因子制剂，肽类药物可应用在中胚层注射疗法中或直接口服。

(4) 中胚层疗法：微针联合透明质酸、氨基酸及其他细胞代谢活化剂，能够促进胶原合成。

(5) 光电疗法：KTP 激光（532nm），Q 开关 Nd：YAG 激光（1064nm），低频射频电流，CO_2 激光及其他光电治疗，能刺激原胶原分子合成（提高 2.4 ~ 7.5 倍），以及金属蛋白酶合成，如基质金属蛋白酶 -1。MMP-1 合成促进胶原纤维代谢，反之亦然。

总体上，生理性刺激手段可刺激约 1.5% 的成熟胶原纤维的合成量，合成如此少量的胶原纤维仅能预防皮肤早期衰老，但远远不足以带来显著可见的治疗效果。

只有不断探索先进的微创手术和治疗理念才能有效显著地改善岁月遗留下来的苍老。领先的制造商和优秀的医疗美容医师们强强联合，可为受术者提供安全、高效、无痛的年轻化治疗方法。我们相信，假以时日，新型的微创抗衰老技术必将取代传统整容手术，实现长效的美容目标。

进行年轻化治疗必须克服一个难点，就是如何优化提升结缔组织的结构，巩固或重塑筋膜架构也许是一种解决办法。

因此病理性刺激胶原新生成为巩固或重塑筋膜的一种重要手段，通过局部微通道损伤或皮内烧伤，可快速形成特异性的病理性纤维化，形成特异性纤维构架，为结缔组织提供张力，实现面部的 3D 提拉效果。采取新型的线雕提升技术，通过微创方法及生物可降解的外源性材料可促进胶原纤维的病理性再生（图 4-1）。埋线在人体组织中的生物降解产物能够引起软组织纤维化，对抗重力性下垂，强化和重塑纤维间隔，巩固皮肤和脂肪小叶。

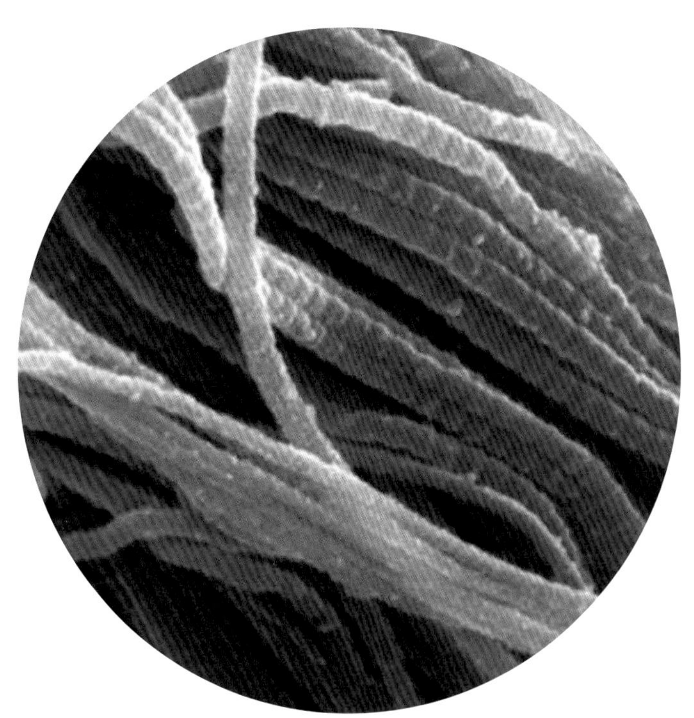

图 4-1 新生胶原纤维

到目前为止，环形悬吊面部埋线提升技术逐渐兴起，将成为主流的微创外科手段，用于治疗棘手的面部衰老松垂等问题。本书对埋线提升技术的介绍可为临床医生详细阐述该技术的具体操作细节，有助于相关医者取得显著可见的面部和躯体年轻化治疗效果。希望本书能够帮助一线临床医生理解和高效使用埋线技术进行年轻化治疗。

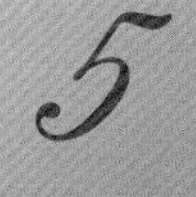

皮肤埋线的起源和分类

起源

1956年，N. Buttkewit博士发表了第一篇进行埋线提升软组织的文献报道，揭开了线雕提升技术应用的历史序幕。从20世纪70年代起，新型线材如聚乳酸、聚乙醇酸、聚二噁烷酮相继出现，促使普通外科技术过渡到整形外科技术，线雕提升逐渐成为非手术组织提升的主流技术。

20世纪90年代，整个医疗美容产业逐步兴起并慢慢完善了新的线雕提升技术，近年来，临床医生也已积累了丰富的治疗经验和科学理念。

线材的分类及用途效果

按组成结构分类（图5-1a、b）

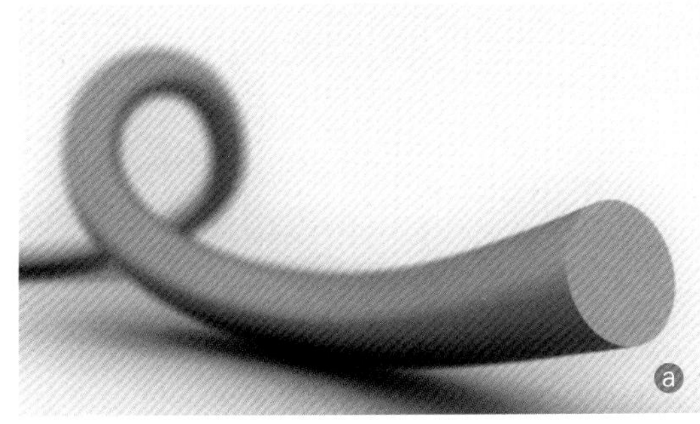

单丝线（PDO线）

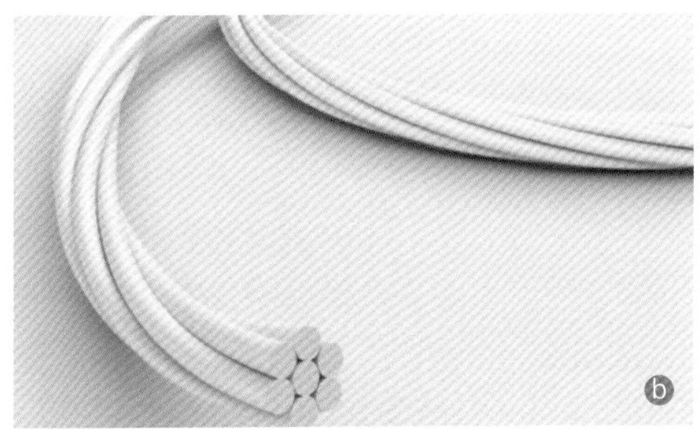

多丝线（PGA线）

图5-1 按线材的组成结构分类

按吸收性分类

（1）不可吸收线材：

· 金线和铂金线。

· 聚丙烯线。

（2）长吸收线材：

· 聚氨基甲酸酯线。

· 聚酰胺线。

（3）可吸收线材：

· 聚乳酸线：Aptos 线、Happy Lift 线、Resorblift 线、Silhouette Lift Soft 线。

· 聚乙醇酸线。

· 聚乳酸 + 聚乙醇酸线。

· 聚二噁烷酮线。

用途效果

（1）可吸收线埋入后可启动生物降解，刺激组织紧致和激活新生胶原合成。

（2）埋置线可固定真皮和皮下组织，并随着生物降解过程进一步刺激胶原合成。

（3）填充线可填补真皮或皮下组织下的软组织凹陷。

（4）提升线可提拉和固定软组织，并随着生物降解过程进一步刺激胶原合成。

（5）形变：埋置线可改变软组织的容量和形态，并随着生物降解过程进一步刺激胶原合成。

到目前为止，以上线材已广泛应用在医疗整形美容手术中，除了不可吸收线材如金线、铂金线等，因其长期留存在组织中，限制了其他现代外科手术和仪器的应用，故无法进一步发展使用。

其他不可吸收线材如聚丙烯线，或长吸收线材如聚氨基甲酸酯线和聚酰胺线，可用来将软组织固定在筋膜或皮下组织中，然而只能局限应用在手术室中，并由专业的整形科医生操作，同时手术全程需要麻醉，也有许多禁忌证，如不能应用在皮肤较薄的受术者中。

Aptos 线，于 1999 年在俄罗斯诞生，随后欧洲和美国也逐步发展同类线材。这个突破创新得益于一名才华横溢的先驱，M. Sulamanidze 医生，他发明了闻名世界的 Aptos 线，这种线利用线材表面的特殊切口（1 ~ 2mm）“咬合”软组织，并可固定在筋膜上，达到提升的效果。如使用不可吸收的线材进行提升固定，需要术者正确评估受术者的衰老类型，才能予之持久获益。缺点是，该治疗并不能适用于所有受术者，如皮肤薄且无张力者，因线材无法全面提拉起其松弛的皮肤。

事实上，线雕提升技术不断进步完善，包含 Aptos 在内的许多公司都在生产和推广可吸收的聚乳酸（PLA）线。其线材多有增进，但都具有共同点，平滑或螺旋线材表面具备特定的线结或切口（如 Elegans 线、Happy Lift 线、Resorblift 线、Silhouette Lift Soft 线）。

聚乳酸（PLA）具有较强的刺激组织合成胶原的能力，粗线（USP 2–0）可使局部组织纤维化和产生机械牵拉，具有较短的生物降解周期（约 3 个月）。聚乳酸线韧性和弹性高，形如钓鱼线，唯有熟练、经验丰富的医生才可高效利用，能维持长期和有效的效果。

其他类型的线材如聚乙醇酸线，呈多丝结构，吸收时间短，为 60 ~ 90 天。组织中埋置的聚乙醇酸线需要密切观察，尽管聚乙醇酸线可水解成水和二氧化碳，引起轻微的组织反应，但因其可改变局部 pH，能激活炎症和热原反应。尤其在大范围使用线雕提升时，大量的聚乙醇酸线能诱发广泛的发红、水肿和瘙痒。

聚二噁烷酮线（PDO线）是一种强韧的单丝聚合线，由1根固体纤维组成，根据美国药典（USP）制定的线粗标准，从7-0到0-0，其吸收时间为4～6个月。聚二噁烷酮十分安全，已有30余年应用于整形外科、心脏外科、创伤修复、妇科的皮肤和皮下缝合的历史，其材质符合USP对外科缝合线材的所有要求。

1995年，韩国医生Kim Dong Yoon使用带有PDO线的针灸针对背部肌肉进行针灸，以刺激虚弱的肌肉，缓解长期背痛。几年后，这种方法被韩国整形医生使用，后来在中国、马来西亚、新加坡、越南、日本和菲律宾等国家得到广泛推广。

2011年，笔者参加了在韩国举行的第3届国际微创整形外科和皮肤病学大会，首次接触了PDO线。并将其引进到塞浦路斯与其他欧洲国家。PDO线在俄罗斯非常流行，被称为中胚层埋线（Mesothreads），并在2013—2014年得到蓬勃发展。

该线的独特之处在于将线材插入导引针内，针壁附有海绵来固定线材，引导针使用钢材制成，激光锐化，柔韧性好，不易折断，可引导线材向上、向下、向左、向右埋置，进行面部轮廓重建和容量填充，引导针可被取出，并可引导线材留置在组织内。

过去3年里，PDO线出现不同形态的产品，可被弯曲，有网织状的，激光切口，也有锚定状、螺旋状的，可将粗线放置套管针内等。PDO线雕提升是目前常规有效的年轻化方法，广泛应用于面部美容和身体塑形中。

PDO线的类型及其特征

平滑线

平滑线由1根或多根线组成，通常由2根线编织或交扭在一起，比1根线组成的平滑线更为柔韧，生物组织刺激性更强（图5-2）。

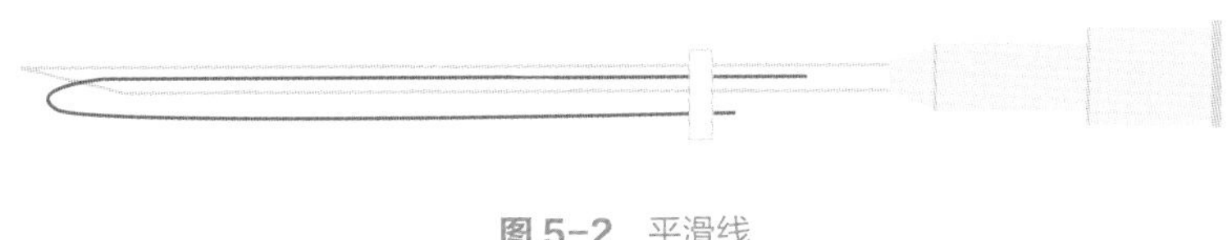

图5-2 平滑线

爆炸线由7根普通的线对折留置在针内，能埋置在皮下深层，填充面部和颈部皱纹（图5-3）。

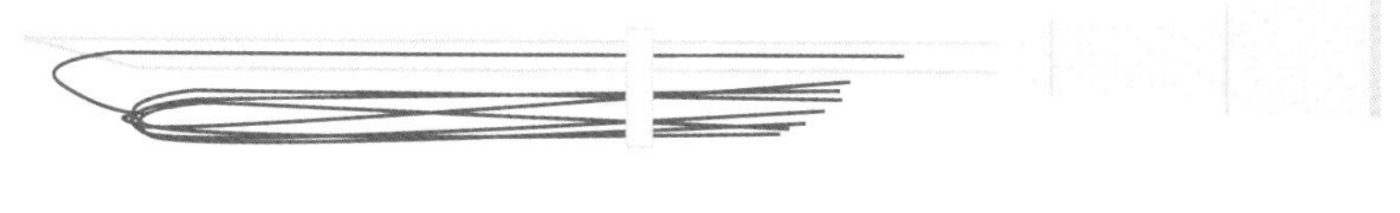

图 5-3　爆炸线

螺旋线（螺纹线）

螺旋线由 1 根或几根线组成，通常是 2 根线编织或交扭在一起，螺旋状缠绕在针上（图 5-4）。这种特征的螺旋线可提高线埋置在组织中的稳定性，由于对其厚度和表面进行了处理，保持了螺纹形态，与皮肤接触面积增多，可刺激更多的新生胶原合成。

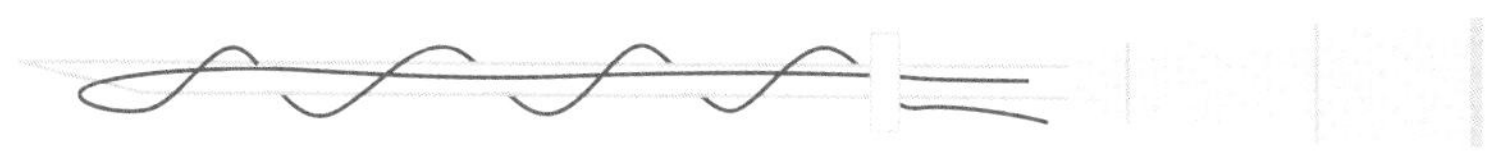

图 5-4　螺旋线

锯齿线

采用全新的技术，使用高压的焊接和微压切割形成的锯齿线，更厚实和强韧，能牵引面部和身体其他部位的软组织，可用于提升眉尖、收紧面部和颈部轮廓、上提颧弓、矫正双下巴、身体塑形等美容项目中，实现即刻提升效果。PDO 锯齿线有如下类型：

1. 根据锚点和切口的方向分类

· 单向切口时的分类（图 5-5）：

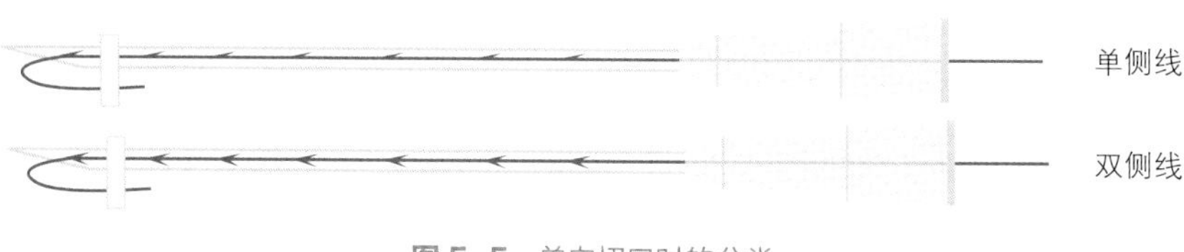

图 5-5　单向切口时的分类

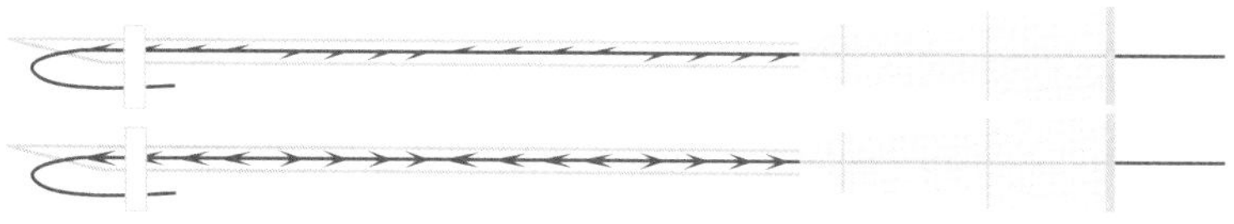

单侧线

双侧线

图 5-6　向心切口时的分类

· 向心切口时的分类（图 5–6）：

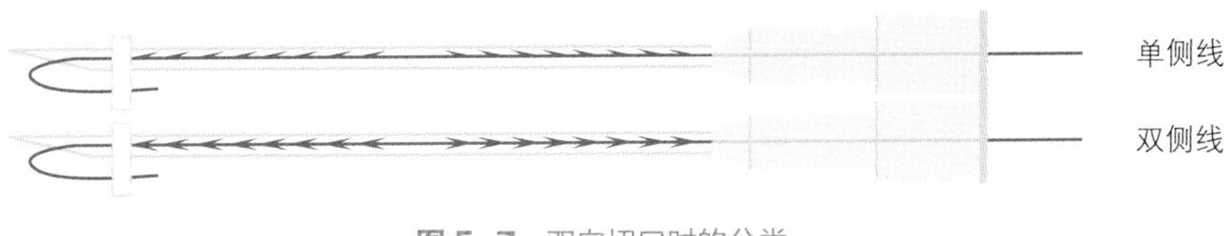

图 5–7 双向切口时的分类

· 双向切口时的分类（图 5–7）：

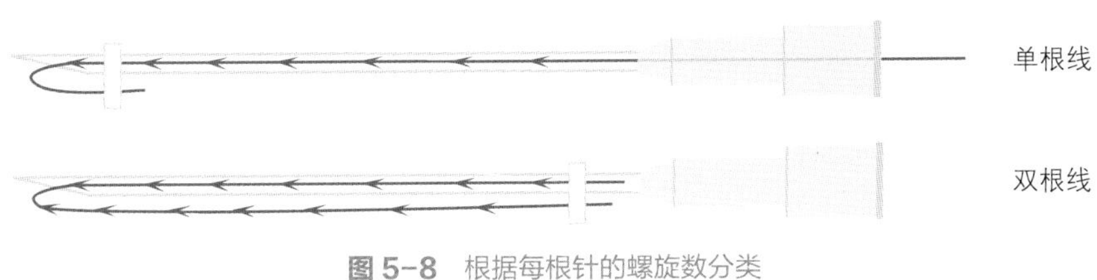

图 5–8 根据每根针的螺旋数分类

2. 根据每根针的螺旋数分类（图 5–8）

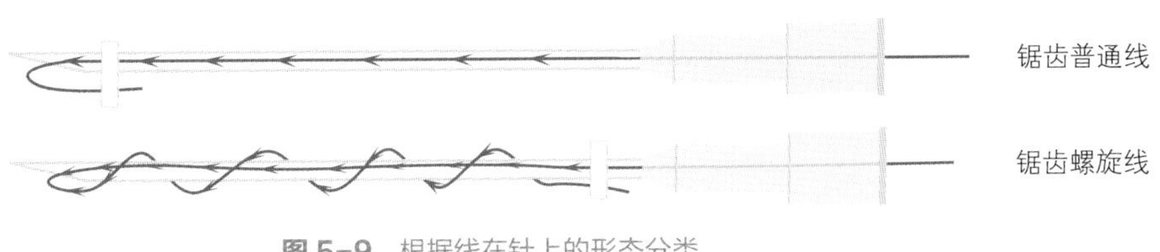

图 5–9 根据线在针上的形态分类

3. 根据线在针上的形态分类（图 5–9）

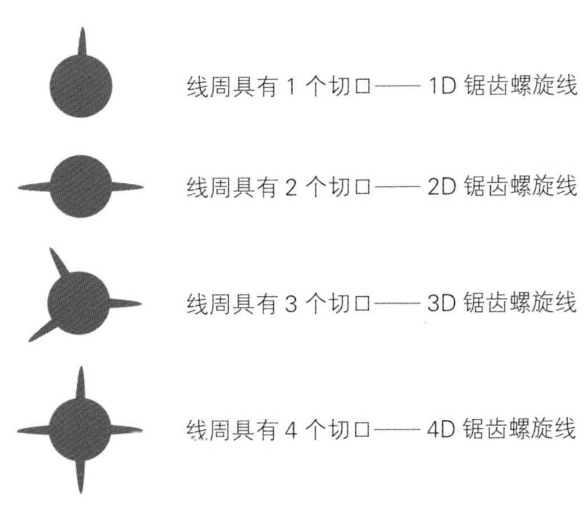

图 5–10 根据切口数量分类

4. 根据切口数量分类（图 5-10）

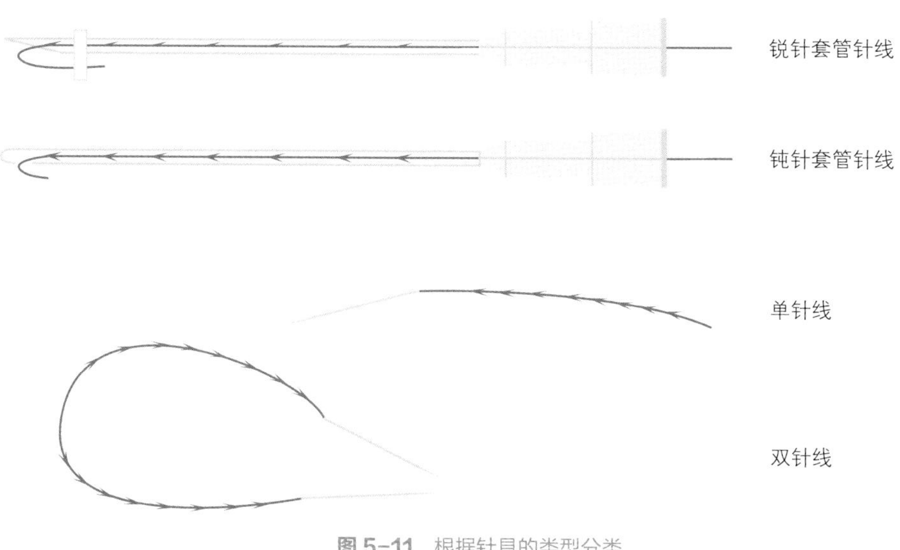

图 5-11 根据针具的类型分类

5. 根据针具的类型分类（图 5-11）

目前 PDO 双针线具有锯齿切口，厚 USP 1-0，长 300mm、420mm。两端固定在 2 根单针上，大小 21G，长 11cm，容易进针和退针，可埋置线材在软组织中。不久一种新型的单针型锯齿 PDO 螺旋线可能推出，相信其能经过体系和临床验证。

完整的 PDO 针线组成

（1）针具，针或套管针，可引导线材埋置在组织内。无须麻醉的针大小如 29G 或 30G，大小范围为 18G ~ 31G，长度 10 ~ 110mm。套管针大小为 18G ~ 23G，长度可达 100mm 以上。

（2）聚二噁烷酮材质线，厚度从 USP 7-0 ~ 0-0 不等，长度 10 ~ 420mm。

（3）针柄。

（4）海绵。

（5）针帽。

（6）外包装。

每个包装材质为无菌透明纸或塑料袋，袋内有 1 ~ 10 根 PDO 螺旋线。操作时，由医助打开外包装，将内包装放置在无菌托盘上，术者可触摸或弯曲针具，但严禁使用非无菌手套接触针具。

使用注意事项

建议将 PDO 线放置在温度低于 25℃、干燥的环境中储存，保质期 2 ~ 3 年，严禁对包装内容物再次消毒，打开过的针具应丢弃，进行医疗回收。

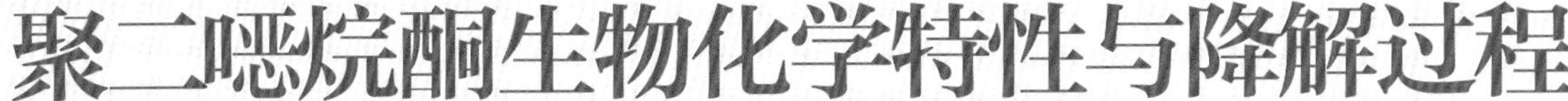

6 聚二噁烷酮生物化学特性与降解过程

聚二噁烷酮是对二氧环酮物催化聚合形成的线形聚合物（图 6–1）。

O = CH –CH_2– O–CH_2– CH = O（$C_4H_6O_3$）

对二氧环酮 —催化剂, △→ —(O – $CH_2CH_2OCH_2$ – C(=O) —)$_X$— 聚二噁烷酮

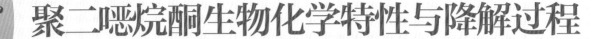

图 6–1 对二氧环酮催化聚合形成聚二噁烷酮

PDO 聚合物可水解成 2– 羟基乙氧基乙酸单体（$C_4H_8O_4$），然后再次水解为可被机体吸收的水分和二氧化碳（图 6–2）。

$C_4H_6O_3 + H_2O =$ 2 HO–C(=O)–CH_2–O–CH_2CH_2–OH $= H_2O + CO_2$

图 6–2 PDO 聚合物水解成水和二氧化碳

聚二噁烷酮体外降解过程

体外降解主要有两个阶段（图 6–3a ~ c）：

(1) 第 1 阶段，持续 3 ~ 12 周，其间线材还能保持其特性，保留形状和大部分的干重，90 天内线材表面未见裂痕或破损，干重只损失 9%，显示这 3 个月内，PDO 水解只发生在线材表面，因 PDO 结构致密，水分不能渗透到里面，因此总体硬度维持不变。

(2) 第 2 阶段，线材外周表面出现裂纹，水分渗透，此后 60 天内，其硬度下降了 90%，但质量只损失了 1.5%。最终 PDO 会裂解成更小的 PDO 碎片，扩散和进入周围组织内。

最终导致更小的 PDO 碎片的形成，这些碎片扩散到线的表面，然后进入周围的组织。

这个过程伴随干重减少，线材绷坏，局部组织 pH 增加，水解产物带来酸性物质的累积，也会加速 PDO 的降解。

如此特异性的水解过程归功于 PDO 线材的超微结构。超微观察下，PDO 为结晶体和无定形区域形成的复合体，该结构决定了线材的硬度，在水解过程中，这种结晶体崩解可加速线材的裂解，从而减低其硬度。

生物降解时间取决于受术者的个人体质，可持续 180 ~ 240 天，在体内形成“软—硬”态的胶原纤维支架，能维持 1.5 ~ 2 年，也决定了埋线提升的持续效果。

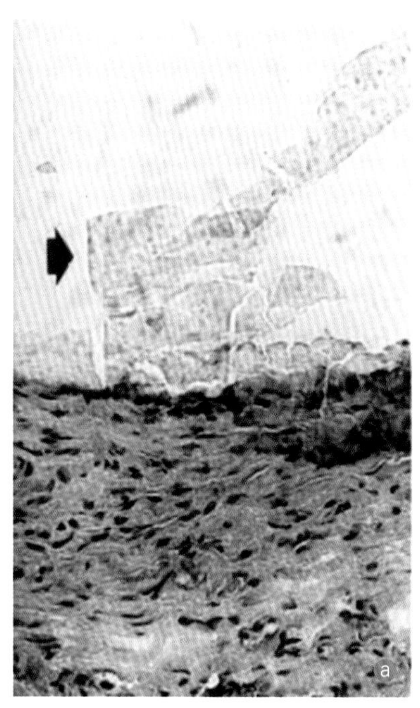

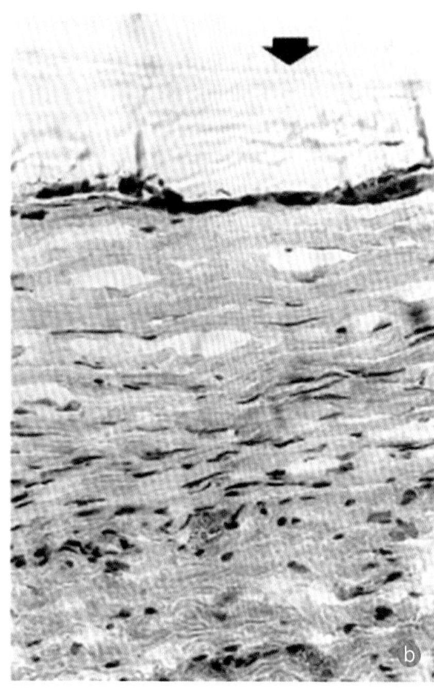

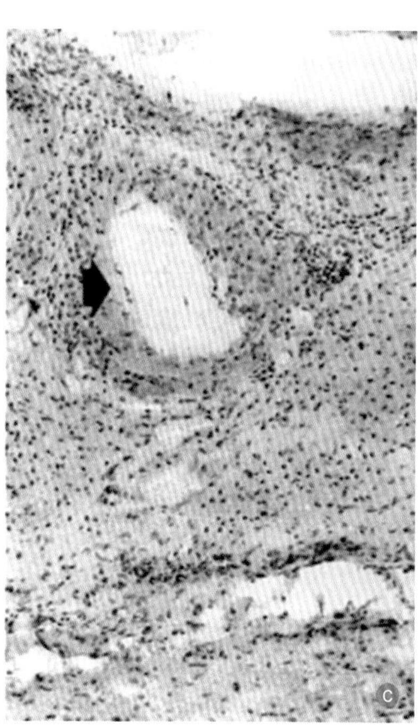

图 6-3 体内 PDO 降解过程

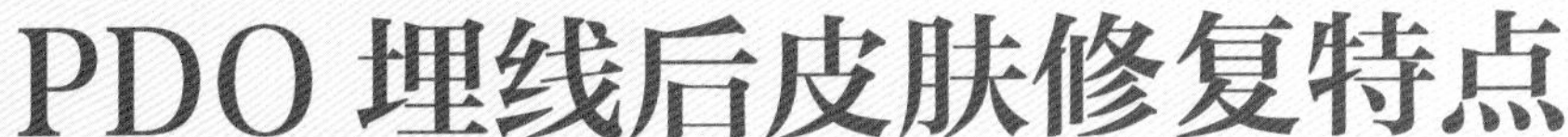

7 PDO 埋线后皮肤修复特点

PDO 线具有高度生物相容性，可被吸收、结实、强韧、疏水、平整光滑，无抗原性和热原性，能刺激中度皮肤反应和新生胶原合成。

皮肤修复期

第 1 阶段，针刺入表皮、真皮和皮下组织后引起的微创伤是体内细胞开始增殖的信号，组织损伤产生血管活性物质，引起局部炎症。缝合伤口可在 2 ~ 5min 完成，伤口边缘可形成屏障，以防进一步感染。

第 2 阶段，毛细血管损伤后活化血小板，产生生长因子和凝血因子，通常在 1 ~ 2min 内破损修复完成，该止血过程由血管收缩和血小板聚集物引起的机械性栓塞共同完成，血小板聚集黏附依靠内皮细胞和血小板分泌的寡糖蛋白。3 ~ 5min 后血管开始舒张。

第 3 阶段，这是刺激再生合成的第 1 个步骤，即创伤性炎症，局部小静脉收缩和小动脉扩张，使得渗透压增加，真皮乳头层肿胀，出现暂时性的瘀血。

第 4 阶段，术后几个小时后，机体为预防进一步出血或血肿，刺激纤维蛋白收缩形成红色的血栓，其内含纤维蛋白和血小板网可捕获的血液细胞，形成凝固区域，收紧受损血管边缘，伤口闭合。

第 5 阶段，肥大细胞产生大量的组胺和肾上腺素，增加真皮毛细血管壁和细胞膜通透性，加速新陈代谢和组织物质交换过程。

第 6 阶段，提高静脉系统的血容量。

第 7 阶段，高血压引起组织充血，包括：

（1）长时间刺激真皮乳头层末梢神经，静脉血液回流阻力增加。

（2）刺激埋线区域的神经轴突。

（3）引起血管区域的血小板黏附。

（4）增加血液中儿茶酚胺的释放。

（5）激活肾素 – 血管紧张素系统。

第 8 阶段，属于刺激再生合成的第 2 个步骤，毛细血管内灌注量增加和局部充血（因外周阻力增加和血管痉挛时间延长），使得血流加速，为伤口带来更多的氧气、单核细胞、蛋白质，也能促进汗液转化为细胞间液。氧气和组胺的补充激活巨噬细胞吞噬伤口周边破损细胞，释放大量能增加肿胀的无定形物质。

第 9 阶段，因淋巴循环和血液循环逐渐恢复，术后 2 ~ 3 天，肿胀即将减轻。其间采用红外辐射，可增加组织淋巴液的流转量。

第 10 阶段，过量的氧气被损耗，相邻组织温度升高，促进成纤维细胞的生成和降低巨噬细胞的活性，毛细血管外周细胞刺激干细胞向成纤维细胞和其他细胞分化。同时 PDO 线体周边聚集大量细胞和形成肉芽组织。

第 11 阶段，纤溶系统启动，毛细血管中血栓逐渐溶解，血管壁愈合。由于胰蛋白酶、溶激酶、尿激酶和纤溶酶原相继释放，即将形成新的血液交换网络。

第 12 阶段，这个阶段中，可见 PDO 线外包裹大量的中性粒细胞群形成的外来异物（图 7-1）。如无进一步感染，外周中心粒细胞将迅速减少，其间巨噬细胞将迁移和活化，意味着伤口愈合修复。

巨噬细胞的黏附程度大小决定了机体免疫反应的强弱，哪怕黏附能力下降一点儿，也会显著降低巨噬细胞的保护功能。

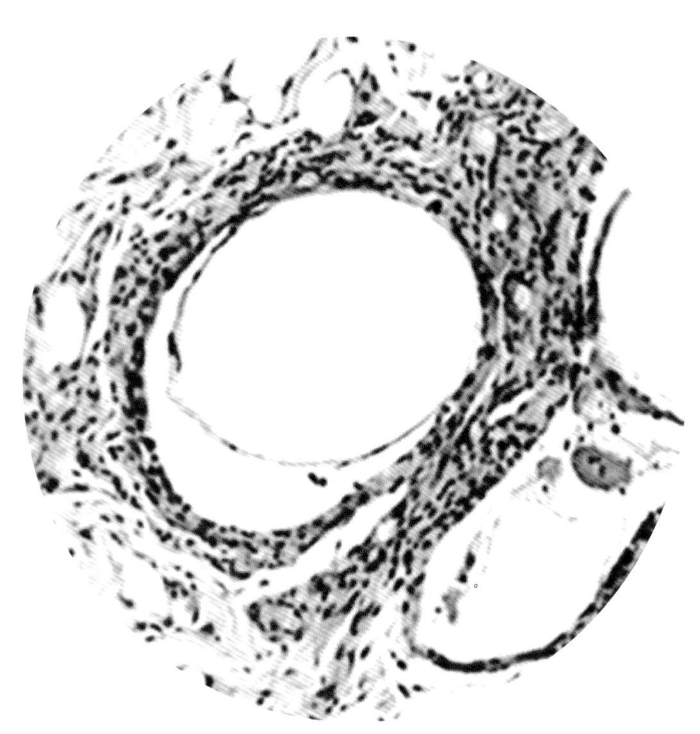

图 7-1 大量的中性粒细胞群形成的外来异物

另一方面，巨噬细胞中的溶酶体能抑制 PDO 线周纤维化和中心粒细胞的抗感染能力，PDO 能显著降低巨噬细胞溶菌酶的合成及其吞噬活性，并抑制其黏附能力，从而延长炎症反应。有学者发现，激活抗菌肽的合成，有助于预防 PDO 埋线后的感染并发症。

第 13 阶段，局部埋入 PDO 线后可见其免疫抑制作用，随后发现体液免疫和细胞免疫均减弱，后者可能与 NK- 淋巴细胞有关，而与巨噬细胞无关。

第 14 阶段，3 天后，成纤维细胞开始合成原胶原蛋白，向线材周围迁移，形成胶原纤维结构，起初胶原纤维细、薄、量少。透明质酸是一种无定形物质，位于胶原纤维之间，可预防淋巴细胞黏附。原胶原蛋白的合成与维生素 C（抗坏血酸）、半乳糖和葡萄糖相关，它们共同形成年轻的结缔组织。

第 15 阶段，是再生合成的第 3 个步骤，即瘢痕形成和重塑。伴随着受损毛细血管和肉芽组织的重塑，结缔组织细胞外基质的胶原纤维数量显著增加。

第 16 阶段，第 5 ~ 7 天，胶原蛋白形成胶原纤维束，从第 2 阶段开始成熟，持续几个月后，胶原纤维束相互交联形成组氨酸 – 羟赖氨酸 – 亮氨酸的三维结构。

第 17 阶段，结缔组织逐渐增厚，成纤维细胞数量减少。结缔组织的再生通常在埋线后第 21 天停止，但毛细血管仍可灌注 2 ~ 3 个月。

第 18 阶段，真皮和皮下组织为胶原蛋白和弹性蛋白的大量形成和生长提供有利的新生环境（图 7–2）。

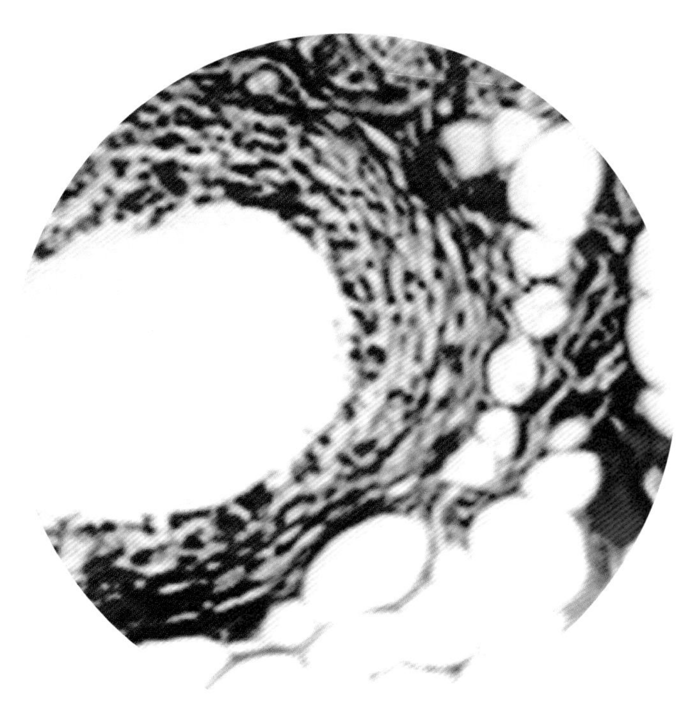

图 7–2 胶原蛋白和弹性蛋白生成

根据不同的线材特点修饰方式，可分为 3 种主要的组织效应：

（1）重塑作用。通过损伤修复和生物降解作用，重建表皮 – 真皮基质结构，促进局部营养吸收和皮肤再生，改善皮肤结构和弹性。组织反应包括促进基底层中角质形成细胞分裂，增加基底膜厚度，形成弹性纤维，促进血管周边的Ⅳ型胶原生成，使得真皮乳头层和真皮 – 表皮交界处的上皮嵴变得更加明显（图 7–3a、b）。

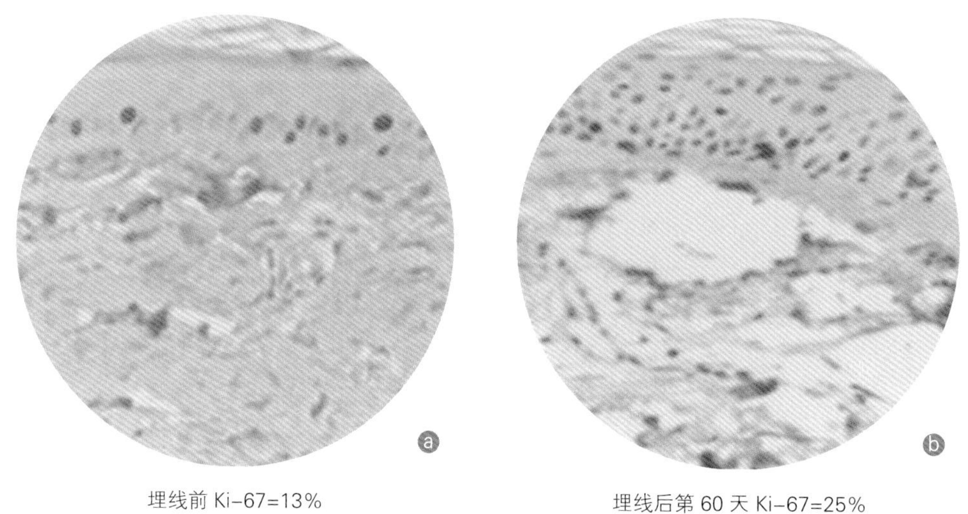

埋线前 Ki-67=13%　　埋线后第 60 天 Ki-67=25%

图 7-3　成熟皮肤上皮细胞增殖指数。采用免疫组织化学的方法，放大 200 倍

（2）提升效应。埋线后线材周围组织缓慢地形成纤维化，巨噬细胞、成纤维细胞和单核白细胞浸润在线体四周，细胞反应轻微，初期纤维化结缔组织由细小的胶原纤维构成，后期形成成束的胶原纤维并伴有少量的活性成纤维细胞浸润，该反应一直持续到 PDO 线被完全吸收，直到纤维化胶原纤维束和弹性胶原纤维束逐渐取代线材。这说明了 PDO 埋线具有一个缓慢而持久的提升效果的作用机制（图 7-4 ~ 图 7-7）。

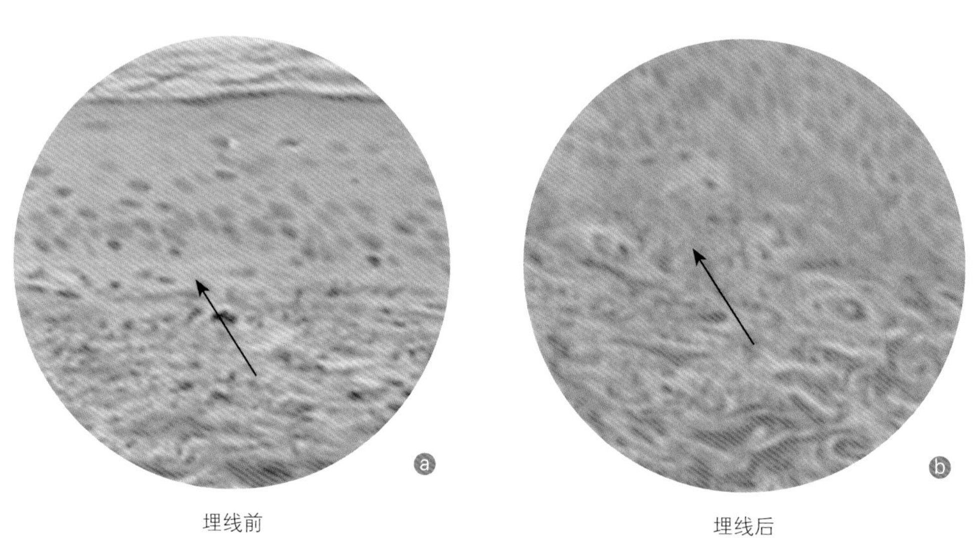

埋线前　　埋线后

图 7-4　真皮 - 表皮交界处的变化。采用 Weigert 染色联合 van Gieson 染色，放大 400 倍

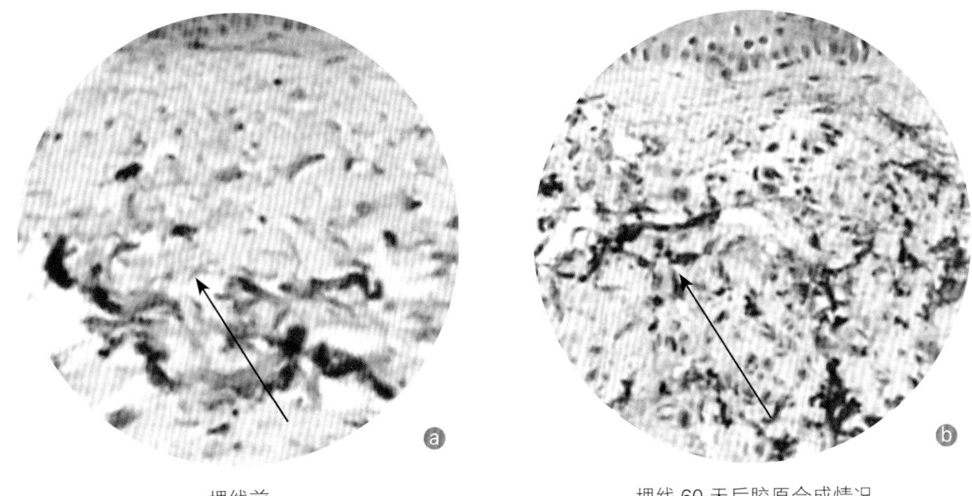

埋线前　　埋线 60 天后胶原合成情况

图 7-5　真皮中Ⅲ型胶原纤维的免疫组化结果，放大 200 倍

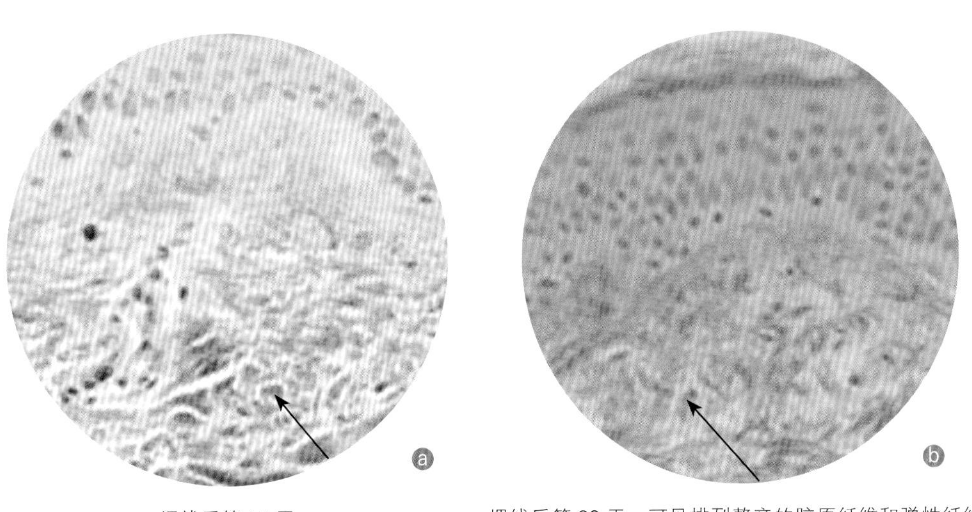

埋线后第 14 天　　埋线后第 60 天，可见排列整齐的胶原纤维和弹性纤维，改善了真皮层的组织结构

图 7-6　采用 Weigert 染色联合 van Gieson 染色，放大 400 倍

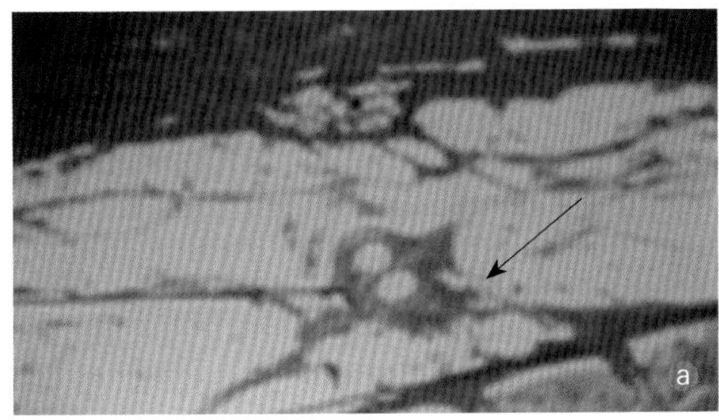

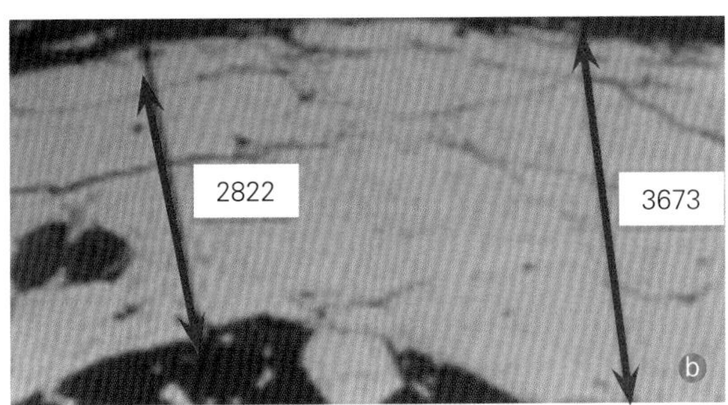

图 7-7　埋线区的皮下组织遭到破坏后减少约 24% 的体积

（3）机械牵引效应。作为一种反重力的组织固定手段，通过线材的特征（锯齿切口或锚定结构），在刺激新生胶原合成的同时，综合机械牵引的作用可达到持久的提升效果。

需要注意的是，充足的营养摄入是合成成熟胶原纤维和弹性纤维的关键因素。

快速的现代生活节奏、持续的压力、不良的环境因素、自然衰老和营养流失，需要机体补充一定的维生素、矿物质、抗氧化剂、氨基酸和其他生物活性物质，这些都有助于促进胶原蛋白的合成和新陈代谢。埋线后的受术者需要补充大量的营养素，其摄入量与年纪呈正比关系，最少摄入时间为 3 个月，尤其是氨基酸的补充。

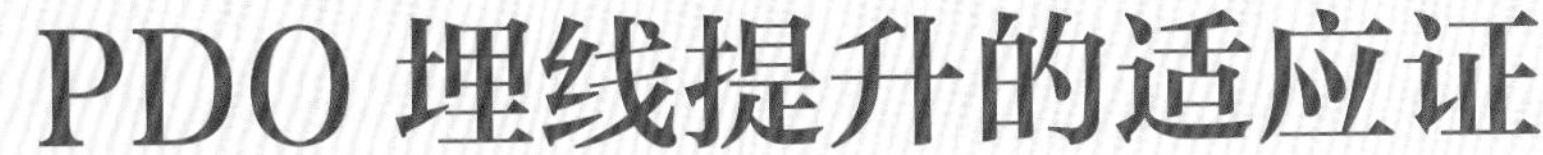

8 PDO 埋线提升的适应证

受术者年龄 25~35 岁

预防皮肤衰老。

受术者年龄 35~75 岁

治疗皮肤衰老。

适应证

- 毛细血管扩张。
- 痤疮及瘢痕。
- 妊娠纹。
- 肥胖与脂肪堆积。
- 腓肠肌肥大。

面部、颈部使用 PDO 平滑线的适应证

- 额纹。
- 前额软组织下垂和松弛。
- 眉间纹。
- 眉尖下垂。
- 眉毛、颞部软组织松弛（睡眠纹）。
- 眼角皱纹（鱼尾纹）。

· 眼周的笑纹。
· 脸颊下垂。
· 面部皱纹。
· 颧弓突出。
· 鼻唇沟。
· 泪沟。
· 口周细纹。
· 双下颌。
· 颏下皱纹。
· 木偶纹。
· 面部轮廓松弛。
· 下颌松弛。
· 下颌的细纹。
· 颈纹。
· 胸、肩部皱纹。
· 唇部轮廓提升。
· 耳前细纹。
· 颈部皮肤皱纹和松弛。

PDO 平滑线应用于身体塑形中的适应证

· 胸部、腹部、手臂、腿部和臀部皮肤年轻化。
· 胸部、腹部、手臂、腿部和妊娠纹。
· 吸脂术后皮肤松弛。
· 手臂、胸部、腹部、腿部的局部脂肪提升。
· 腓肠肌形态矫正。
· 下肢小静脉和毛细血管曲张。

PDO 螺旋线的适应证

1. 皮内注射年轻化
· 面部、颈部和胸部深纹。
· 腮区皱纹。
· 妊娠纹。
2. 埋线后减轻以下肌肉的活动度（图 8–1）
· 额肌。
· 皱眉肌。
· 降眉肌。
· 眼轮匝肌。
· 颧大肌和颧小肌。

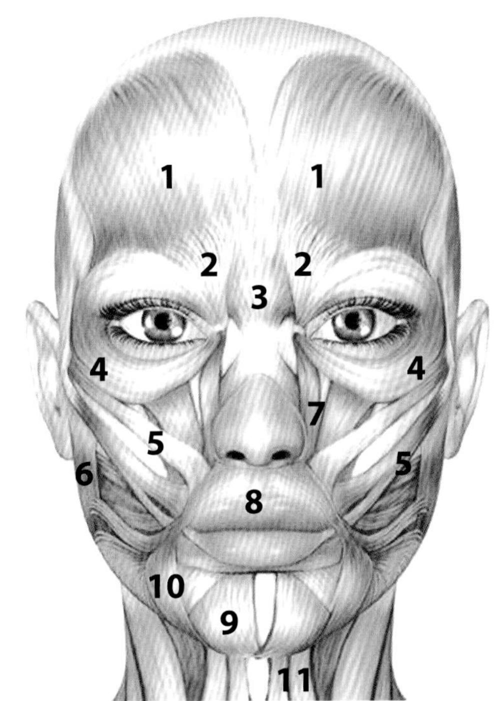

图 8-1 埋线后减轻一些肌肉的活动度

· 咬肌。
· 唇提肌和鼻提肌。
· 口轮匝肌。
· 颏肌。
· 降下唇肌。
· 颈阔肌。

3. 埋线后减轻以下皮下组织容量和组织位移

· 颊面。
· 面部轮廓。
· 颌下区。
· 颈部和肩颈部。
· 部分脂肪堆积。
· 腹部、背部、腋下、臀部的局部脂肪区。
· 男性假性乳房发育区。

PDO 锯齿线的适应证

· 额部、眉毛、颊部、颏下区的重力性下垂。
· 严重的鼻唇沟和木偶纹。
· 面部轮廓的松弛伴有双下颌。
· 颈部、胸部、手臂、腹部、背部、臀部及髋部皮肤松弛下垂。
· 某些面部区域（颧骨、脸颊）和身体其他部位（乳房、臀部）的重塑。

9 PDO 埋线提升的禁忌证

(1) 真皮和皮下组织过度增生。

(2) 各种急性传染病（重症急性呼吸综合征、流感等）。

(3) 治疗区皮肤有炎症。

(4) 治疗区域有不可吸收性材料（硅胶）。

(5) 肿瘤和慢性全身性疾病。

(6) 瘢痕体质。

(7) 有出血倾向和某些血液疾病。

(8) 精神和心理障碍。

(9) 处于怀孕期或哺乳期。

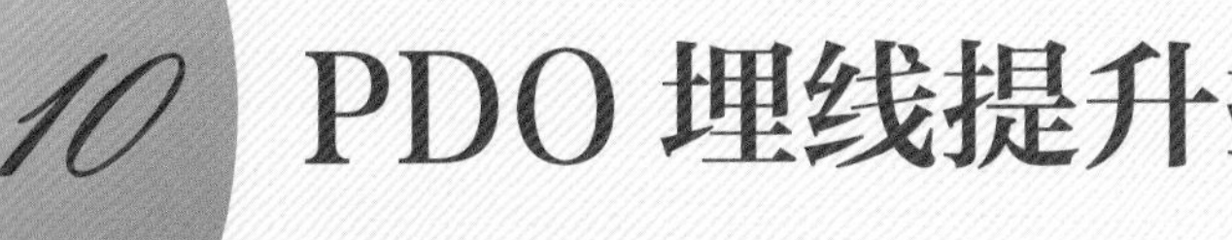

10 PDO 埋线提升技术

PDO 埋线提升的方法

矢量埋线技术（图 10–1）

矢量埋线技术即平行于皮肤表面埋置 PDO 线入皮内、皮下和肌肉内，其中线与线之间的距离最小为 0.2mm，最大为 1cm。该技术适合于所有类型的线，包括锯齿线。用带线的针灸针垂直插入穴位，规律旋转 15 ~ 20min，取针留线，起长期的穴位刺激作用。

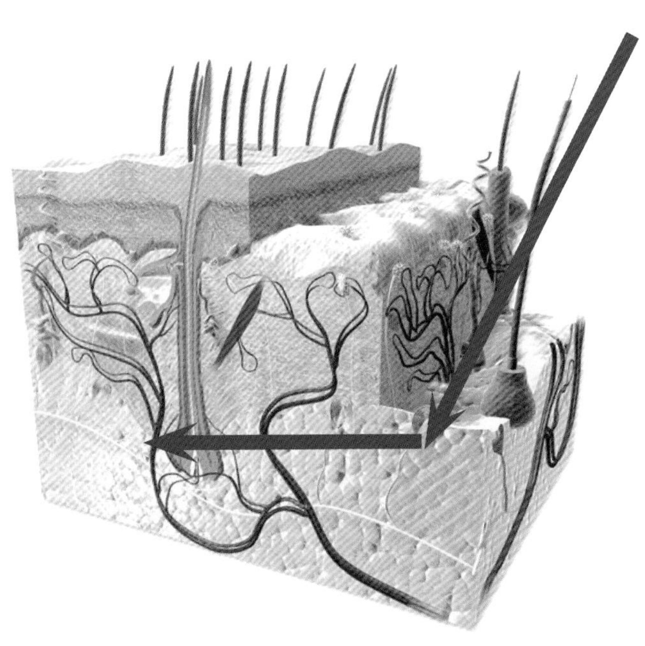

图 10–1 矢量埋线技术

网格埋线技术（图 10-2）

网格埋线技术即从不同进针点平行于皮肤表面埋置 PDO 线入皮内、皮下和肌肉内，形成垂直和水平纵横网格，其中线与线之间的距离最小为 0.2mm，最大为 1cm。能够收紧和加强治疗部位的全部皮肤区域，并对已经下垂的皮肤起到支撑作用。

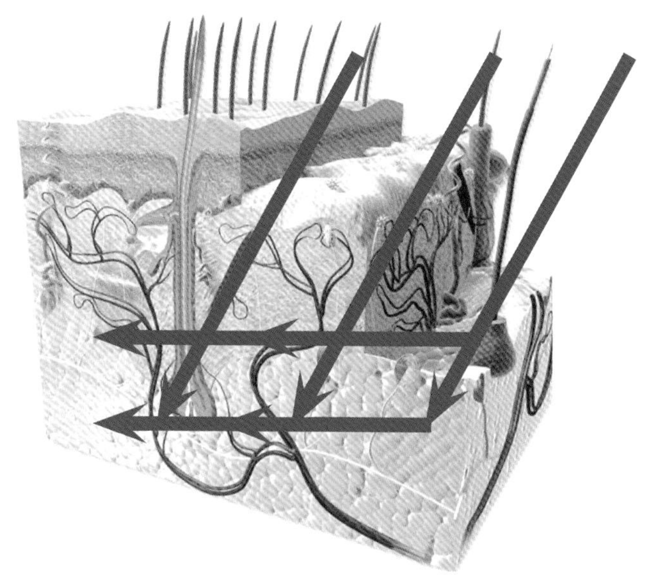

图 10-2 网格埋线技术

夹层埋线技术（图 10-3）

夹层埋线技术即用单一进针点平行于皮肤表面埋置 PDO 线入皮内、皮下和肌肉内，平铺 PDO 线在不同层面上，线材纵向叠加在皮肤横切面上，形成“三明治”夹层结构。

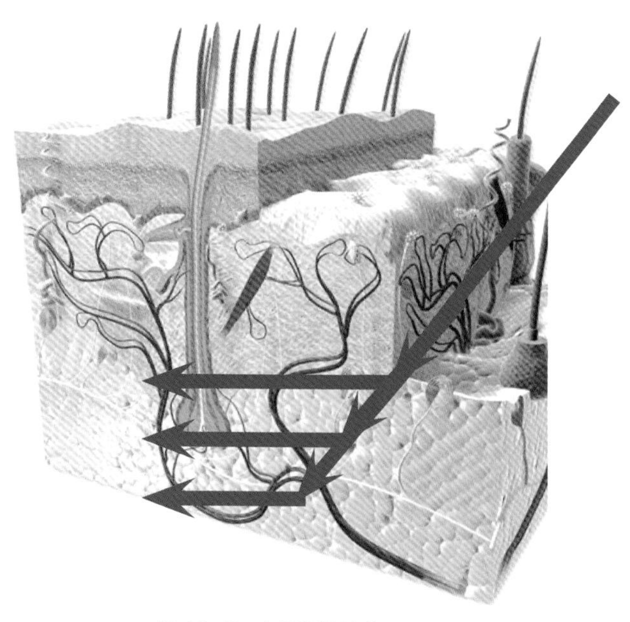

图 10-3 夹层埋线技术

缝合埋线技术（图 10–4）

缝合埋线技术即将 PDO 线穿刺到皮下和浅筋膜后，返回真皮，走行路径呈“Z”形或波浪形，根据线材长度重复走行穿刺，可垂直纵向（上下往返穿刺皮肤的不同层面）缝合，也可水平横向（往左或右向）缝合，起收紧和提升下垂的效果。

该技术适合于所有类型的线，包括锯齿线。所有技术需要多练习，熟能生巧，也可以联合应用。

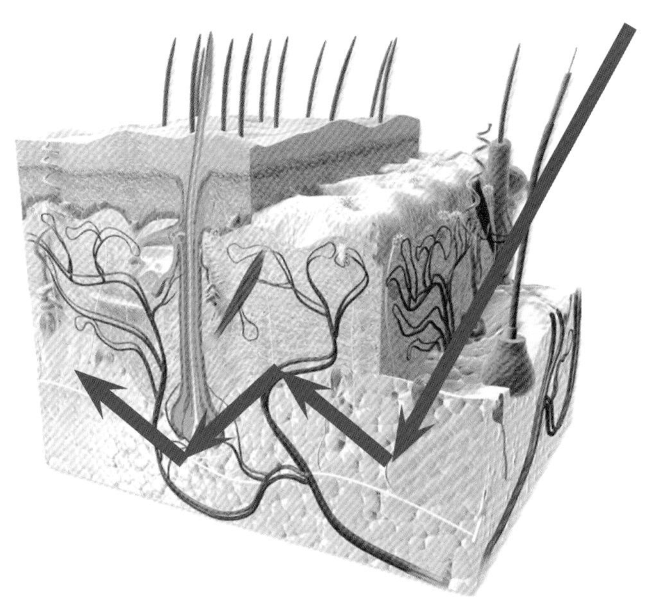

图 10–4 缝合埋线技术

扇形埋线技术（图 10–5）

扇形埋线技术即单一进针后，扇形埋置 PDO 线入皮内、皮下和肌肉内，PDO 线可埋置在皮肤同一层或不同层次上，PDO 锯齿线常用于扇形埋线技术中。

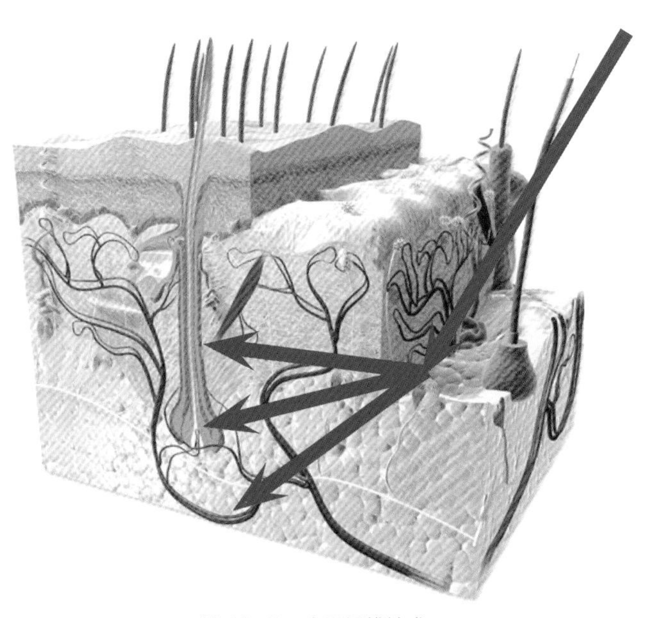

图 10–5 扇形埋线技术

联合埋线技术（图 10-6）

联合埋线技术即从不同方向联合不同埋置手段将 PDO 线埋置入皮内、皮下和肌内。

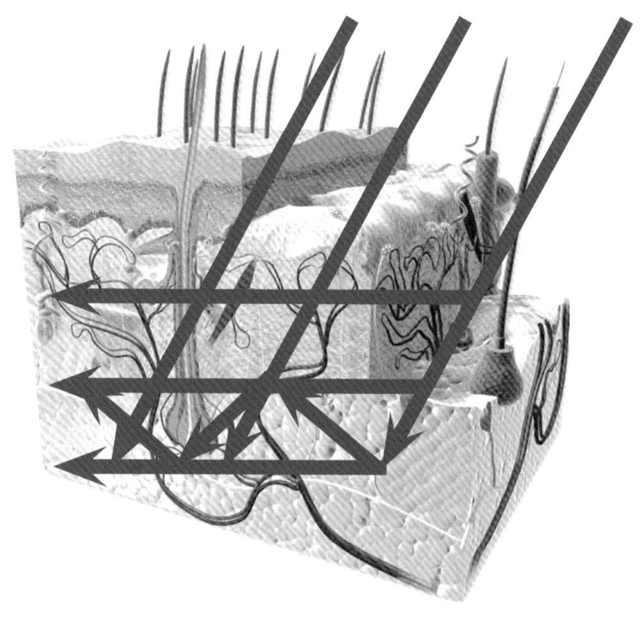

图 10-6 联合埋线技术

PDO 埋线提升的基本原则

1957 年，M. Gonzaless -Ulloa 提出，应该根据面部不同区域的皮肤厚度（图 10-7），来选择使用合适粗细的线。

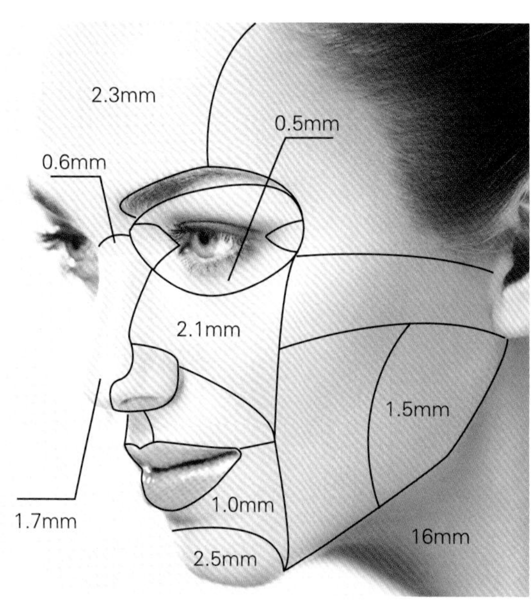

图 10-7 皮肤厚度（M.Gonzaless-Uloa，1957）

具体使用什么类型的针、线和技术取决于年轻化治疗的具体目标。

年轻化治疗的目标：

- 改善皮肤质地。
- 收紧真皮和肌肉。
- 减轻面部肌肉的活动。
- 减少皮肤移动度。

埋置深度

根据不同受术者的年龄，可选择不同的线材埋置深度。

皮内埋置

成年人的胶原蛋白流失主要发生在真皮层，但深层的结缔组织结构并没有被破坏，因此针对该类型的受术者，需要将线材埋置在真皮层的网状层中（图 10-8a、b），刺激胶原新生。同时为确保能有效改善皮肤结构，皮内埋置中须确保修复方向与皮纹分布一致，这涉及判断埋线区中刺激胶原纤维和弹性纤维的数量和质量。如不合理使用矢量埋线技术沿皮纹线埋置，可使胶原合成量减少，皮纹变宽，皮肤也变得松弛。

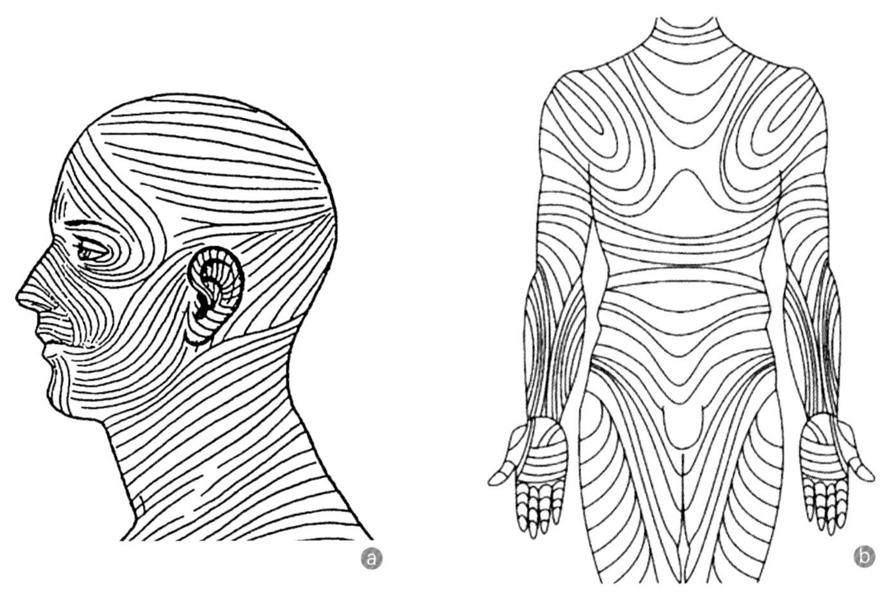

图 10-8　皮内埋置

皮下埋置（图 10-9）

皮下组织的衰老是皮肤下垂的主要因素。用 PDO 线进行皮下埋置，可紧致皮下组织，达到重塑组织结构的目的。平滑线、单股螺旋线或双股螺旋线和锯齿线都是不错的选择，可固定松弛的软组织到筋膜

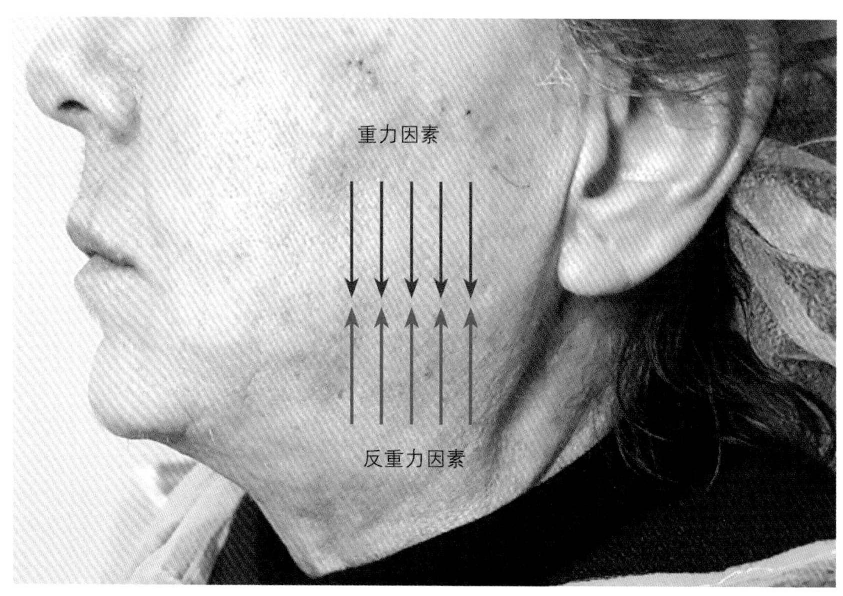

图 10-9　皮下埋置

或韧带上。根据组织下垂程度采用不同的线材数量，一般每个脂肪室埋置 4 ~ 10 根线。也可根据临床效果采用不同的技术或技巧，如在纠正面部轮廓松弛时，可垂直下颌缘或与下颌缘呈一定的角度埋置，以这样的角度埋置提升，能为松弛皮肤带来最大限度的提升或收紧。

肌肉插入（图 10-10a、b）

肌内插入最早被韩国医生使用在缓解疼痛上，后被广泛应用。通过平行于肌肉纤维进行埋线，能持续刺激肌肉组织，而垂直埋线则可放松肌肉。根据面部和躯体的肌肉特点和治疗目的，调整埋置方式。如为增加面部肌肉的紧张度，可沿肌肉纤维方向埋置 PDO 线；若为松弛肥大性肌肉，则垂直埋置。

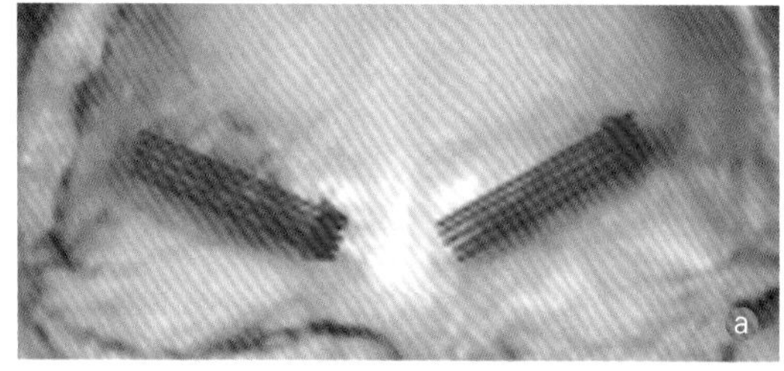

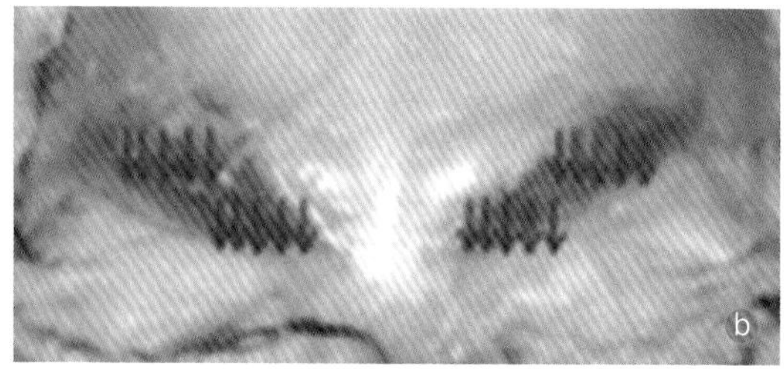

图 10-10　肌内插入

机制：首先，带针 PDO 线垂直穿刺肌肉直接带来部分肌肉纤维的机械损伤；其次，PDO 线长期留置在肌肉中可促进肌肉软纤维化，逐渐取代线材，由于原结构变化，导致肌肉无法充分发挥收缩功能，微观观察下可见解剖结构也会发生改变，使肌纤维变得更短。

这种减轻面部肌肉收缩活动度的方法，十分适合于存在肉毒素治疗禁忌证的受术者，可作为肉毒素疗法的替代方法。

通过不同层次的联合埋置方法来减少皮肤的移动度

衰老的典型表征是机体皮肤移动度降低，尤其是结缔组织中韧带松弛者最为显著。韧带是连接真皮和浅筋膜的重要组织，其松弛可导致前额、上眼睑、腮腺区域、脸颊和面部轮廓出现重力性皱纹。因此为了限制该区域的活动性，垂直埋置 PDO 线在不同皮肤和肌层中，能对抗活动性肌肉（图 10-11a、b），维持皮肤弹性和抗压性。需要注意的是，末端线头要埋置在深层组织中，以防皮肤活动过度，暴露表面形成疙瘩。

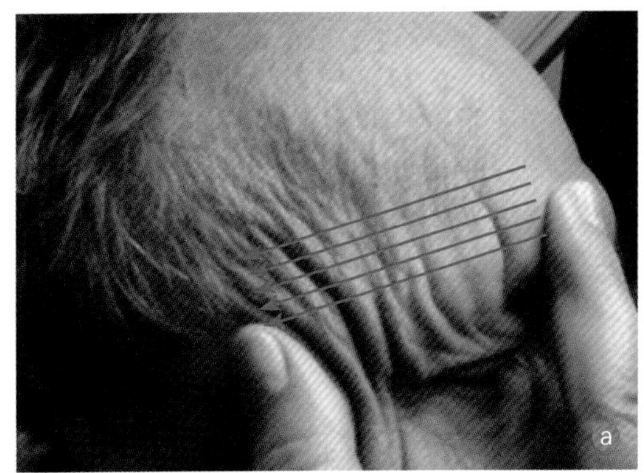

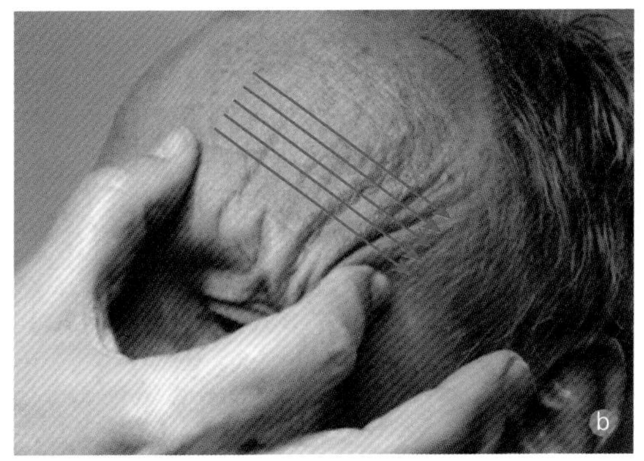

图 10-11 限制活动性

PDO 平滑线及螺旋线埋入的具体操作

皮内埋置和皮下埋置 PDO 线可纠正皮肤软组织下垂和容量缺失引起的明显皱纹，也能改善面部和躯体部位的皮肤质地，如颈部、肩部、腹部、臀部、膝盖以上区域，对部分非脂肪堆积引起的皮肤松弛也有明显的提升效果。临床上常使用平滑线平行或网格式布线，根据皮肤厚度选择合适的线粗。对于皮薄区域，可使用 USP 7-0 线粗或更细的线；对于皮厚松弛的皮肤区域，则使用较粗的线材如 USP 6-0 线或 USP 5-0 线。也需根据埋线区域选择合适的线长，使用较长的线材时可适当减少用线数量。埋线提升还有一个关键参数——埋线密度，即线间距（1cm、0.5mm 或 0.2mm）。受术者年龄越高，线间距越密，通常预防性年轻化治疗的线间距为 1cm 就足够了。

对于已经存在的皱纹，应采用矢量埋线技术或夹层埋线技术埋置 PDO 线。依据皱纹深度，平滑线可用于表浅纹，螺旋线和网格线可用于深纹，皮厚松弛者应使用更粗的 PDO 线。

网格埋线适用于皮肤有轻微的重力性下垂的皮肤松弛和局部皮下脂肪堆积者，通常埋置到皮肤的不同层次，以达到紧致、提升的效果，这是一个值得推荐的布线方法，如单侧面部轮廓提升推荐使用 20 ~ 30 根 PDO 线，治疗双下颌推荐使用 10 ~ 20 根 PDO 线。

耳前皱纹因不易隐藏，常困扰男性，可使用网格埋线技术或矢量埋线技术。垂直于耳朵，于耳前平行埋置 1.2 ~ 2cm 的短线，依据皱纹长度调整埋线数量。如耳前皮肤疏松，则适用普通螺旋线或网织螺旋线（图 10–12）。

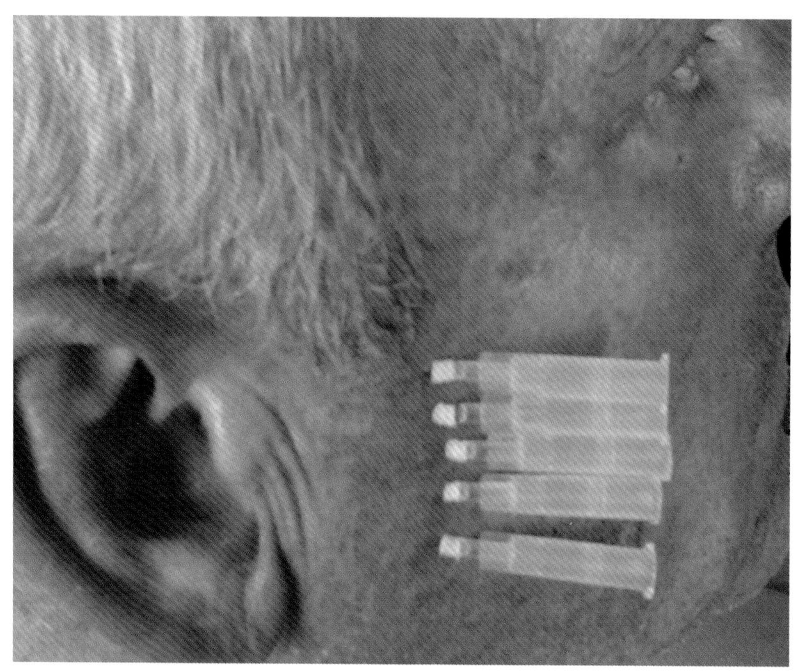

图 10–12　耳前埋线

为抚平鼻唇沟和木偶纹，最好在与褶皱垂直的方向上埋线。推荐使用螺旋线进行缝合埋置，从皱纹下方往上挤压脂肪室进行缝合。另一种选择是在皱纹下埋线，以形成纤维束进行沟纹矫正。

埋置 PDO 线抬高鼻小柱和鼻梁的技术在韩国十分流行，对欧洲人来说，其多应用于矫正鼻部不对称或鼻梁偏斜的情况（图 10–13、图 10–14）。使用 USP 5–0 粗的线材，沿鼻背从鼻尖向鼻梁方向埋置

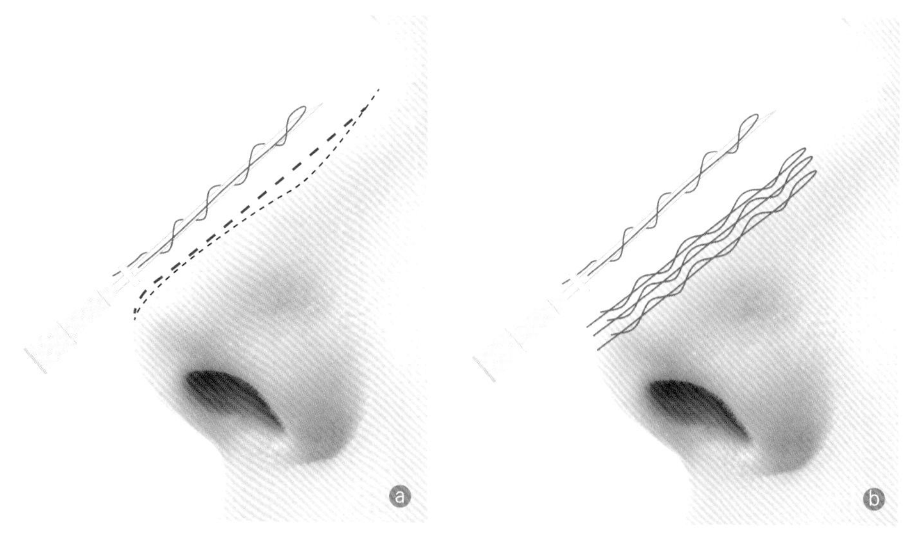

图 10–13　鼻背埋线

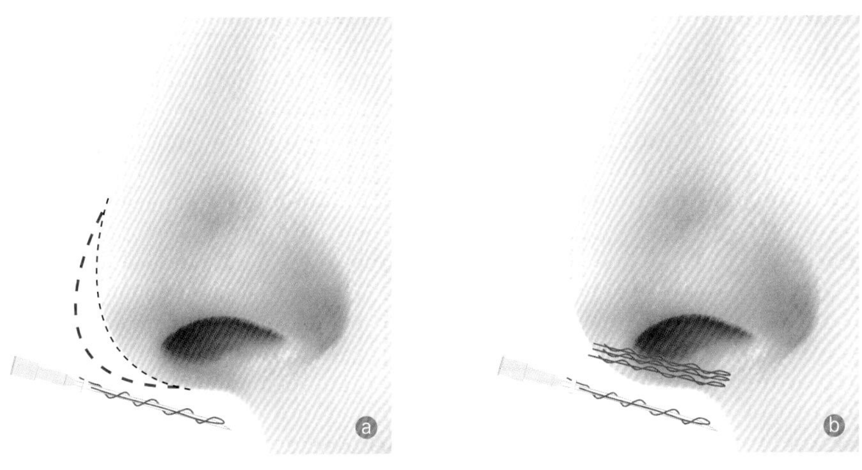

图 10-14 鼻头埋线

10～15 根线。对于鼻尖低平者，可使用平滑线或螺旋短线，沿鼻小柱从鼻尖向鼻底方向埋置 3～5 根，考虑到鼻部最为敏感且含有丰富的毛细血管，在鼻矫正的整个区域内，应先按 2% 利多卡因和肾上腺素 1:200 000 进行局部麻醉。

针对广泛存在的酒渣鼻、小血管或毛细血管扩张问题，通常采用激光、光动力疗法和射频治疗，需要多次治疗，但易导致表皮变薄，血管可见度变大。

毛细血管扩张区或其他正常皮肤区域埋置 PDO 线（图 10-15）将造成一定的血管机械损伤和进一步的血管闭塞，最终刺激皮肤乳头层变厚，毛细血管变少及其可见度降低。正确的具体操作如下：采用矢量埋线技术、网格埋线技术或夹层埋线技术，使用 USP 7-0 的平滑线（15～25mm），埋置 20～30 根线在血管可视区中。

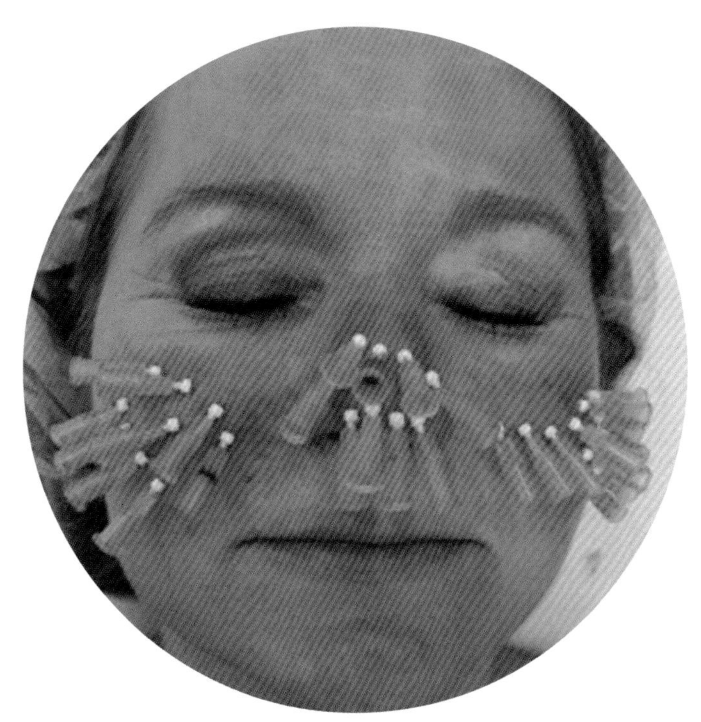

图 10-15 酒渣鼻和毛细血管扩张区的埋线治疗

为取得明显的效果，在酒渣鼻伴皮肤肥大和毛孔增大时宜每 2 个月重复埋线 1 次（图 10-16a、b）。

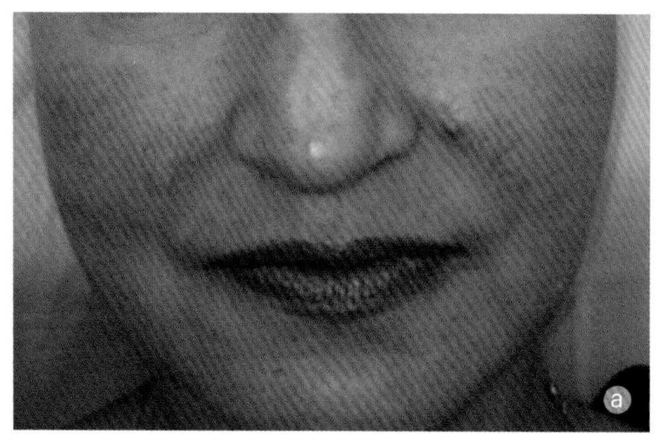

埋线治疗前

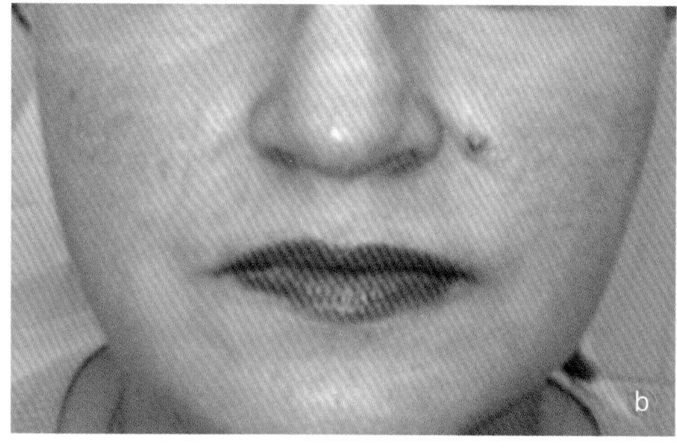

埋线治疗后

图 10-16 酒渣鼻的第 2 次埋线治疗

任何病理性瘢痕，包括拉伸性妊娠纹也是 PDO 埋线治疗的适应证。治疗增生性瘢痕，可采用平滑短线沿其增生方向交错埋线。该操作对粗糙的瘢痕组织产生一定的机械损伤作用，随后能被软纤维化所取代，使得瘢痕柔软、活动性更好，皮肤突出区减少，表面红区减低，皮肤质地变好。

治疗萎缩性瘢痕和妊娠纹，推荐使用螺旋线，采用缝合埋线技术或网格埋线技术进行增厚和收紧。通常情况下，单次治疗即可达到预期的美观效果。

用 PDO 线治疗腹部妊娠纹已取得了显著的临床效果。使用平滑线、螺旋线沿着整个条纹逐根埋置填充，覆盖沟壑，并使用 30G、15mm 的平滑线垂直相交，线间距为 0.2 ~ 0.5cm；如有许多妊娠纹，则可以使用较长的线交叉埋置。单次埋线治疗腹部妊娠纹可用 100 根线或更多（图 10-17a ~ c）。治疗后可明显消除皮肤的移动度。约 2 个月后，新生胶原蛋白形成，使皮肤增厚并紧致。

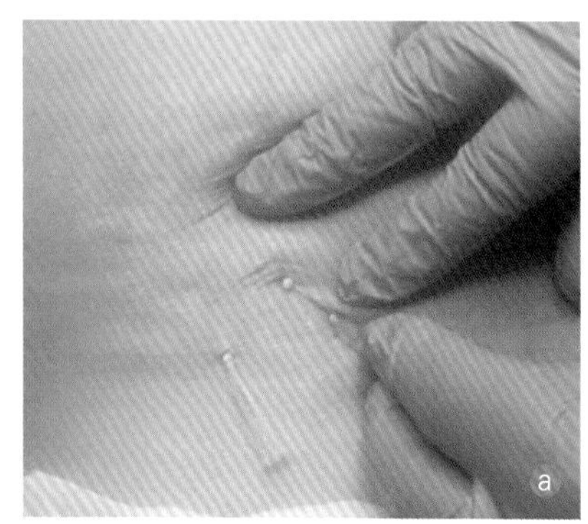

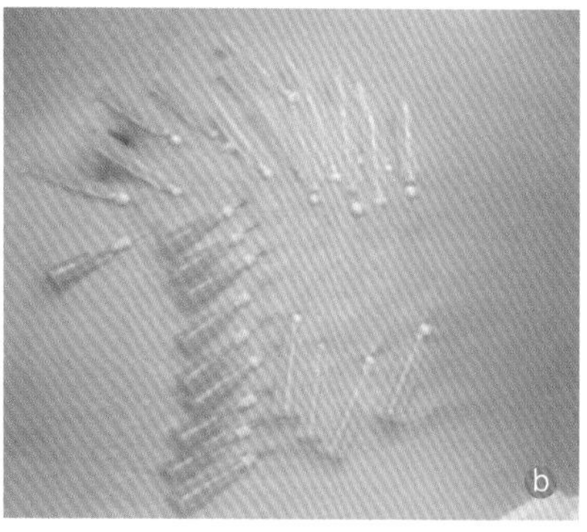

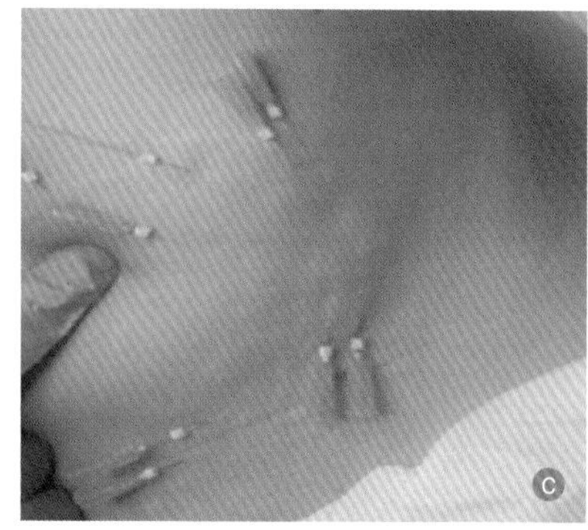

图 10-17 腹部妊娠纹的埋线治疗

针对大面积的面部和颈部治疗，采用矢量埋线技术，用线量为 20 ~ 100 根，线间距为 0.5 ~ 1cm。

根据治疗皮肤面积不同，可选择长度 50 ~ 90mm 的线。

如对 10cm × 10cm 的范围进行埋线，需要 20 根线或更多，也包括锯齿线。所有类型的 90mm 的线均采取网格布线，线间距为 1cm（图 10-18a、b）。

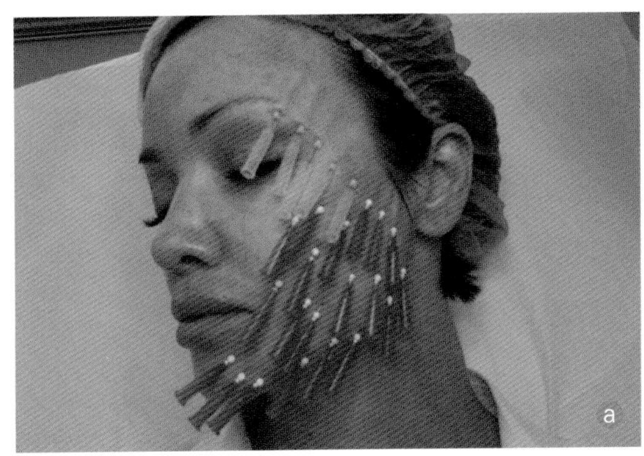

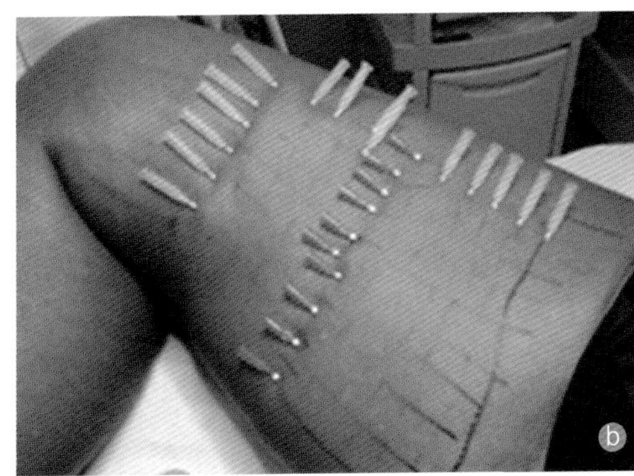

图 10-18 网格布线，线间距 1cm

不同的皮肤特点决定了该组织在这个区域的可移动性，对于面部特殊部位，如上面部（额头），该区域的皮肤和肌肉通常与骨膜紧密相连，由于过度运动，常形成前额眉间纹和上、下眼睑皱纹（所谓的睡眠纹），可采用单股或双股 PDO 螺旋线，垂直皱纹方向插入埋置（图 10-19），线间距为 0.2mm，每个区域至少有 10 根线，可形成稳固结构，尤其在睡眠中不易被挤压成纹，促进皮肤收紧，消除细纹。建议受术者定期重复埋置，以防表皮过度运动。

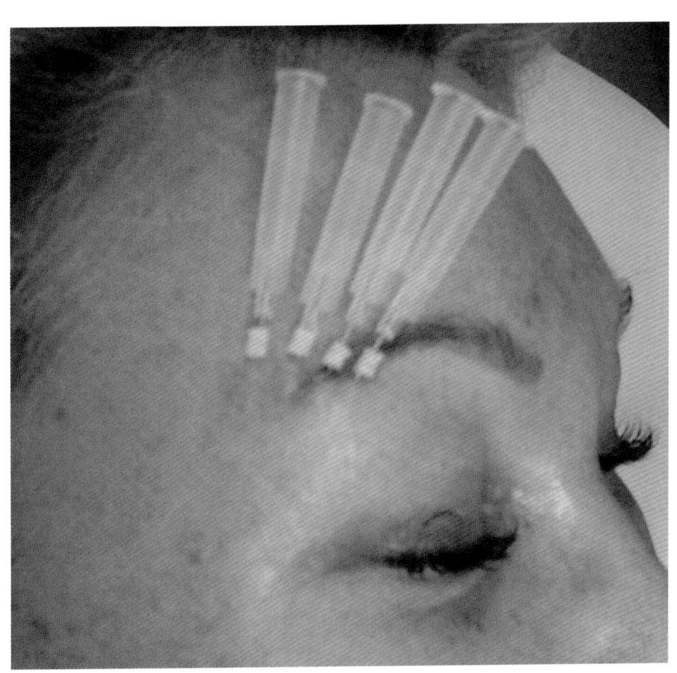

图 10-19 垂直皱纹方向埋置

在特定活动区域埋置 PDO 线，应考虑 PDO 线的长度，长度应短于肌肉纤维的长度，并能够完全留置于其中。不推荐使用平滑线，考虑到肌肉收缩过程中平滑线容易脱落，建议使用螺旋线，因其可更好地固定在肌肉层内并引起较大损伤。肌肉的活动度和厚度决定了治疗过程中使用的线材数量，对于肌肉活动度较高的受术者，需要使用更多的线来减轻活动度或破坏其肌肉结构。

额肌区埋线能起到类似注射肉毒素的作用。该区域肌肉活动度高，经常抬眉，容易形成额头水平皱纹：可在沿眉毛方向的眶周肌肉内，垂直纹路埋置 10 根以上螺旋线；也可额外沿眉毛水平埋置 5 根 PDO 线，形成网格状，增强对该活动区肌肉的损伤效果。

针对皱眉肌的治疗有必要横越整条肌肉，对另一侧也是如此。对活动度高的肌肉可埋置更多的线材，通常每侧皱眉肌埋置 5 根线或更多（图 10–20）。减弱降眉肌的活动度，最有效的方法是将线从肌肉末端向鼻梁处埋置。可根据治疗区的解剖特点选择线材的数量和粗细。如鼻梁短，可埋置约 5 根短线；如鼻宽而高挺，可埋置 10 根左右合适线长的线（长度 50 ~ 60mm）。

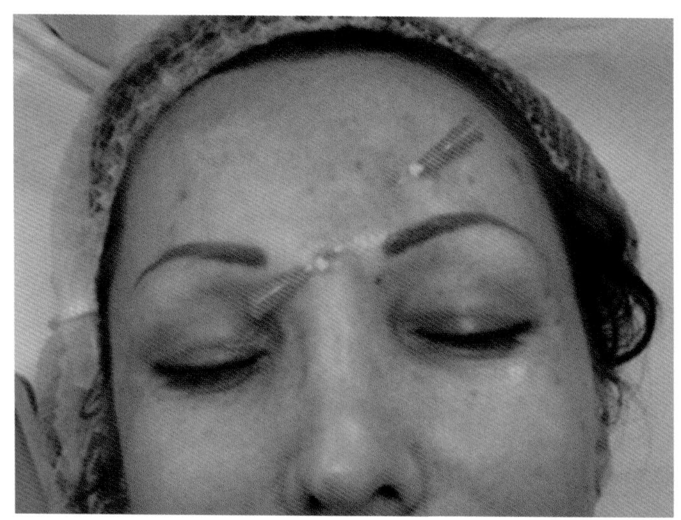

图 10–20 皱眉肌的埋线

预防前额松垂，可在额肌腱膜上部埋线（图 10–21）。因为此处肌肉较薄，更易被破坏，可从前额中心往发际线埋置（图 10–22），每侧额肌可采取网格埋线技术埋置 5 ~ 10 根线。

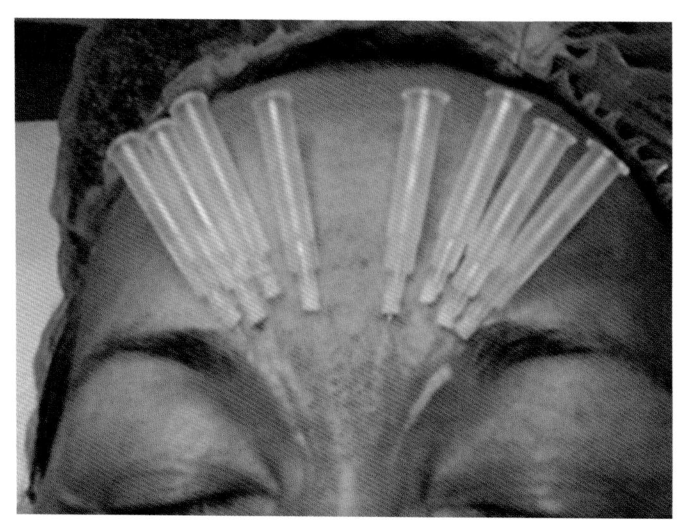

图 10–21 在额肌腱膜上部埋线

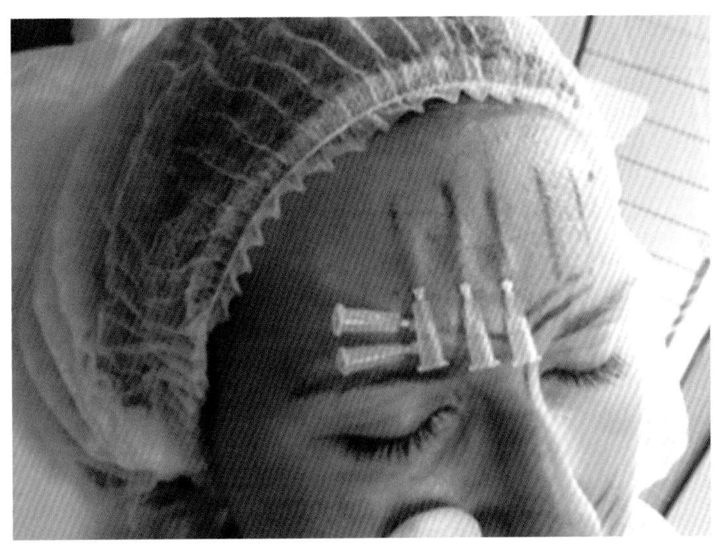

图 10-22 从前额中心往发际线埋置

提升眉梢，可采用无定向网格布线法进行皮下埋线（图 10-23）。此处有部分人不存在额肌，网格埋线的目的是收缩和加强眉毛末端周围的皮肤。

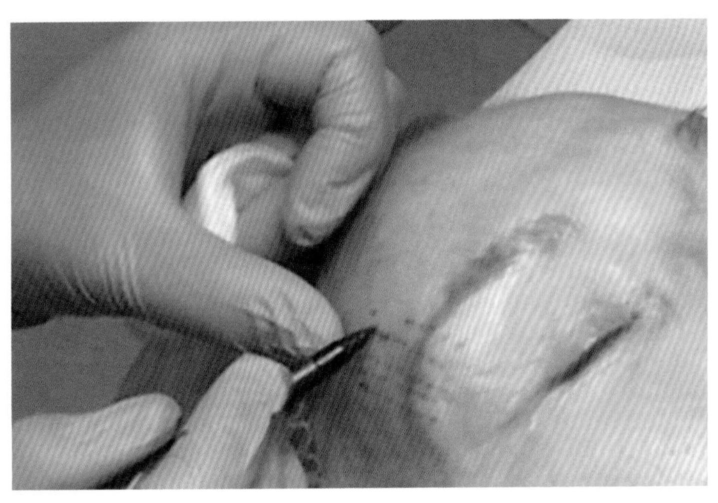

图 10-23 眉梢埋线

矫正眼周皱纹，常沿着眼轮匝肌的上缘或下缘朝向眼角区，以自上向下或自下向上的方式，两次垂直穿刺眼轮匝肌的外侧部进行布线。埋线数量取决于眼轮匝肌的宽度和活动度，通常每侧眼周使用 10 根线。

微笑时两侧的眼部皱纹常被人抱怨，可根据皮肤的厚度和活动度，垂直埋置 5 根 PDO 平滑线或螺旋线，向上或向下穿过皱纹区（图 10-24a ～ c），可减弱其肌肉收缩力以消除皱纹。

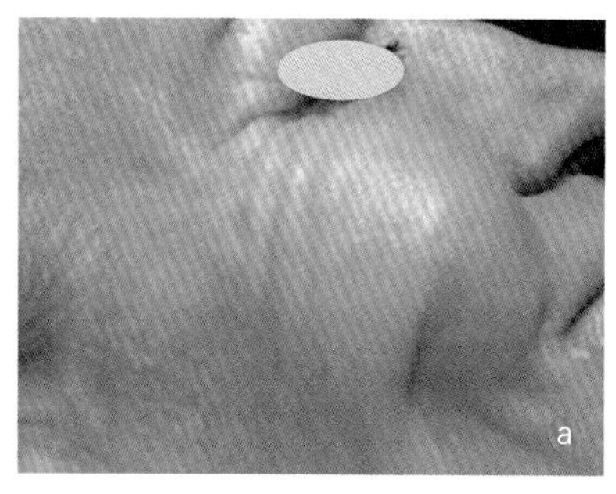
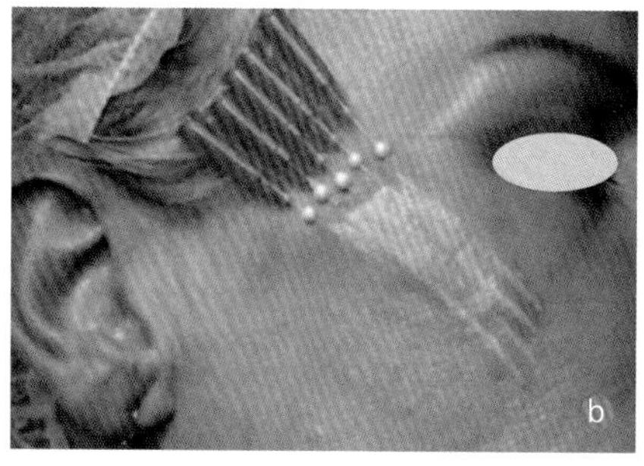
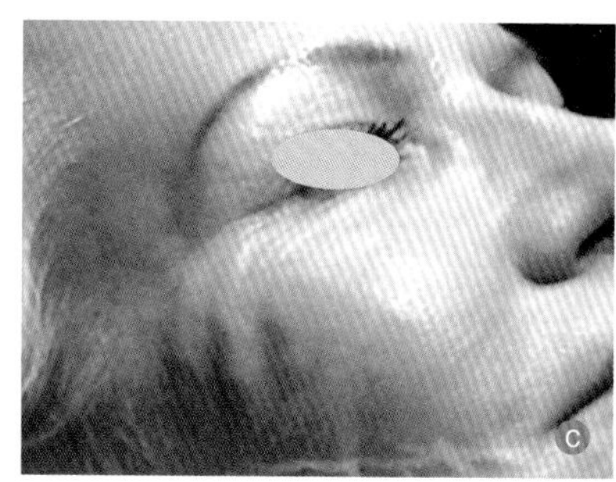

图 10-24 眼部皱纹的埋线治疗

减轻鼻翼两侧细纹，可每侧埋置 5 ~ 7 根 1.5cm 的螺旋线（图 10-25）。主要注意事项是为了预防鼻部区域的血管损伤，常需要用双指捏紧表层皮肤再埋线。

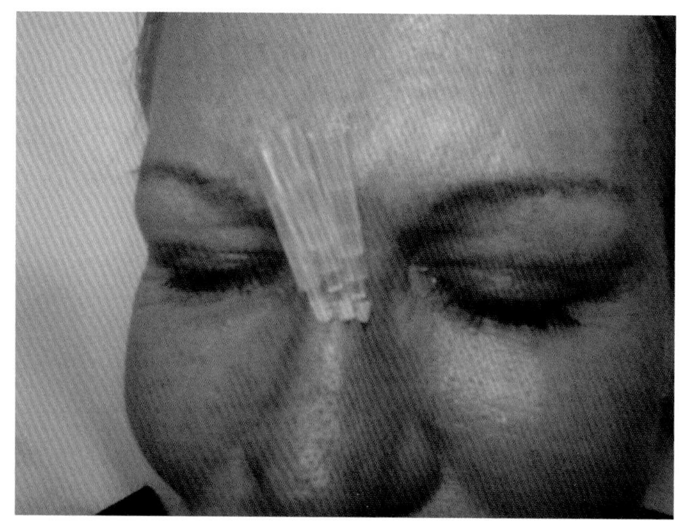

图 10-25 鼻翼埋线

减轻口周皱纹，可平行于上下双唇两侧矢量埋置 10 ~ 20 根 PDO 平滑线或螺旋线（图 10-26a、b）。同时为改善部分受术者的嘴唇轮廓和预防新的口周皱纹形成，可使用平滑线直接埋置于唇部外缘，按需在每侧唇缘埋置 2 根或 4 根平滑线。

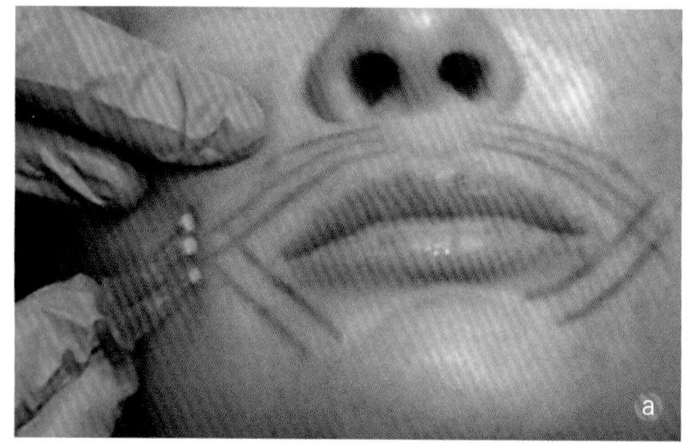
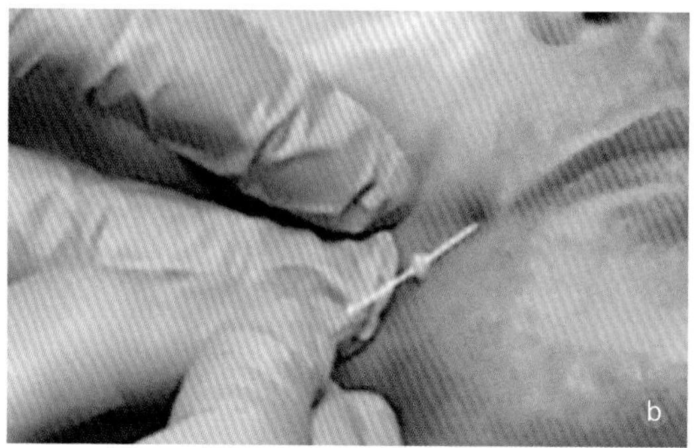

图 10-26 口周埋线

颏颈肌群中颈阔肌是最长、最宽也是最大的肌肉，伴随皮肤松弛和深层脂肪堆积，从颏部到胸部形成的垂直条带，俗称“火鸡颈”，极难缓解，须尽早治疗干预。可采取矢量埋置技术，将 50 根或更多的 PDO 平滑线或螺旋线埋置于整个颈阔肌内。根据需要捏起部分的肌肉纤维，沿着延伸方向埋入 10 ~ 20 根螺旋线，也可捏起整个颈部表面肌肉进行埋置，以达全面收紧颈部皮肤和预防“火鸡颈”的目的（图 10–27）。

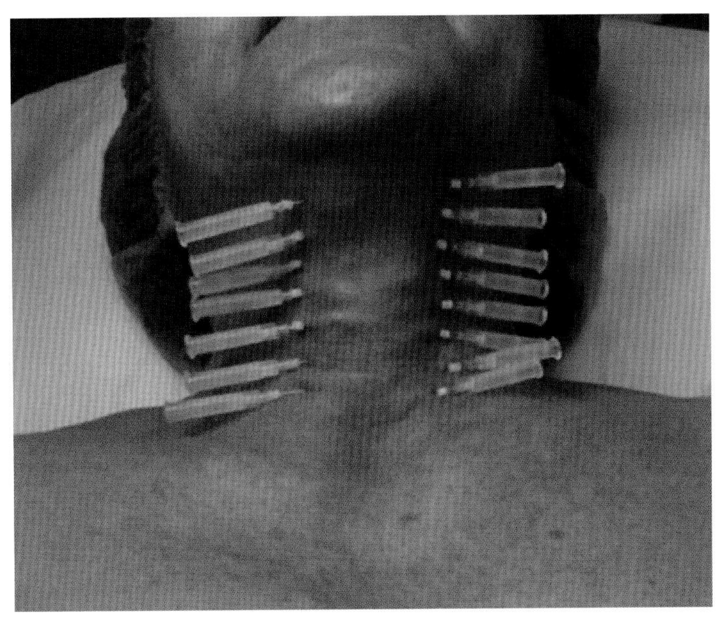

图 10–27 “火鸡颈”的埋线治疗

小腿肌肉过度发达，常出现在个子矮小的女性中。埋置 PDO 螺旋短线能减少小腿腓肠肌的体积（图 10–28a、b），每侧肌肉群最多可埋置 50 根线，以求尽最大可能破坏原有的肌肉纤维。

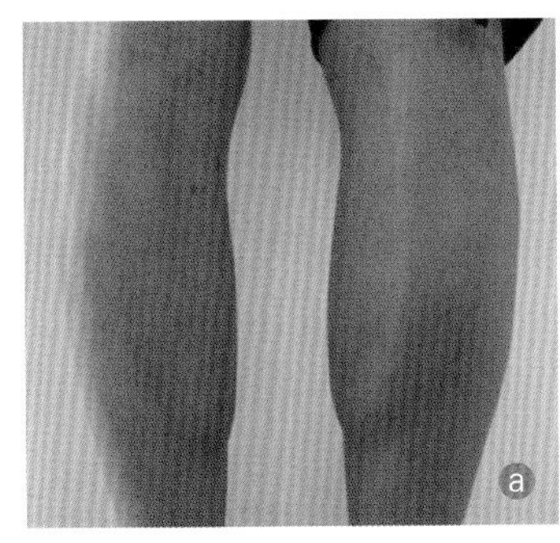

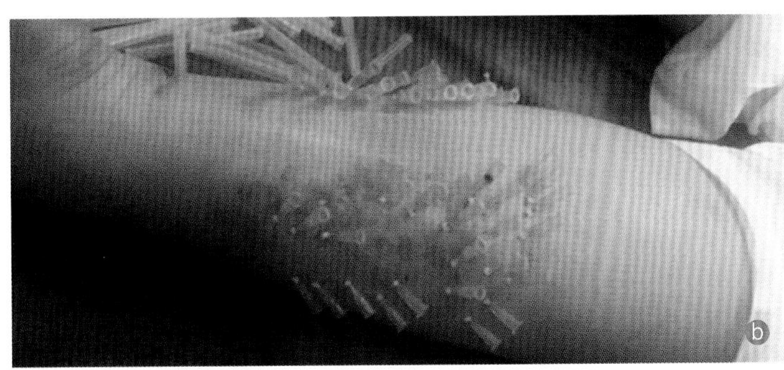

图 10–28 小腿埋线

PDO 平滑线和螺旋线的埋置流程

（1）收集患者的既往病史和进行术前检查后，签署知情同意书。

（2）手术前拍照。

（3）布线设计与拍照。

（4）消毒埋线区域的皮表。

（5）局部应用表面麻醉剂 20～30min。部分对疼痛敏感的受术者需要使用局部麻醉，麻药配比方法：配比 1%利多卡因和 1:200 000 肾上腺素共 4mL，再添加 0.9%等渗氯化钠溶液至 6mL。用 10mL 注射器抽取，使用 30G、13mm 的针头，麻醉前需要对埋线区进行反复消毒。

（6）再次进行局部皮肤消毒。

（7）采取不同的技术方法进行 PDO 埋线。

（8）施术后再次消毒表皮。

（9）为预防感染，需涂抹抗生素软膏；如有瘀青，可以涂抹维生素 K 或肝素软膏或凝胶。

（10）为减缓疼痛，可对埋线区进行 10min 左右的冷敷。

（11）手术后拍照。

（12）手术后第 2 天复查。

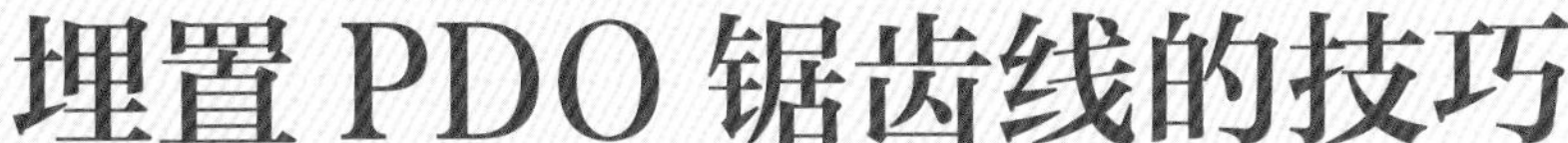

11 埋置 PDO 锯齿线的技巧

埋置 PDO 锯齿线是最有效的面部提升手段之一：

锯齿可产生以下作用：

(1) 收紧皮下组织或促进胶原蛋白新生，使皮肤紧致。可垂直或平行于皱纹方向埋置，采用单股线或双股线形成网状埋置，主要作用是损伤真皮，促进真皮胶原纤维生成，而线材数量和埋置方向并不是最重要的因素。

(2) 通过锯齿或线周切口提供机械性锚定提拉并将松垂皮肤固定到一个新的位置，此时线材的数量和埋置方向十分重要，埋置后的锯齿如撑开的“雨伞”般附着着目标软组织，根据施术者的布线意图实现软组织的整体提升。实现这个操作过程，需要施术者熟悉面部解剖结构，如韧带，常作为埋置锯齿线的附着锚定点，尽管此后不是严格意义上的“韧带”，但却是连接真皮和骨膜之间的重要结缔组织结构。

总体上，面部有 15 个主要的附着锚定点，其中 4 个最为重要（图 11–1）：

(1) 颧弓点，位于颧部肌肉的外侧。

(2) 下颌点，位于下颌骨前 1/3 处，其边缘向上与颈阔肌交会。

(3) 眶外侧，位于眶缘外侧，穿过眼轮匝肌。

(4) 咬肌，位于颧窝与咬肌前缘之间。

以上部位可作为对抗重力性松垂组织的附着锚定点。通常面部韧带或结缔组织隔膜基本在以上位置，为了达到良好的提升效果，锯齿线末端可作为锚定的起始点或止点，如颧弓韧带或颊上颊隔通常作为埋线的起始点或止点。

韧带常被用作埋置锯齿线的起始点或止点。颧弓韧带最早是在 1959 年由 McGregor 提出的，并以他的名字命名。Furnas 在 1989 年对面部韧带的解剖做了更详细的描述。他指出，颧弓韧带是面部最为核心的结缔组织束，宽 3mm，厚 0.5mm，位于耳屏前方 4.5cm 处。他还指出，颧弓韧带长 6 ~ 8mm，起于颧骨骨膜，止于真皮。作为面部软组织的基本附着锚定点，颧弓韧带可对抗面部皮肤的重力性松垂。随着年龄的增长，该韧带会发生各种变化；例如，颧弓韧带的松弛会改变颧弓曲面和面部轮廓。

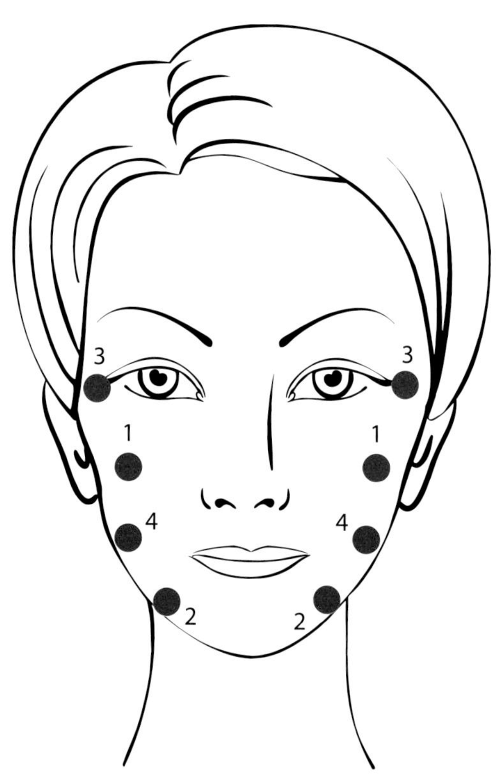

1. 颧弓点；2. 下颌点；3. 眶外侧；4. 咬肌

图 11-1 面部的 4 个重要附着锚定点

脂肪室作为一个重要的面部结构，也受重力因素的影响；脂肪室渐移会改变面部和颈部的轮廓和组织容量。锯齿线可分别对其组织容量和位置进行调整，通常 4 根线足够固定一个脂肪室，通过网状布线，能固定每个脂肪间隔，线程、方向无关紧要，最为重要的是利用线周锯齿牵引结缔组织边界，聚拢和固定脂肪室。在某些情况下，单纯采取矢量埋线技术，使用长的锯齿线也可牵引和聚拢脂肪室。牵引方向应最大限度地与重力下垂方向相反。也可向面颊或颈部外侧牵引脂肪室。埋线的进针点和出针点应尽可能靠近上述 4 个主要的附着锚定点或面部韧带或隔膜。通常情况下，用线的数量取决于脂肪室下垂的情况，为了达到更好的提升效果，每侧面部或颈部可用 8 根或更多的锯齿线。

锯齿线埋置流程

（1）收集患者的既往病史，进行术前检查，患者在手术知情同意书上签字。

（2）术前拍照。

（3）手指提拉检验。该检验的目的是为检测皮肤的移动度，设计进针点、出针点与方向，以及预测最佳的提升效果（图 11-2a、b）。

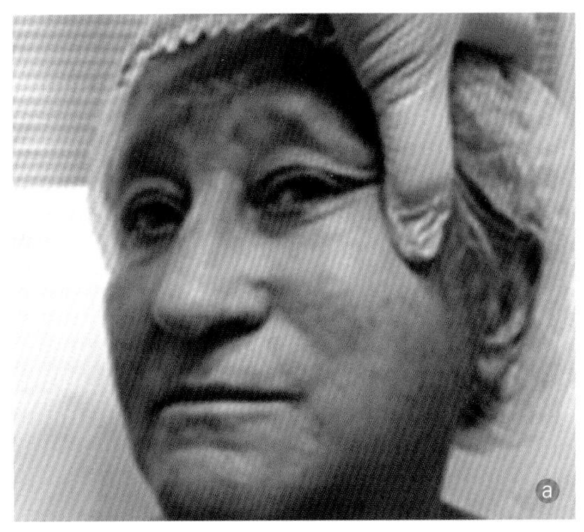
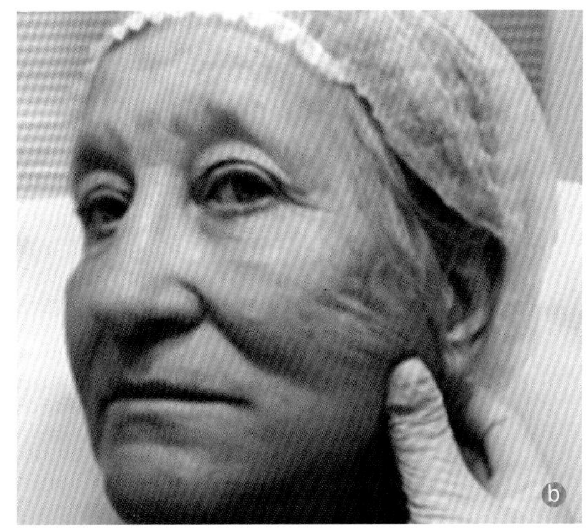

图 11-2 手指提拉检验

（4）布线标记。使用画线笔标记皮肤上线的进针点、出针点及线的方向（图 11-3a、b）。此步骤非常重要，能提醒医生明确加强、收紧和固定的位置，错误的布线设计将产生无效的效果。

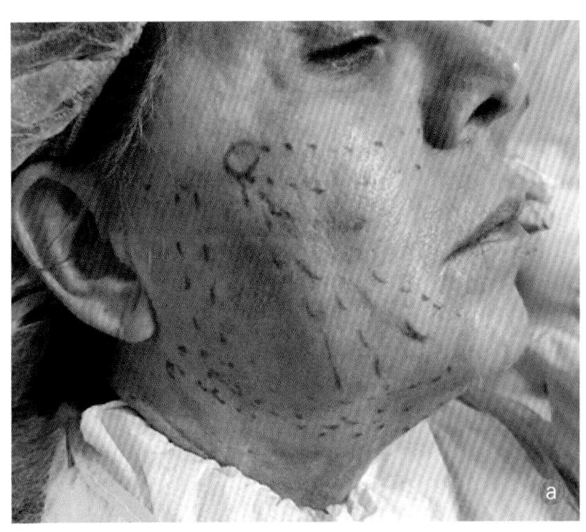
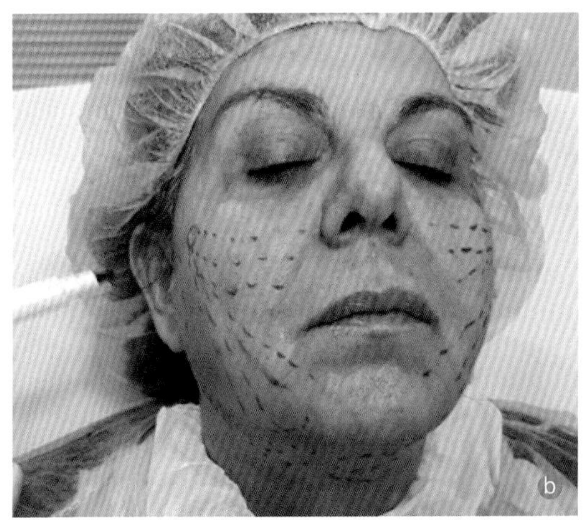

图 11-3 布线标记

（5）皮肤消毒。施术者应对操作的区域和进针区进行 2 次消毒。如有卸妆，应使用含或不含酒精的医学产品消毒。

（6）局部麻醉。可配比麻醉液，4mL 含有 1:200 000 肾上腺素和浓度 1% 的利多卡因溶液，再添加 0.9% 等渗氯化钠溶液，混匀后共 6mL，装入 10mL 注射器，使用 30G 、13mm 针头进行局部组织浸润麻醉（图 11-4a、b）。进针埋线前必须对操作区域反复消毒，对于疼痛敏感者，可使用 22G、70mm 钝针对整个布线线道进行麻醉。

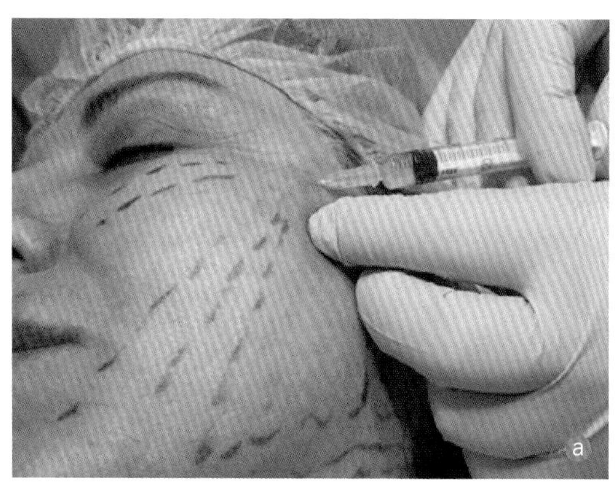
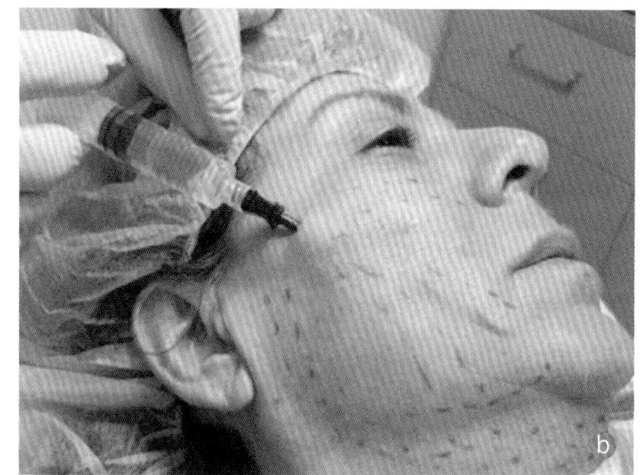

图 11-4 局部麻醉

（7）麻醉后 10min 开始操作。

（8）用锐的或钝的套管针埋置线材（图 11-5a、b）。以 80° ~ 90° 的角度进针易于穿刺表皮，深度可达 3 ~ 4mm。最佳的方法是用手指捏起皮肤进针，如皮肤干燥、皮厚，可轻微旋转针头以利于进针。使用钝针进针前，需要用大一号的锐的穿刺针刺破皮肤，再以上述角度进行钝针进针，深度为 4 ~ 5mm，此时可在医助的穿刺针刺破皮肤后，施术者使用套管针即刻埋置锯齿线至皮下，采取矢量埋线技术或“Z”形埋线方法将线移到预定位置，根据皮下组织的紧实程度，决定是否旋转针头进行穿刺。

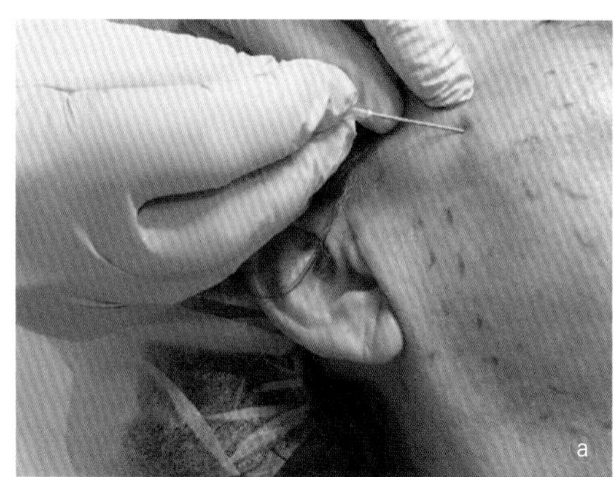
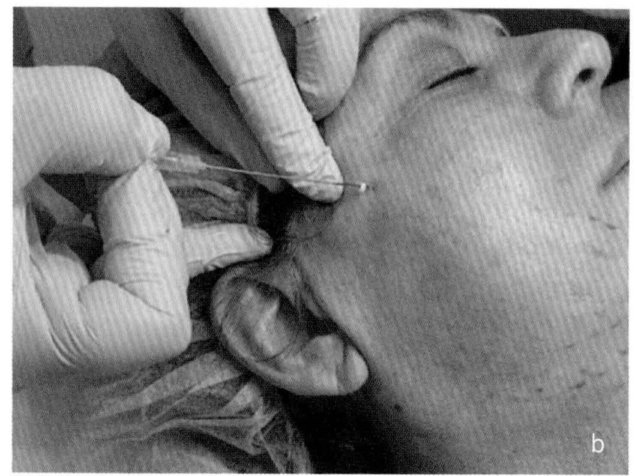

图 11-5 埋置线材

（9）移除针具或套管针。根据治疗目的和组织结构的不同，针尾可以从皮肤另一侧出针，也可以继续在皮下进行穿刺。通常情况下应平行于皮肤方向轻轻移除针具或套管针（图 11-6a、b）。

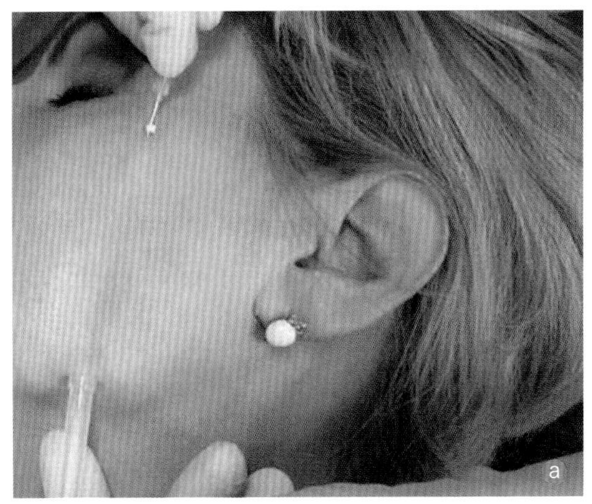
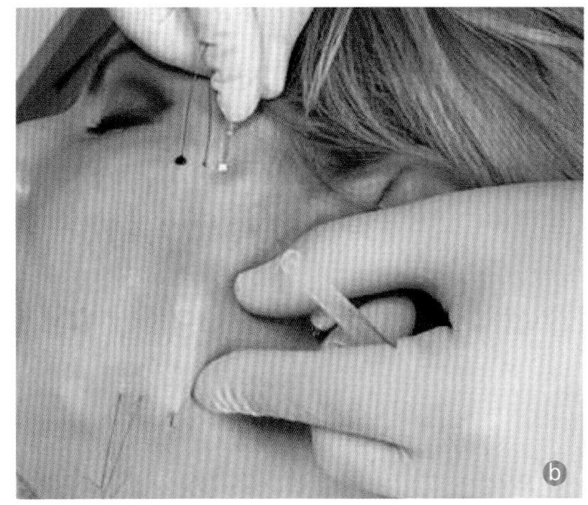

图 11-6 移除针具或套管针

（10）在同一埋线区内连续进针，应在同一个进针点进针，也可在相距进针点几毫米处继续进针（图 11-7a、b），以便提供更强的固定效果。该技巧也适用于使用套管针的进针。

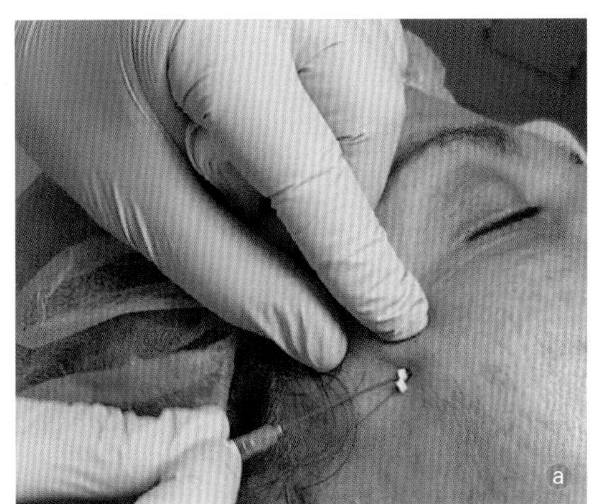
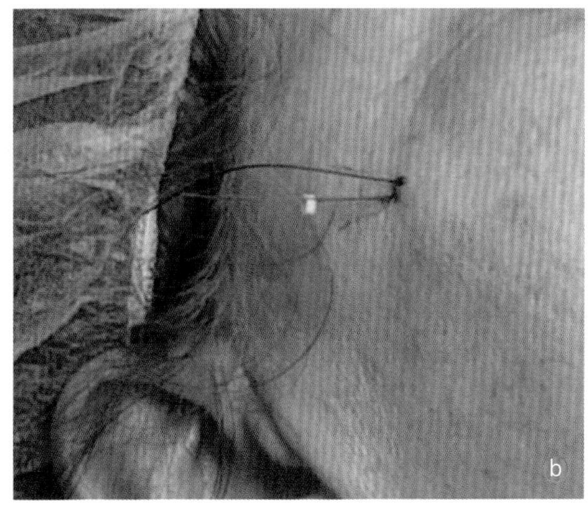

图 11-7 在同一个进针点进针，也可在相距进针点几毫米处继续进针

（11）同步、均匀地收紧所有埋置在皮肤中的锯齿线（图 11-8a、b）。

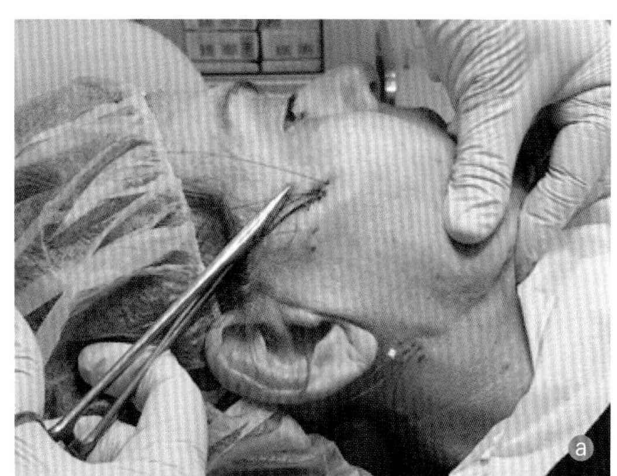

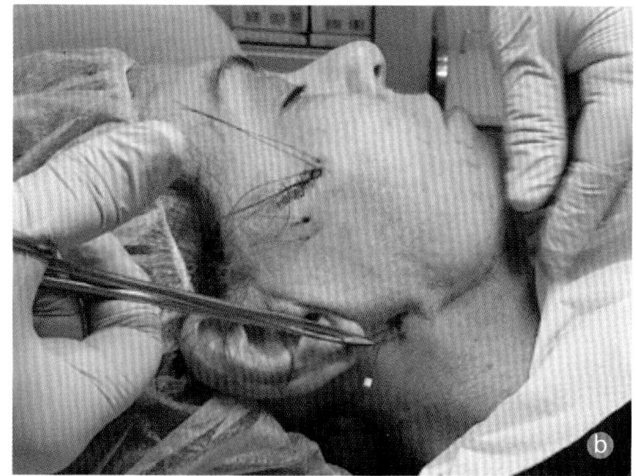

图 11-8 收紧埋置在皮肤中的锯齿线

（12）同步剪断线头（图 11-9a、b）。

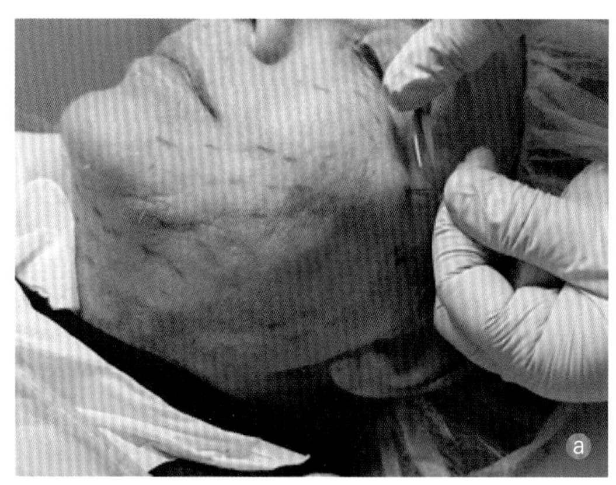

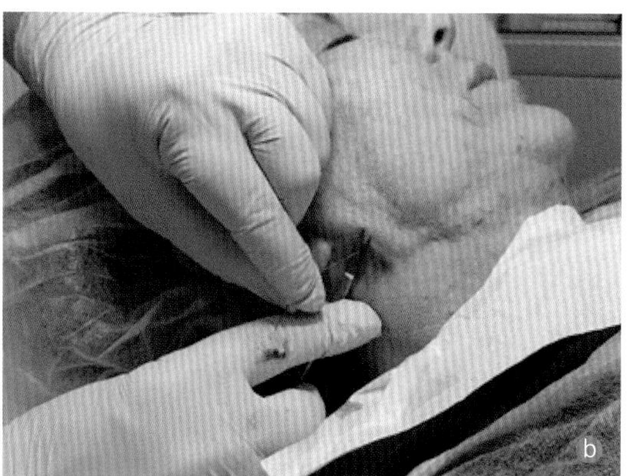

图 11-9 剪断线头

（13）轻轻按摩、舒展皮肤或组织凹陷处。

（14）术后拍照。

（15）再次消毒皮肤，涂抹抗生素软膏。联合使用布洛芬、维生素 K 或肝素预防水肿或瘀青。进针口和出针口应用无菌敷料覆盖。

（16）局部冰敷 10min。根据个体差异，受术者恢复时间为 1 ~ 2 周。

PDO 锯齿线的提升部位

PDO 锯齿线对前额、眉毛、鼻唇沟、面部轮廓、颈部和颧弓部的提升效果较好。下面我们讲述不同部位的特殊埋线技巧。

穿透性锯齿线正向提眉（图11-10a～l）

前额和眉毛区域的肌肉运动非常活跃，因此注射肉毒素2周后进行埋线操作效果更佳。首先，用手指测试组织的移动度。如果相关部位的组织移动度较差，埋线提升效果则会较差。此时可以使用螺旋线或锯齿线进行操作，刺激新生的胶原合成，进而产生提升效果。如果该区域的移动度较好，锯齿线将会产生较好的眉毛提升效果。局部麻醉后，从发际线进针，眉尖出针。用止血钳夹住线头，去针留线，线头、线尾两端拉直，然后剪断，通常每侧埋置2～4根平行走向的锯齿线。

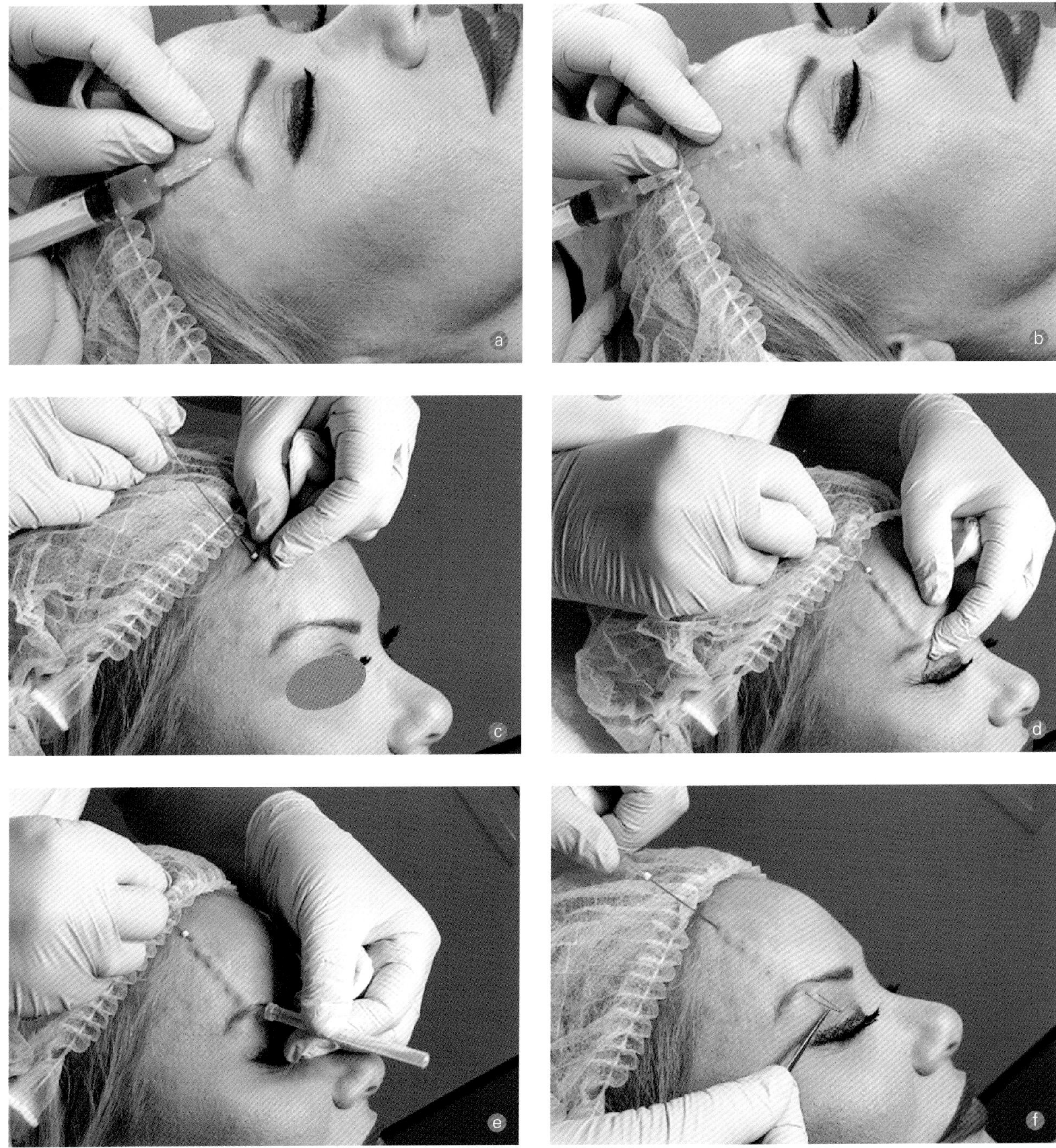

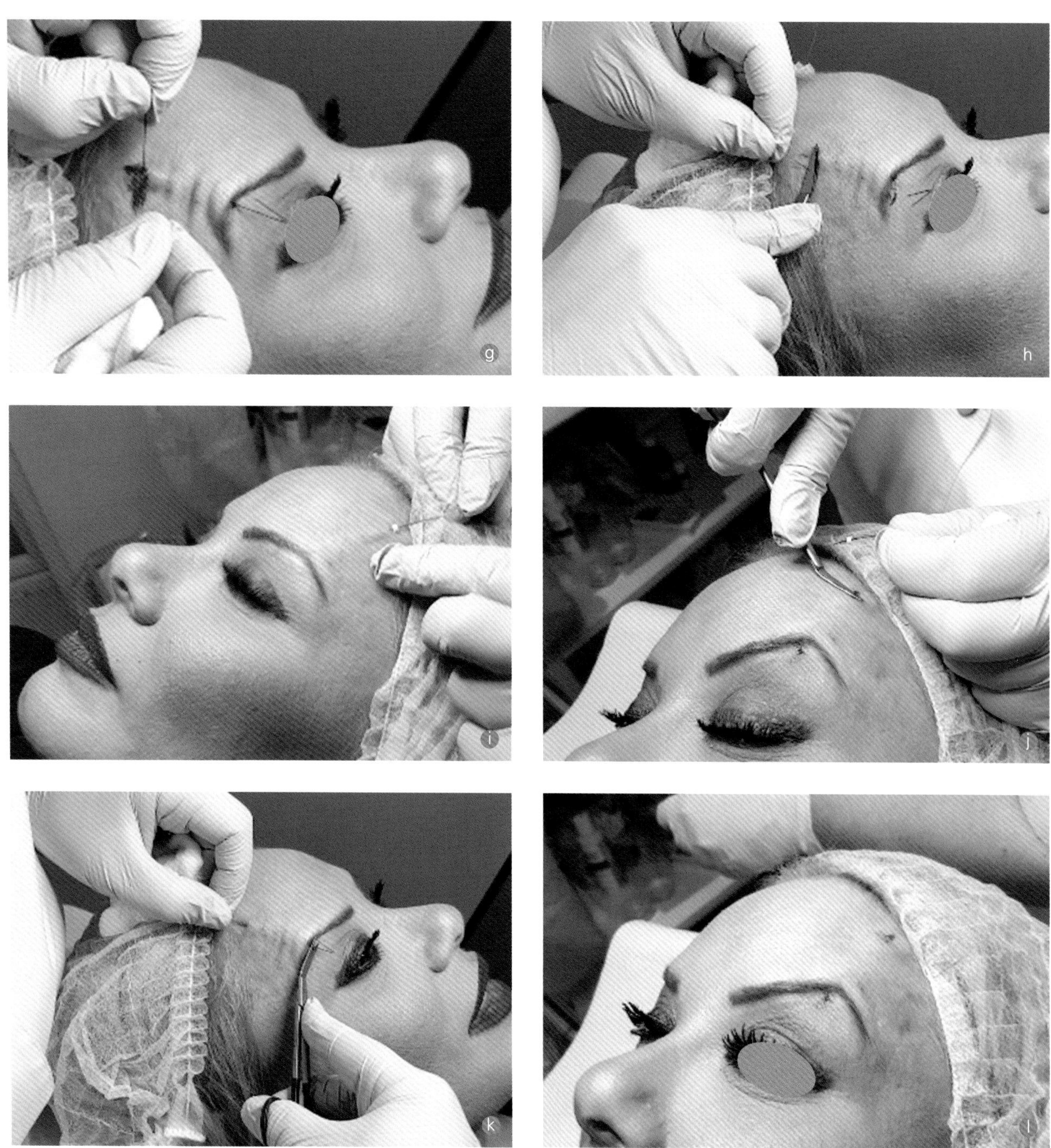

图 11-10　穿透性锯齿线正向提眉操作案例

非穿透性锯齿线逆向提眉（图 11-11a ~ n）

在这种埋置技术中，采用三角形布线的设计方案布线。三角形底边的两个端点分别位于眉中心和眉毛的末端，三角形的顶点在头皮的边缘。局部麻醉后，在眉毛下方两个端点按次埋置锯齿线，指向三角形的顶点，末端线头可留在皮肤内。最后可在每侧眉毛埋置 4 根螺旋线，巩固新的提升位置。

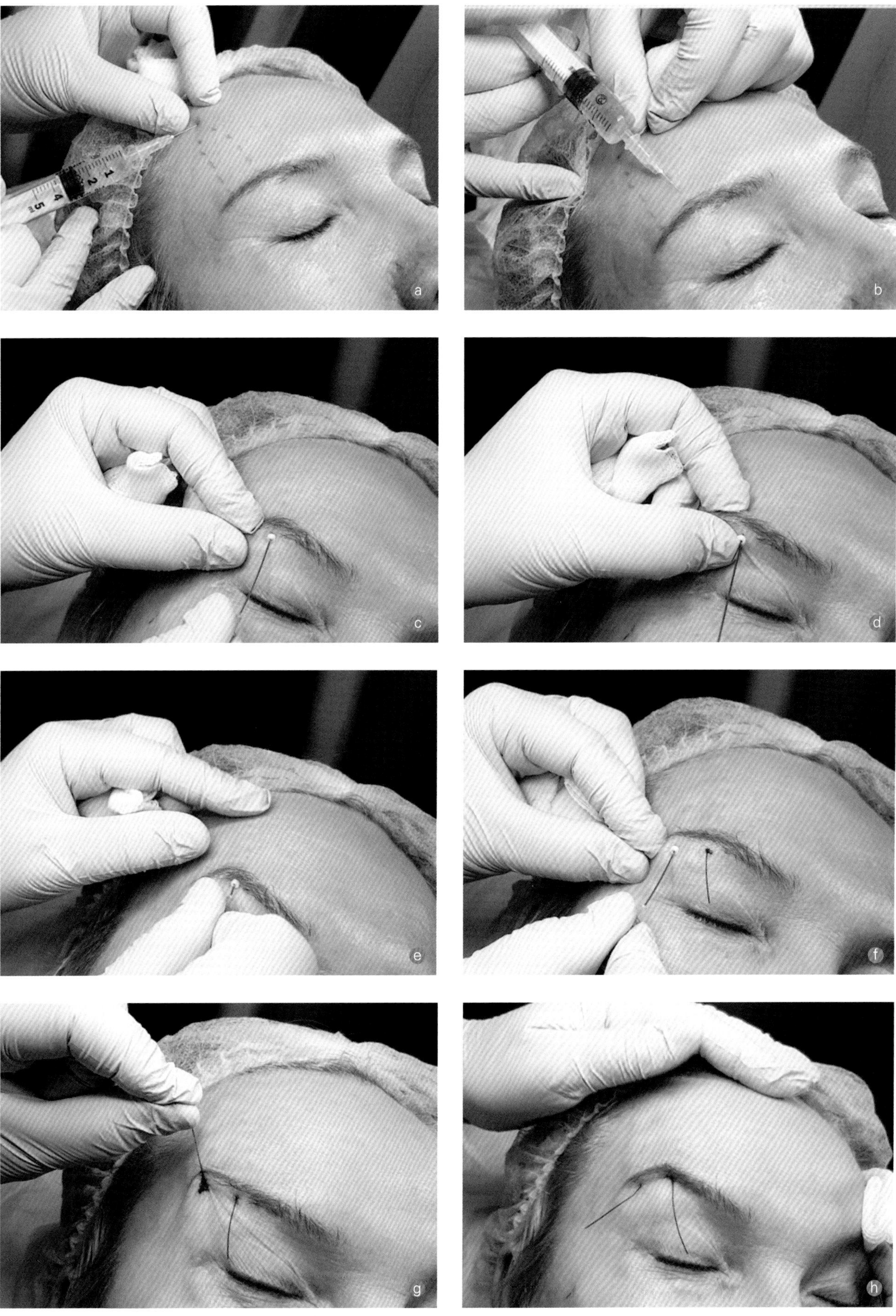
a
b
c
d
e
f
g
h

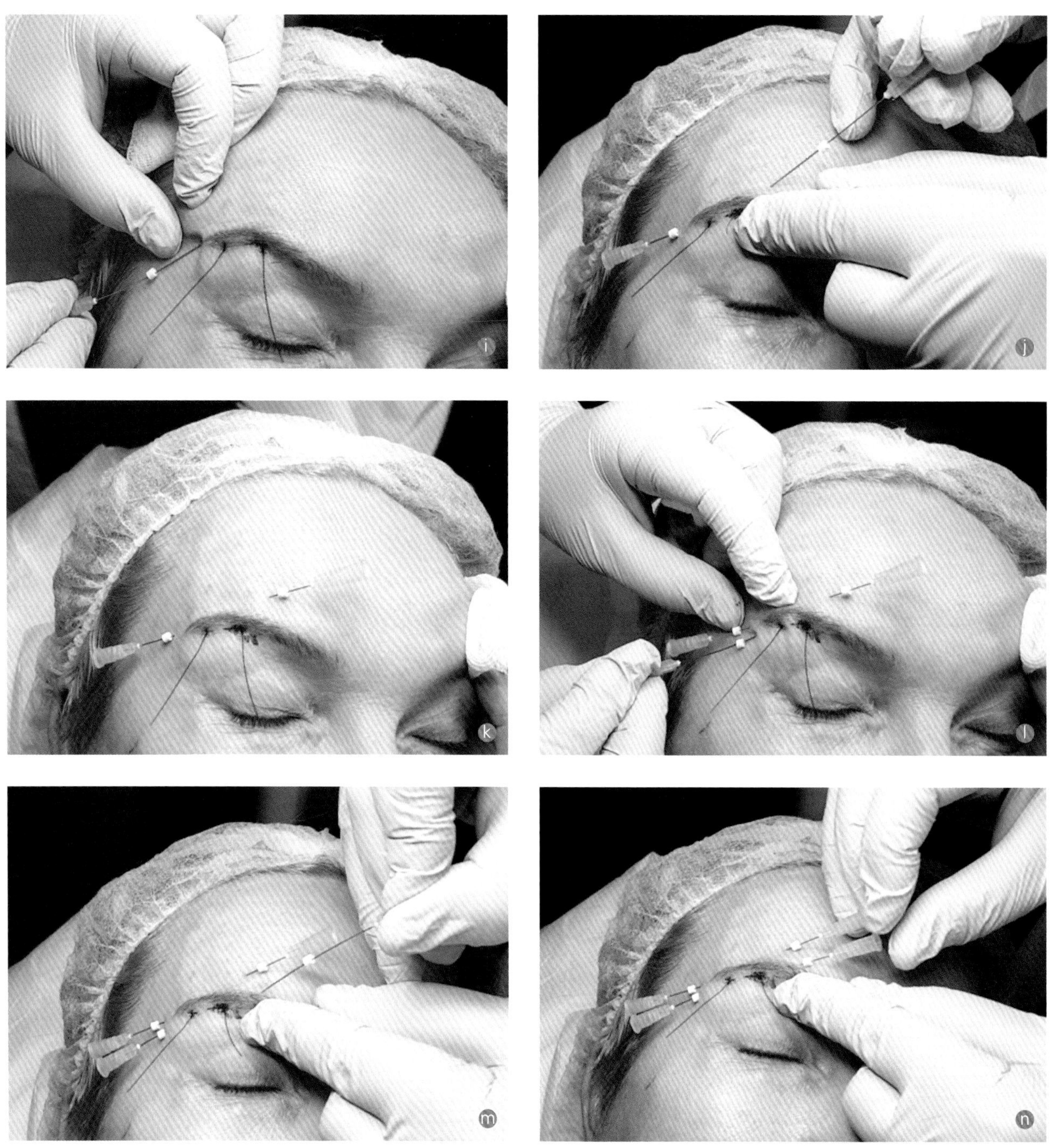

图 11-11 非穿透性锯齿线逆向提眉操作案例

颧弓部塑形（图 11-12a～f）

通常在每侧颧弓埋置 2～4 根锯齿线。以颧弓韧带作为进针点进行穿刺，沿着弧形轨迹进针到鼻唇沟脂肪室上部。线端可埋置在皮下，也可从鼻翼外侧 1cm 处出针，然后拉直锯齿线，实现颧骨重塑。

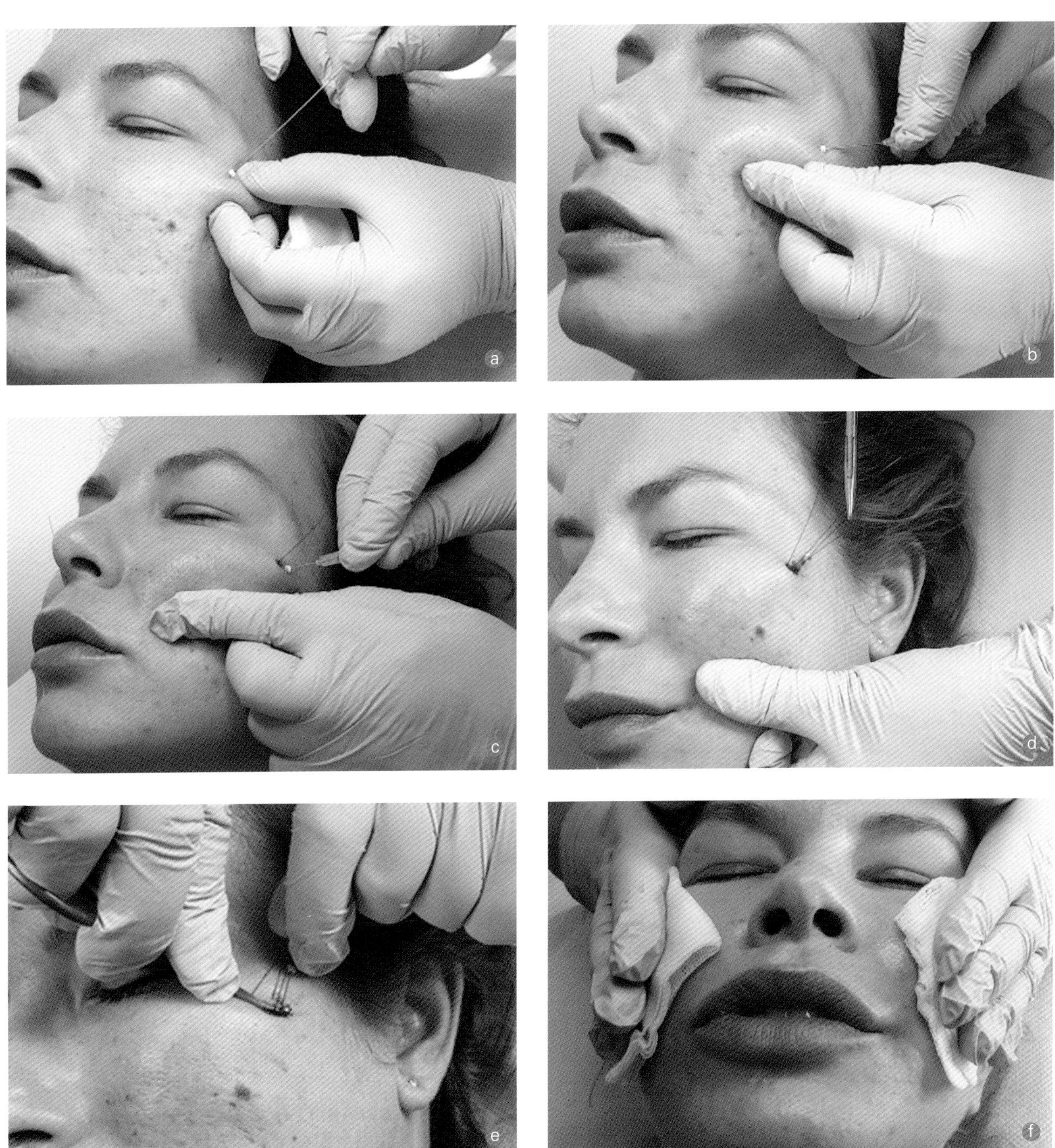

图 11-12 颧弓部塑形操作案例

面部轮廓、下颌缘和下颌区正向埋线提升（图 11-13a ~ j）

针对面部轮廓和下颌缘的提升，可从颧弓韧带进针，以弧形角度向下行针至下颌缘。在距离颧弓点数毫米处进针，扇形埋置 4 ~ 6 根线材，并在距离下颌缘 1cm 处出针，在颊中和下颌的脂肪室处，可稍微旋转针体穿刺。另一侧重复以上操作。

线体埋置完成后，逐个轻轻地拉起线的两端，使组织均匀地分布。最后剪断线的两端。其他进针点（两侧各 2 ~ 4 个）位于下颌角上方 2cm 处。埋置线平行于下颌缘行至颏或下颏脂肪室。

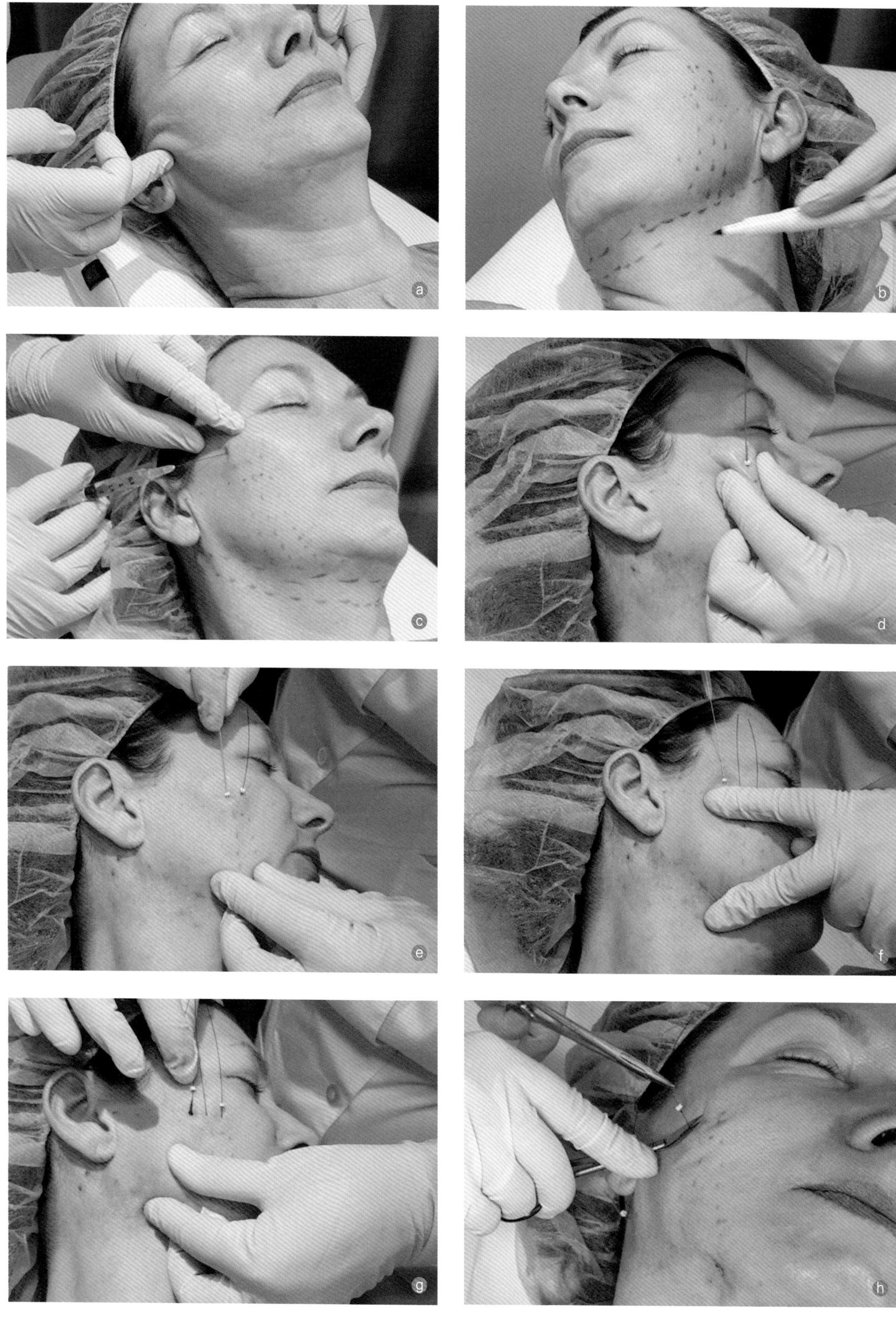
a
b
c
d
e
f
g
h

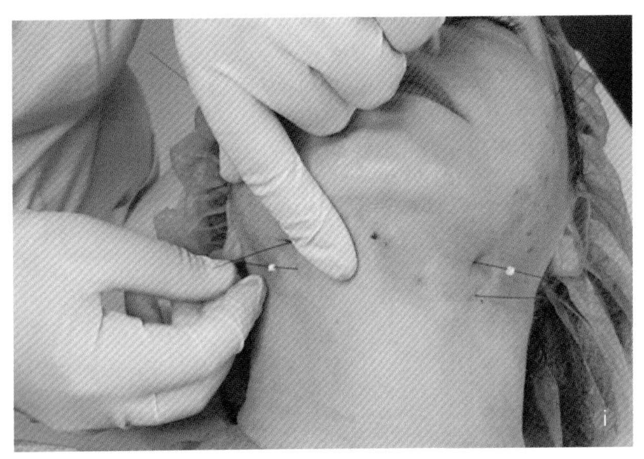

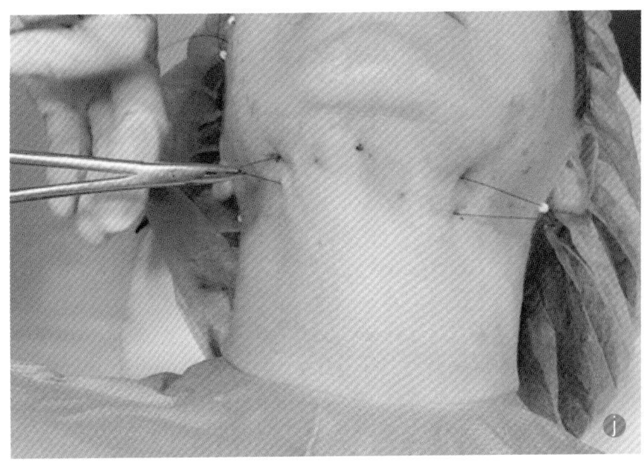

图 11-13 面部轮廓、下颌缘和下颌区正向埋线提升操作案例

另一个进针位置为耳后乳突下 1cm 处。每侧埋置 2 ~ 4 根锯齿线，沿下颌骨行至颏下脂肪室，于此处轻微旋转针体，破皮出针，锯齿线的提拉和剪断按上述步骤操作，实现面部轮廓、下颌缘和下颌下区组织的提升。该操作常使用单向锯齿线。

面部轮廓、下颌缘和下颌下区逆向埋线提升（图 11-14a ~ l）

该技术的主要特点是使用锯齿线从底部向上和从中心向外侧聚拢组织。主要使用双向锯齿线，把组织牵引到指定位置。进针点位于颊中部脂肪室。首先用手指捏起皮肤，从底部沿着颊中部脂肪室往上进针，通常每侧等距离埋置 4 根线，随后轻取针身并留线，提拉后再剪断。如有需要，可在每侧颌下增加 4 根锯齿线，进针点位于下颏或颊中部脂肪室的中心或外侧边缘，在下颌缘下方 0.5 ~ 1cm 处平行埋置，止点位于下颌角或乳突，提拉锯齿线后，剪断。

该技术适用于身体多个部位如胸部、腋下、腹部和臀部，可采取网格布线方法。对于过度肥胖者，应先进行溶脂（使用脂肪酶和胶原酶），当脂肪室的体积减小后，再使用螺旋线收紧，最好 2 个月后再进行锯齿线埋置，方可达到持久的提升效果。该顺序也适用于面部或其他身体部位。对于中度肥胖者，可以即刻对其进行埋线治疗，依据上述方法，每侧使用 4 ~ 12 根线足以满足面颊和下颌下区的埋线提升。

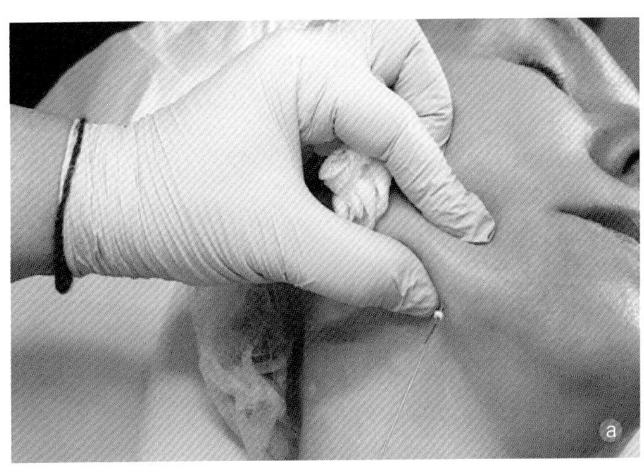

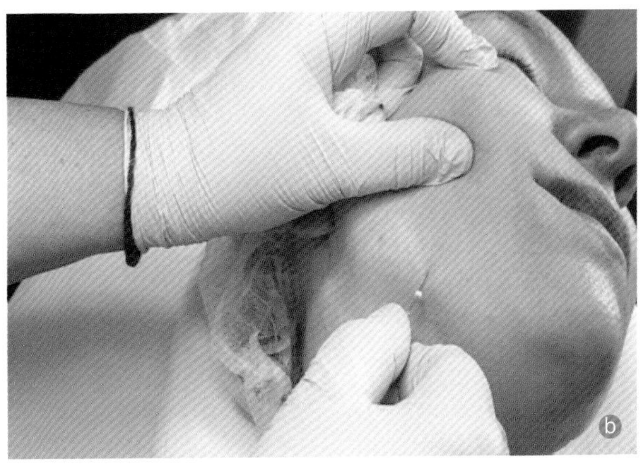

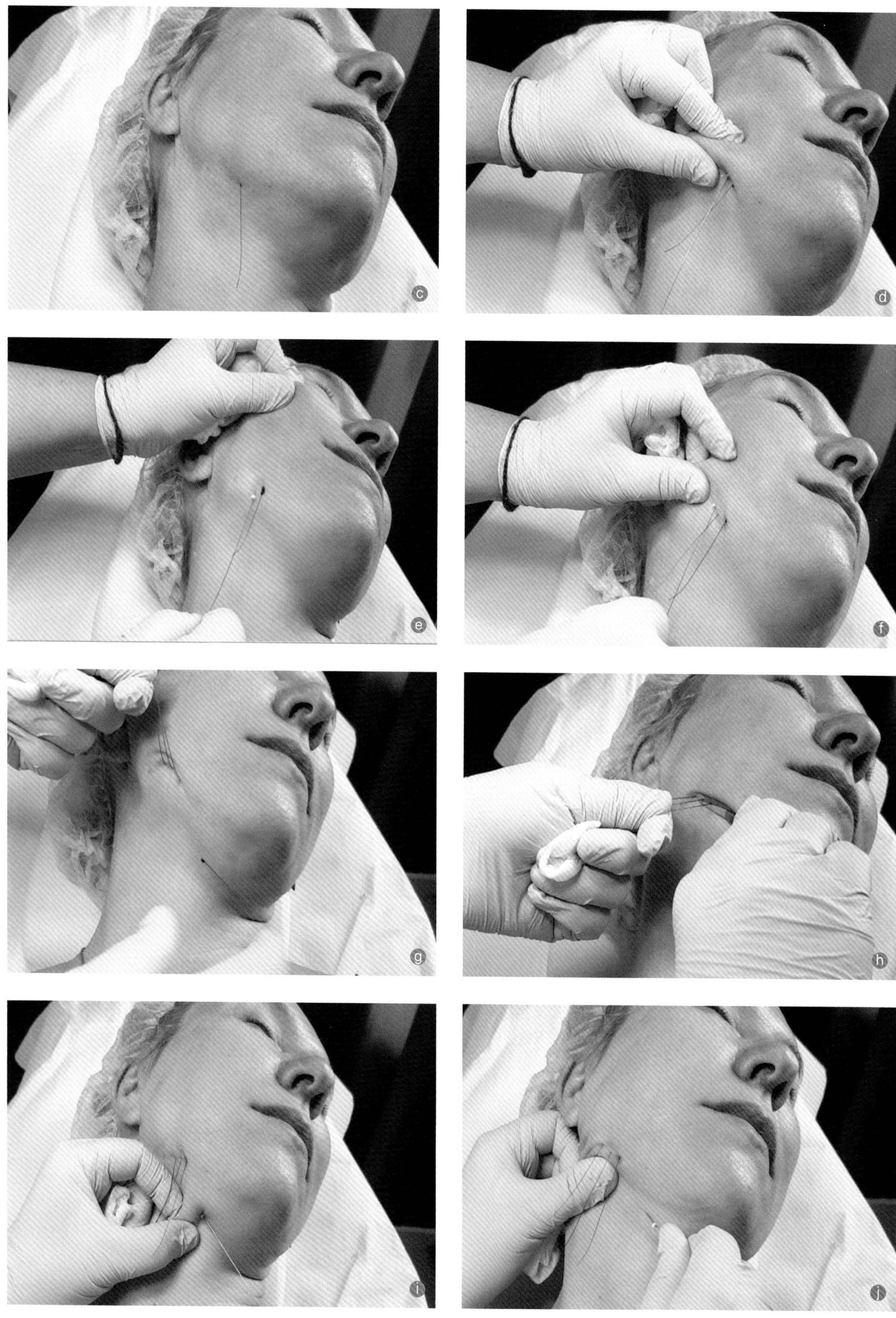
c
d
e
f
g
h
i
j

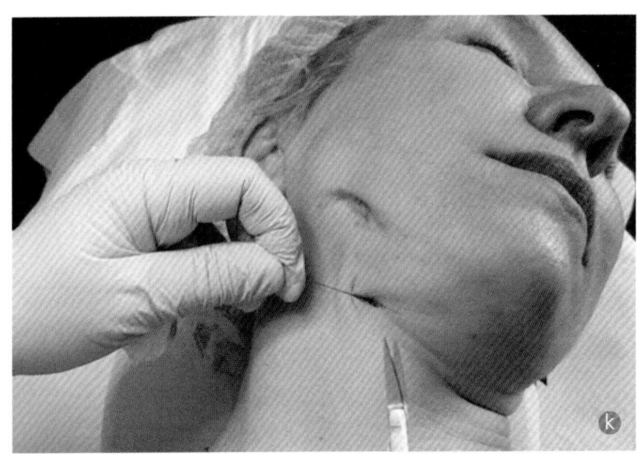

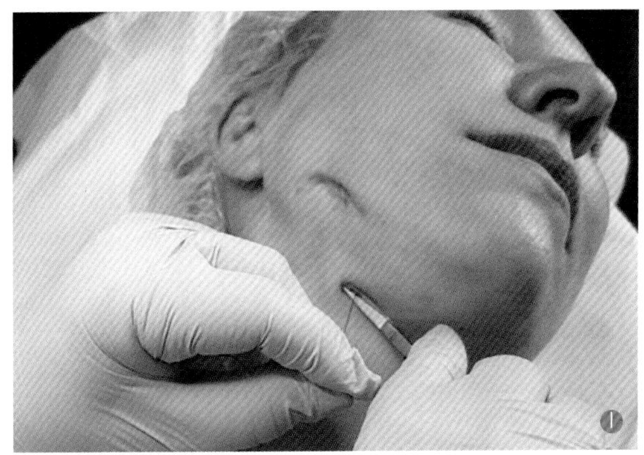

图 11–14 面部轮廓、下颌缘和下颌下区逆向埋线提升操作案例

中度肥胖者中面部轮廓、下颌缘及下颌下区的埋线提升（图 11–15a ~ h）

埋置过程有以下特点：

（1）每个区域使用 2 根锯齿线足以满足提升效果。

（2）术后即刻可形成明显的褶皱。

（3）术后常见面部两侧不对称。

（4）效果持续时间长。

前颈部的埋线提升（图 11–16a ~ l）

推荐 3 种埋置方法进行前颈部的提升：

（1）从下颌角到锁骨连接画线，沿线等距离间隔 1cm 标记 4 个进针点，两侧向颈背部方向埋线。

（2）在颈背部表面沿脊柱画线，等距离间隔 1cm 标记 4 个进针点，两侧向前颈部方向埋线。

（3）在脊柱两侧各画 1 条线，间隔 4cm（两侧各距离脊柱 2cm），每条线上标记 4 个进针点，从右侧向左侧进针，线程不相交。反之亦然（从左侧往右侧进针）。

以上 3 种方法，均需要相应地进行锯齿线的提拉和剪断。

锯齿双针线在下颌下区的埋线提升（图 11–17a ~ l）

锯齿双针线的埋线操作在此不做进一步的论述，可从图 11–17 中粗略观察双针线的布线思路。

适用于首次因重力性下垂出现面部和身体衰老迹象的人群，部分人会在 30 岁前出现这些衰老迹象。对其越早进行埋线提升治疗，使用线材数量越少，且维持时间越持久。

值得重视的是，埋线提升是一个外力的机械作用过程，意味着该技术不能稳定促进成纤维细胞的数量增长和功能完善。另一个问题是，随着年龄的增长，尤其是在 60 岁以后，胶原蛋白的合成逐渐减少，因此，埋置 PDO 锯齿线并不会给老年人的皮肤质量带来明显的改善。但它会大大提高皮下组织的密度，可减轻组织的移动度，最终实现可见性的提升。同样需要明确的是：PDO 的埋线提升不适用于部分特定类型的老年人，皮肤过度松垂或有整形手术指征者，均不适宜进行埋线提升操作。

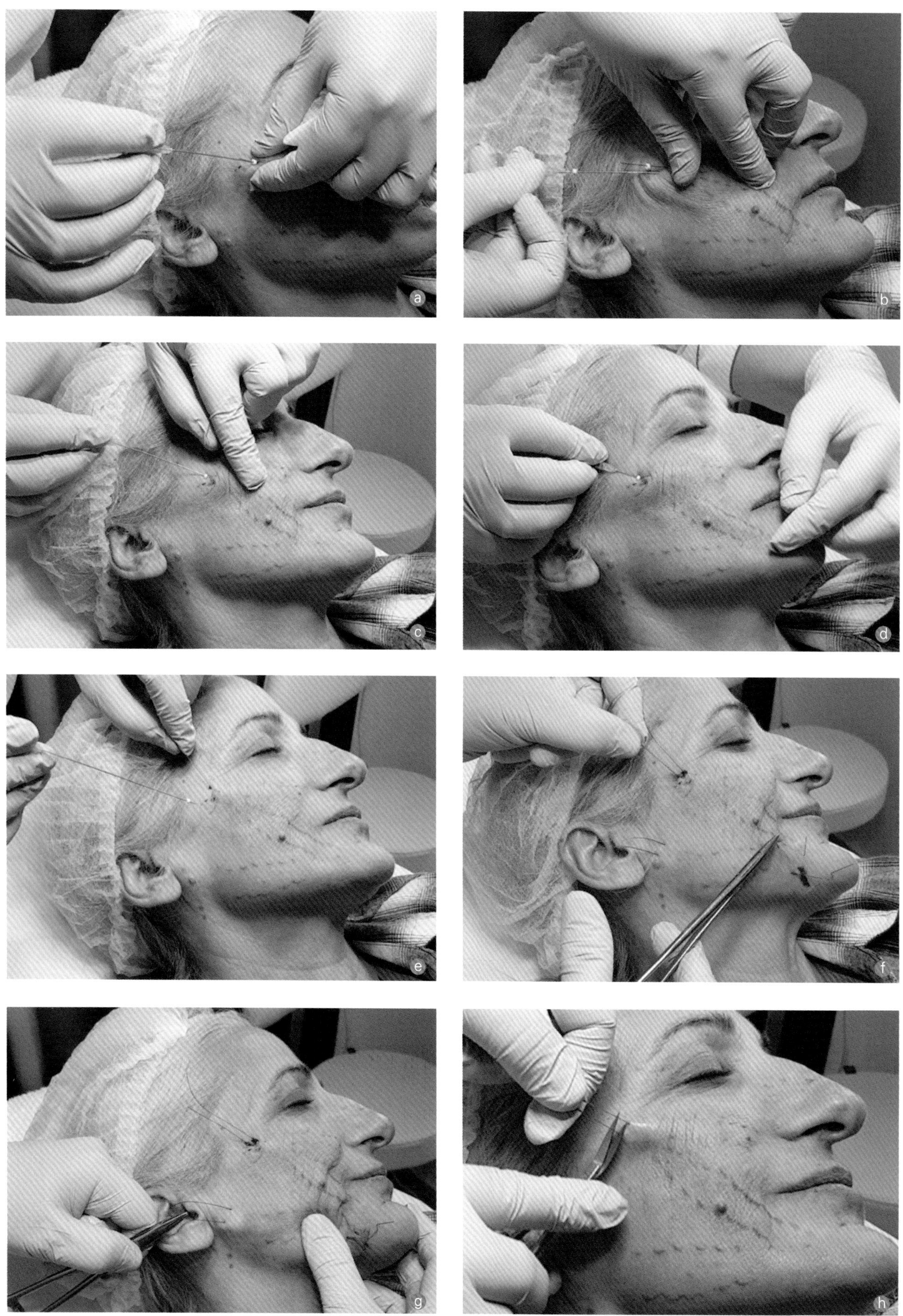

图 11-15　中度肥胖者中面部轮廓、下颌缘及下颌下区的埋线提升操作案例

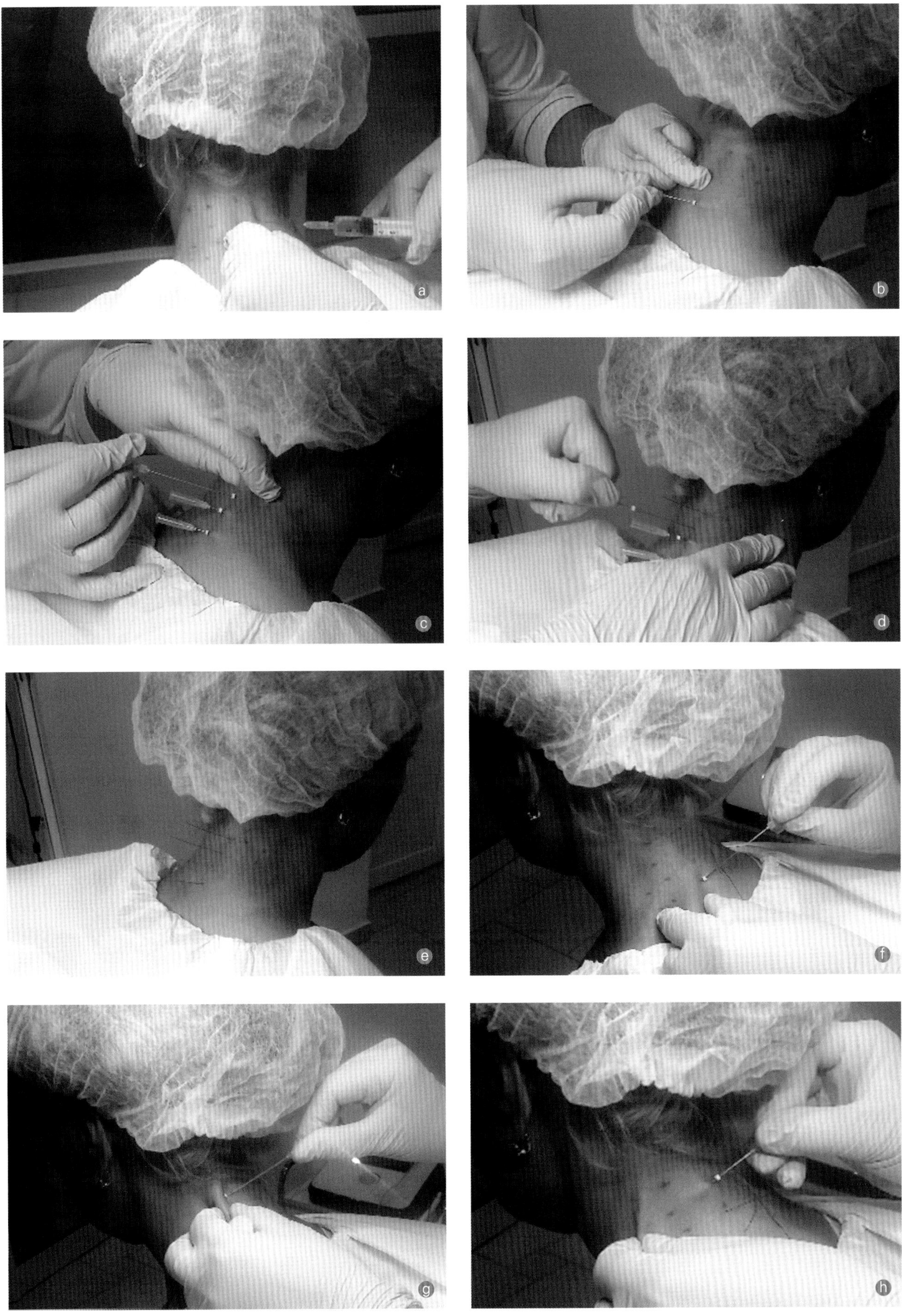
a
b
c
d
e
f
g
h

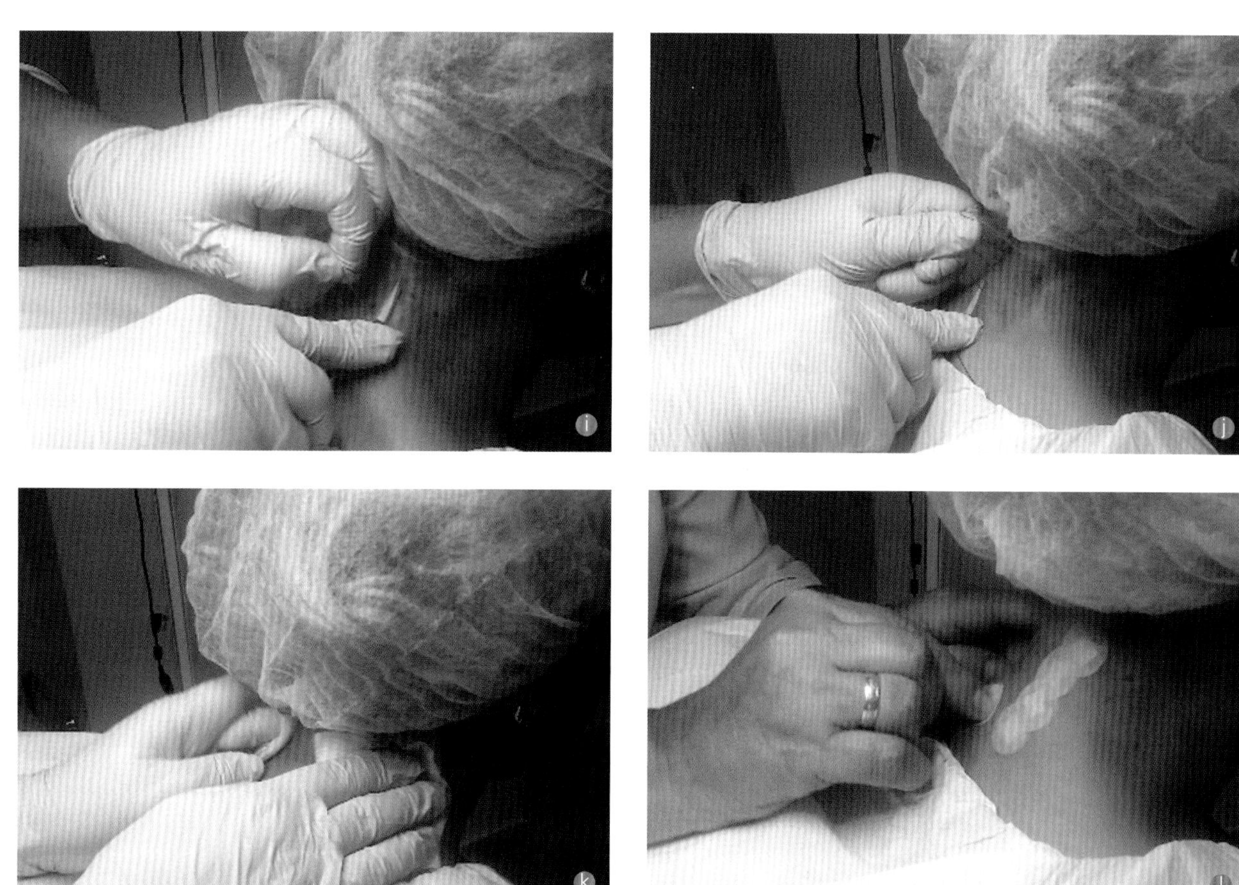

图 11-16 前颈部的埋线提升操作案例

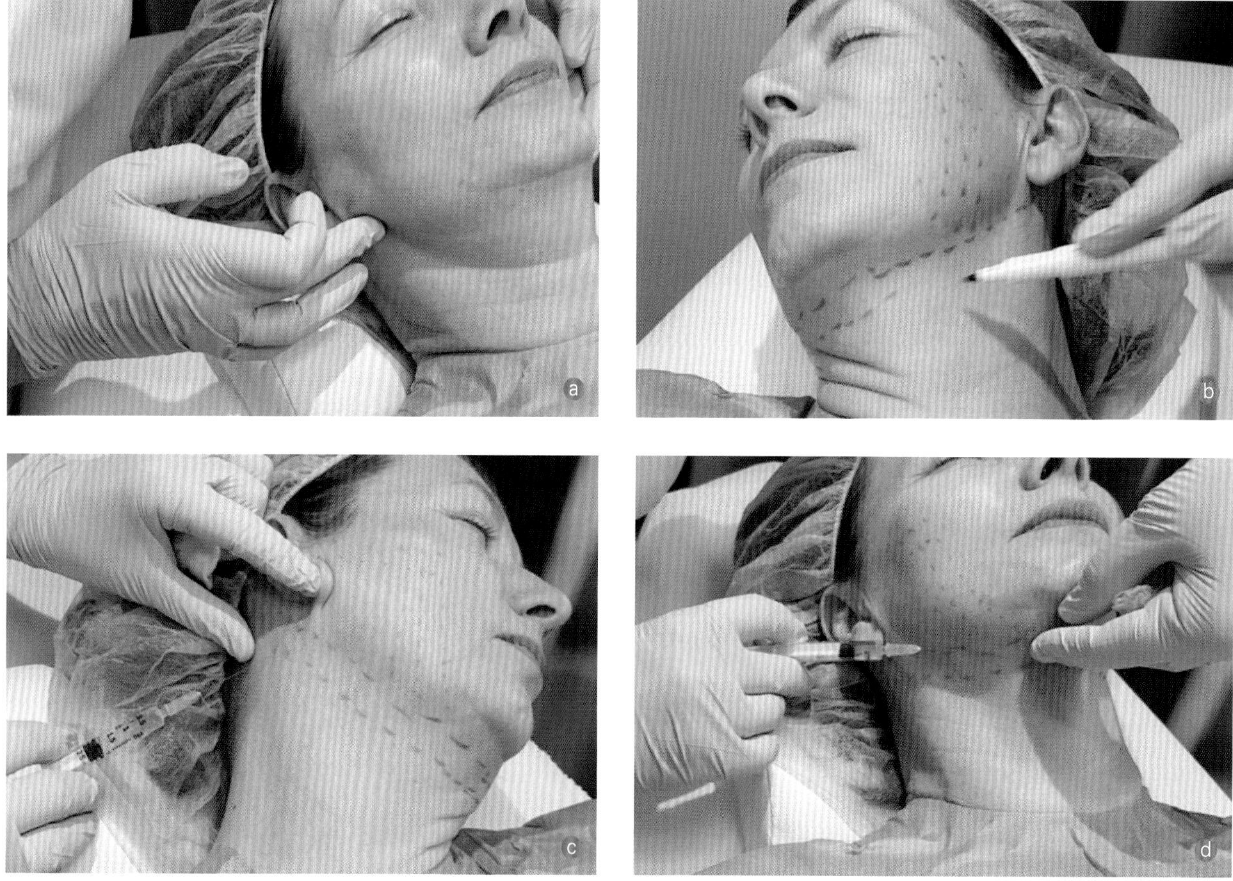

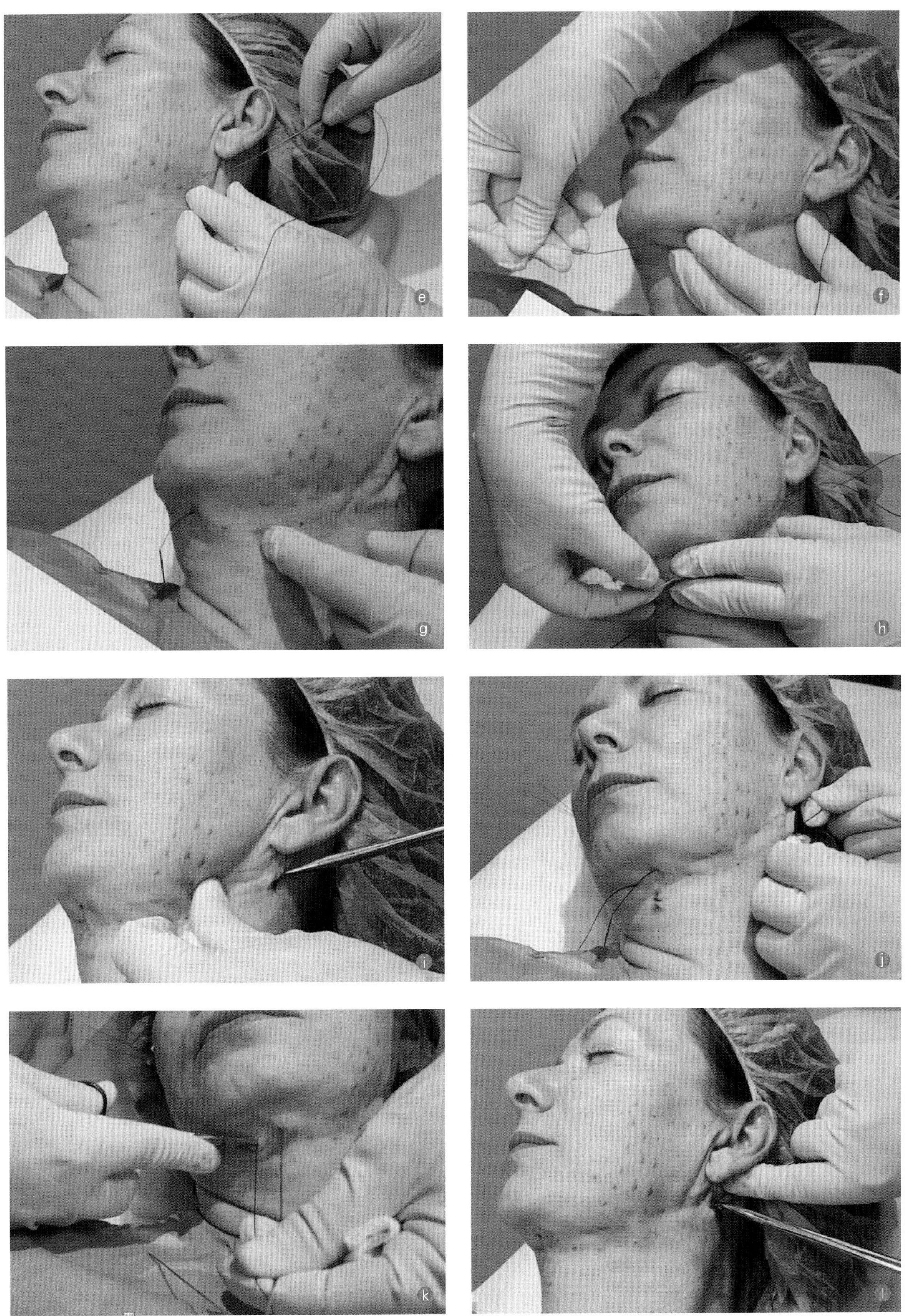

图 11-17 锯齿双针线在下颌下区的埋线提升操作案例

PDO 锯齿线埋线提升的优势

· 损伤小。
· 不必切除多余的皮肤。
· 没有手术切口，只使用针或套管针。
· 手术在局部麻醉下进行。
· 门诊治疗。
· 不留瘢痕。
· 疗效与整形拉皮术相当。
· 外观看起来较自然。
· 作用持久。
· 埋置技术简单方便。

术前或术后的护理建议

术前的护理建议

（1）术前 10 天避免服用阿司匹林、维生素 E，术前 7 天避免服用非甾体消炎药，如布洛芬等，术前 3 天避免喝酒。

（1）术前 1 天可服用抗生素（若埋置数量超过 200 根的 PDO 线，建议术后 5 ~ 7 天服用抗生素）。

（3）对于单纯疱疹病毒 1 型、2 型、3 型患者，建议术前 1 天服用 500mg 伐昔洛韦，术后 3 ~ 5 天均每天服用 500mg 伐昔洛韦，不管是否出现并发症。

术后的护理建议

（1）避免进行剧烈的面部肌肉运动，此时体内正合成原胶原蛋白，需要保持稳定的埋置位置。

（2）术后前 3 天尽量避免接触水。

（3）以仰卧位睡眠为佳。

（4）强制使用塑形面罩或绷带 1 周。

（5）避免触摸，2 个月严禁按摩，近期仅允许进行淋巴疏导或针灸。

（6）3 周内不去看牙医。

（7）3 周内不去蒸桑拿或进行日光浴。

12 PDO 线埋置后可能出现的并发症及其处理

PDO 线埋置提升是一种微创手术，在大多数情况下伴有表 12-1 中的并发症。大多数并发症是身体的自然反应，不会持续很长时间，具有自限性；如发生较严重的并发症，就需要进行特殊治疗。

术后主要有两种并发症：短暂性并发症和延迟性并发症。在许多情况下，并发症主要是短暂性的、机体对损伤后的短暂性并发症，但也有可持续较长时间的延迟性并发症。

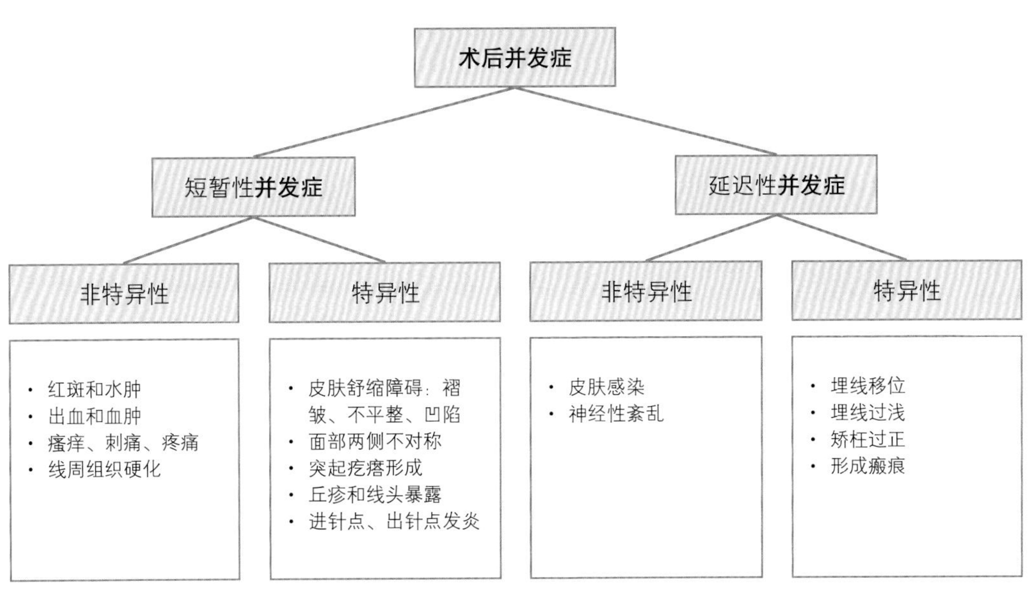

表 12-1 PDO 线埋置提升的并发症

短暂性并发症及其处理细则

红斑和水肿（图 12-1a ~ c）

轻微水肿和进针点发红是正常的反应，尤其是对于面部过度饱满或松垂者。该症状一般持续约 1h，无须进行任何处理。中度水肿常见于锯齿线的埋置提升后，一般持续几天。在某些情况会发生过度红肿，可按以下方案处理：服用非甾体消炎药尼美舒利 100mg，每天 2 次；服用利尿剂呋塞米 40mg，每天早上 1 次；服用激素药物泼尼松 0.5 ~ 1mg/kg，每天 1 次。服用 3 ~ 5 天，同时冰敷或应用微电流疗法治疗 3 ~ 5 天，都会加快受术者恢复。

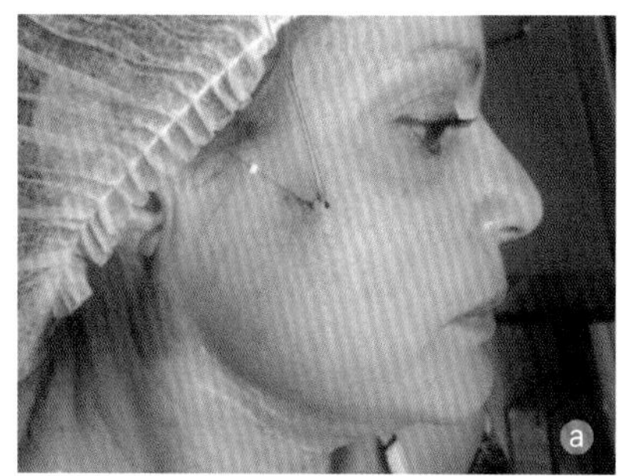

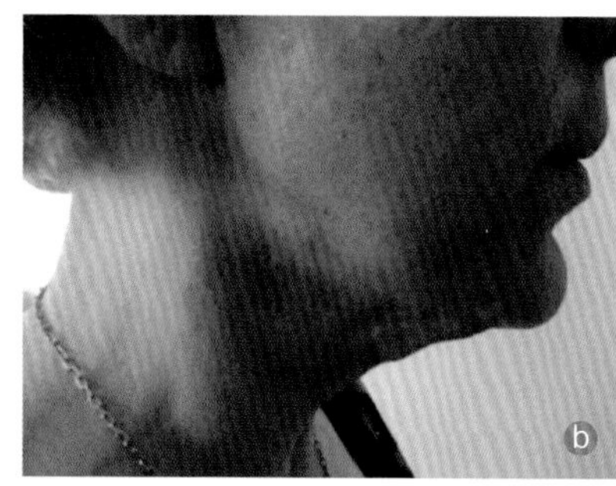

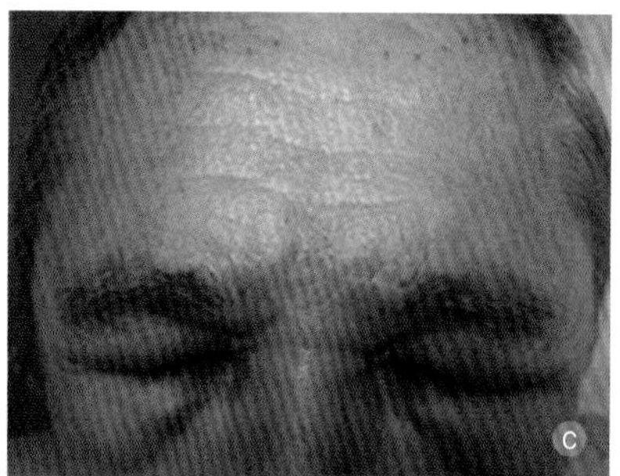

图 12-1 红斑和水肿

出血和血肿（图 12-2a、b）

事实上，肉眼无法看清线材在皮下的具体走向，线材极有可能造成皮下血管或者大血管的损伤，常在穿刺点或沿着埋置轨迹上出现小的出血或血肿。心血管疾病患者出现出血和血肿的风险更高。服用血液稀释剂（阿司匹林、镁 + 维生素 B_6）、月经前与月经期间出血倾向增加，或埋置大量的线材，尤其是埋置在真皮层或皮下深层，以及应用不合理的埋线技术均可导致出血和血肿。

为了加快恢复，可涂抹含有肝素、山金车或维生素 K 的凝胶。如有血肿，则应尽量多采取冰敷或微电流刺激进行修复。

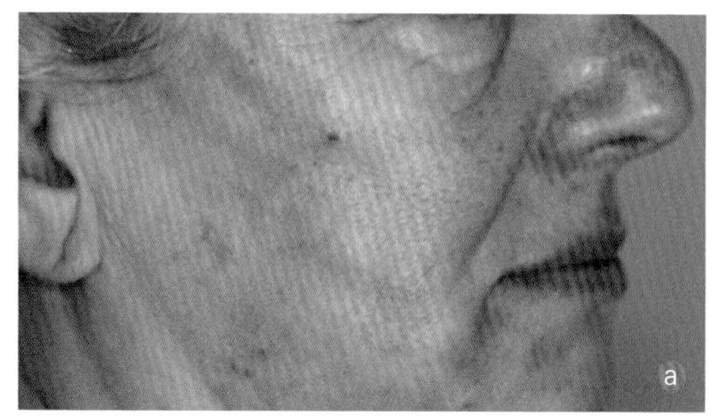

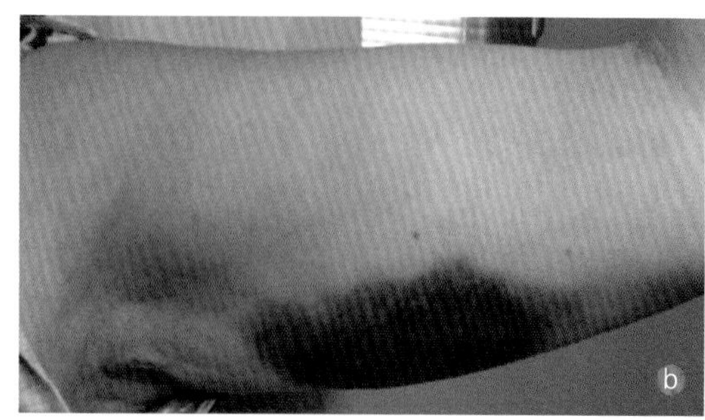

图 12-2 出血和血肿

疼痛、刺痛和瘙痒

埋置大量线材后神经刺激增加，受术者术后几天在咀嚼或触摸皮肤时，可能会感到疼痛、刺痛或瘙痒。这些症状将在 1 周内缓解，无须进行任何治疗。如果埋置锯齿线，这些症状则有可能持续 3 ~ 4 周。

线周组织硬化（图 12-3a、b）

埋置线材后，常在出现血肿后沿线程发生组织硬化，对此无须进行特殊治疗。但少数情况下会出现持续浸润，此时可进行超声或射频治疗。

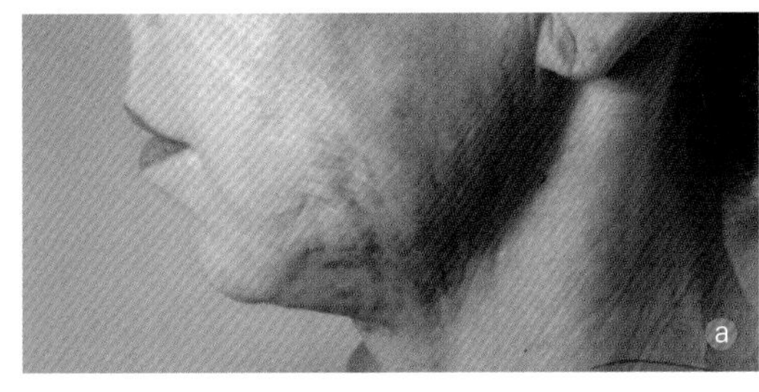

术后即刻

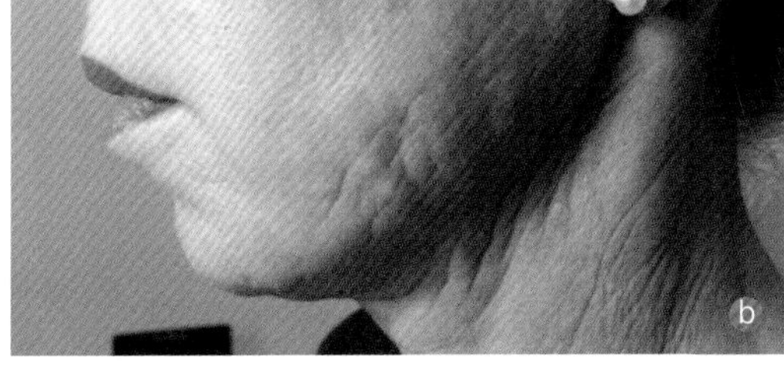

术后 3 周

图 12-3 线周组织硬化

皮肤舒缩障碍：褶皱、不平整、凹陷

在缝合埋线操作后，进针点或出针点常会出现轻微的凹陷或凸起，这需要事先告知受术者，在 3 ~ 7 天内无须处理即可得到缓解。针对锯齿线的埋线提升，因组织移位和组织分布不均匀，修复时间可能需要 3 ~ 4 周，这取决于皮肤状况、皮下脂肪量和皮肤下垂程度。术后也可沿着布线方向轻轻拉伸皮肤以抚平褶皱。如褶皱严重，或受术者不愿等待皮肤自然恢复，可使用皮下注射溶脂酶或胶原酶降低皮下脂肪量，或利用透明质酸、生长修复因子或者 PRP 进行美塑治疗。

面部两侧不对称（图 12-4a、b）

面部两侧不对称是由血肿或不均匀的组织移位引起的暂时性的症状，无须进行治疗。如有需要，可以轻微矫正处理：通常放松线的拉力，或者再埋置些线材，都有缓解作用。

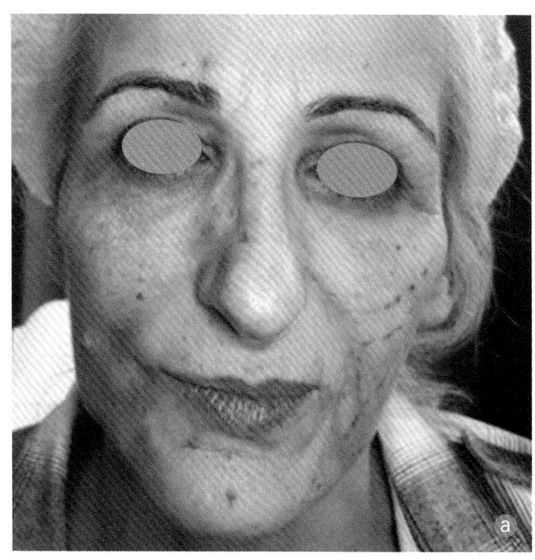

术后即刻

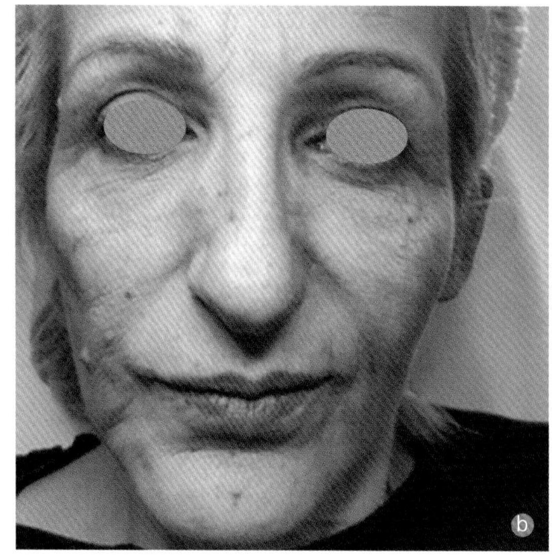

术后 10 天

图 12-4 面部两侧不对称

突起疙瘩形成（图 12-5a、b）

突起疙瘩形成是一种罕见的不良反应，一般会出现 1 ~ 2 个突起，这是由于线材靠近表皮处并形成可见的突起物导致的，发生在下列情况下：

· 不遵守术后皮肤护理原则，自行按摩或按压皮肤。

· 埋置区出现剧烈活动，微笑时的表情动作常发生在脸颊和眼周处。

· 采用错误的姿势睡觉。

· 忽视术后弹力面罩的使用。

· 针对皮肤薄而松弛的患者，锯齿线埋置深度选择不当。

有时触摸突起会感到疼痛和刺痛。可推荐两种治疗方式：第 1 种，使用针尖挑开突起，暴露线头，用小镊子将线完全或部分拔出（适用于锯齿线），再把不需要的部分剪除；第 2 种，在突起内注射透明质酸填充剂，加压包扎几天，3 ~ 4 周即可缓解，该方法适用于找到线头但无法拔出的情况。

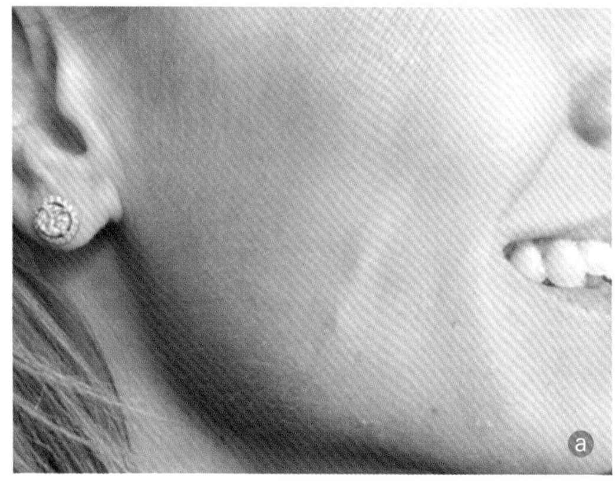

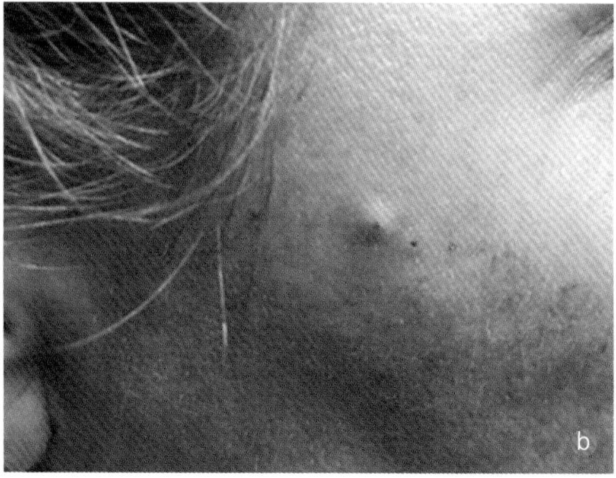

图 12-5 突起疙瘩形成

线头暴露

如埋线操作中没有完全埋置线体，其末端可能暴露在皮肤外表，此时不应重新拉伸皮肤试图重新埋入线端，相反，应该挤出线头，轻轻用剪刀按压皮表再剪断（图 12–6a、b）。

有时候，受术者术后离开诊室时，因产生了剧烈活动或按压皮肤后，线头也可能会暴露。该现象经常发生在平滑线埋置后，该线易于松脱至皮肤表面，此时应返回诊室，按上述方法剪断线头。

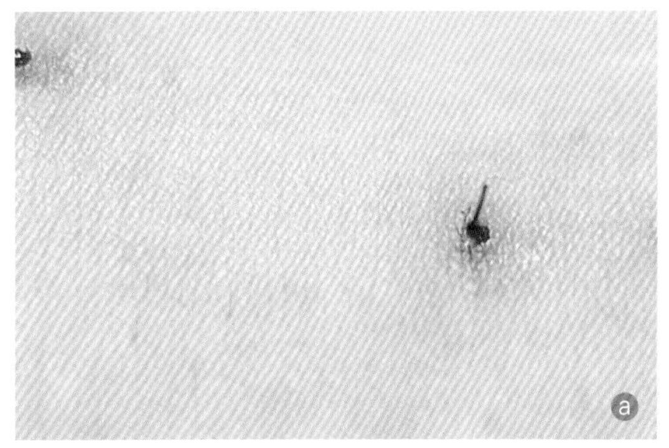

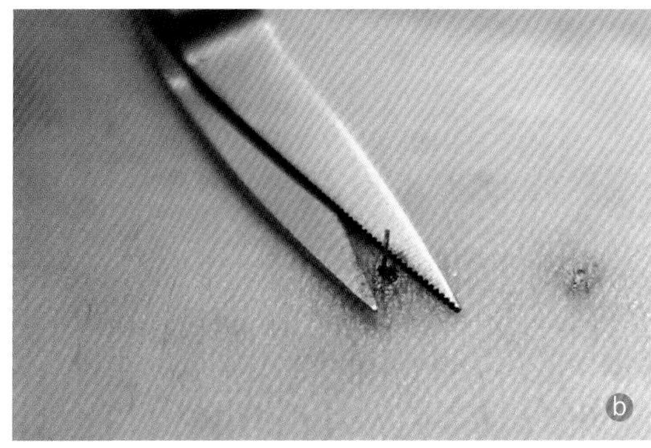

图 12–6 从皮肤中取出线头

延迟性并发症及其处理细则

与短暂性并发症相比，延迟性并发症不经过医疗处理是无法自行消退的，多数的延迟性并发症是由于以下原因所致：

（1）消毒不严格。

（2）应用错误的埋置技术，包括错误的埋置轨迹和深度。

（3）肌肉的过度活动。

（4）忽略受术者的皮肤结构特点，选择错误的布线范围和线长。

（5）患者术后不遵守医嘱。

皮肤感染（图 12–7a、b）

皮肤感染通常由术中或术后医生及受术者消毒不足或不当而引起。由于规范性手术操作的广泛普及，术后感染已不再是常见的并发症，皮肤感染多发于口腔、喉及耳存在慢性感染的受术者中，原因在于受术者自身免疫力低下。因此，在埋线术前需要对受术者既有病症加以适当治疗。此外，部分皮肤感染是由于新埋置的线材与既往永久性填充剂之间发生排斥所致。

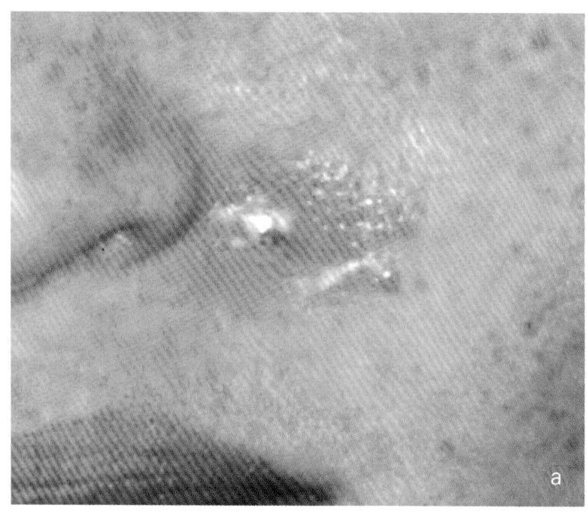
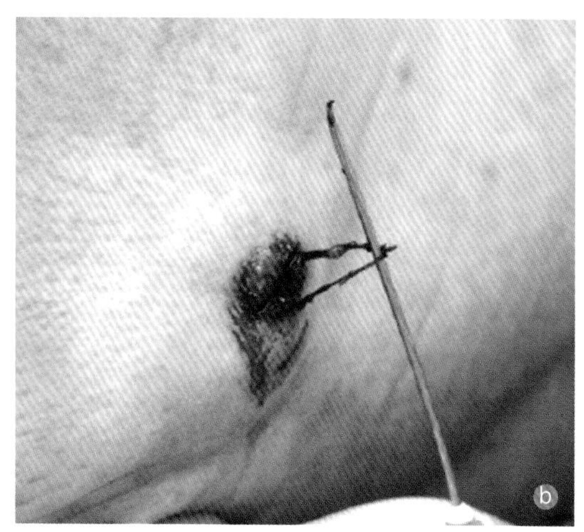

图 12-7 皮肤感染

若受术者出现以下任一症状，医生需要格外注意：

（1）持续充血伴渐进性肿胀。

（2）局部体温升高。

（3）皮肤硬化。

（4）搏动性疼痛。

（5）术后 12h 后出现持续性疼痛。

针对皮肤感染的治疗：首先应移除线材，随后对伤口清创消毒。若伤口伴发轻度炎症，则建议予以非甾体消炎药（尼美舒利 100mg，每日 2 次）治疗，另辅以局部抗生素，如用贝尼奥皮肤外用散（Baneocin powder）、夫西地酸钠软膏（Fucidin）或激素类药物如 Fucicort 乳膏（主要活性成分为倍他米松和夫西地酸）治疗，持续时间为 3 ~ 5 天。若为重度感染并伴有全身症状，则予口服抗生素（环丙沙星 250mg，每日 2 次；阿莫西林 500mg 及克拉维酸 125mg，每日 2 次）施治，持续 5 ~ 7 天。此外还建议补充 Polyoxidonium 等免疫促进剂及 Wobenzym 等酶类，有助于提高受术者的机体免疫力。

神经性紊乱（图 12-8）

如果受术者的面神经及三叉神经分支在手术创伤后出现损伤，就有可能发展成为神经性紊乱。这通常是由急性损伤导致神经纤维受压迫所致，可诱发神经营养不良。

术中造成直接神经损伤的情况非常罕见，创伤后粗糙瘢痕也很罕见，但在部分医学文献报道中有过相关记载。神经性症状取决于其发生部位和损伤程度。进行面部及颈部组织的埋线提升均有可能损伤面神经和三叉神经的感觉纤维及运动纤维。感觉纤维的损伤引起支配部位的感觉减退，使人几乎无法感受触摸、冷刺激及热刺激，也有部分文献报道可引起敏感性增高，受损伤者感受异常，出现针刺痛感，持续疼痛；而运动纤维的损伤则可能造成抽搐、阵挛或肌无力。延迟治疗处理，将可能导致神经纤维逐渐萎缩。为此施术者应当注意：①应选择合适的埋线深度和线程。②应针对局部神经缺血施以早期的预防性治疗。若受术者出现急性疼痛，则必须立即移除埋线，并予以消肿抗炎类药物（如非甾体消炎药尼美舒利 100mg，每日 2 次）治疗 3 ~ 5 天。若无明显疗效，则建议口服或注射激素类药物（如泼尼松 0.5 ~ 1mg/kg 体重），持续治疗 5 ~ 7 天。进一步治疗：采取专项神经康复治疗，予以胆碱酯酶抑制药（如

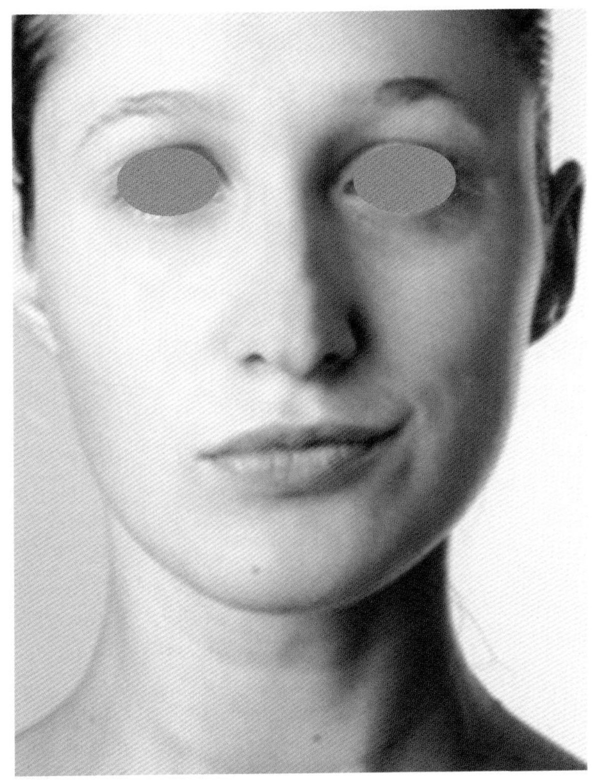

图 12-8 神经性紊乱

伊匹达克林 20mg，每日 3 次），持续治疗 3 ~ 5 周，改善神经传导性；并搭配维生素 B_1、维生素 B_6、维生素 B_{12} 复合溶液（肌内注射，每日 10 ~ 15 次）进行综合治疗；治疗 2 ~ 3 周后采取物理治疗（如神经肌肉电刺激、脉冲磁疗和激光治疗），持续 7 ~ 10 天。

埋线移位

埋线移位常出现在埋置平滑线后，在松弛的皮下组织中，该线材移位至离进针点较远的位置。可使用 18G 针头垂直挑破皮肤表面移除线材进行治疗。

埋线过浅（图 12-9）

埋线过浅常因受术者皮肤较薄或埋置过于表浅所致。可按前文描述方法移除线材进行治疗。

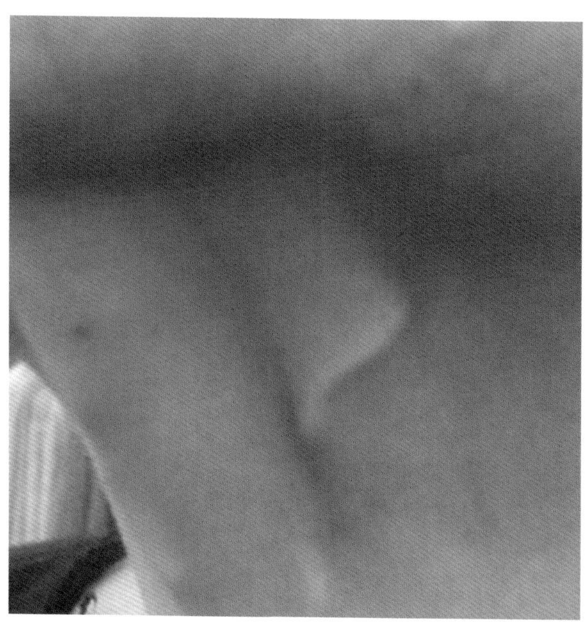

图 12-9 埋线过浅

矫枉过正

有时候，施术者会刻意矫枉过正，导致苹果肌显著突出、眉形过高等。此时应耐心解释，其夸张效果将在数日后缓解，恢复自然。

形成瘢痕

瘢痕相当罕见，多见于因免疫功能失衡导致胶原过度新生的受术者。可予得宝松注射治疗。

13 进行 PDO 埋线年轻化治疗的程序

应针对每例受术者，采用个体化的 PDO 埋线年轻化技术进行治疗。韩国整形医生通常在一次全面部埋线中，埋置 200 ~ 300 根线，并全程采取全身静脉麻醉，但是由于受术者水平静卧，该治疗方式无法预估垂直体位下对面部软组织的重力影响。一般情况下，埋线数量越多，效果越好，也更为昂贵，同时术后恢复期也更为漫长而痛苦。有鉴于此，施行埋线年轻化技术进行治疗时推荐使用渐进式埋线方式。

咨询过程中，施术者和受术者应共同商讨治疗方案。首先应从最重要的部位开始治疗，如眶区。治疗中需要使用的线材数量依个体特定部位及其具体情况而定，首次治疗无须提前预约，在受术者首次来访即可进行。在受术者术后第 2 天前来复诊查看时，如有需要，可制定进一步的针对性治疗方案。在 1 ~ 2 周之后，即恢复期结束时，继续进行下一部位的埋线提升，以此覆盖治疗全脸、颈部及胸肩部，最后根据受术者的意愿决定是否进一步对躯体进行治疗。年轻受术者进行早衰迹象治疗最为方便，每年或间隔 1 年进行一次 PDO 埋线提升即可。而针对轻度软组织松弛者，得到理想治疗效果的策略是首次治疗的 2 ~ 4 周后，再次对同一部位进行 PDO 埋线，以求逐步改变和巩固面部轮廓和身体轮廓。施术者应耐心解释所有过程，使受术者知悉并理解其体内组织发生的变化过程的本质，并耐心等待，效果显露可早可晚，“纵然干枯，但甘露将至”，良好的年轻化治疗效果能够维持 1.5 ~ 2 年。埋线治疗原则上首先应先减少皮下脂肪的体积，再进行平滑线或螺旋线埋置，最后 3 ~ 4 个月恢复期后，软组织致密厚实，方可使用锯齿线埋置提升。

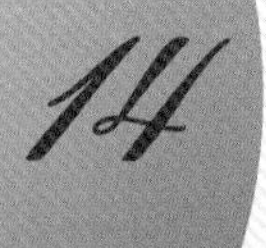

14 PDO 埋线技术的联合应用

要想恢复皮肤的紧绷感及弹性，埋线手术前应建议进行生物修复，中胚层疗法（含透明质酸、氨基酸及生长因子治疗），PRP 疗法，以及射频疗法、激光疗法和剥脱治疗。这些疗法可改善皮肤的营养、代谢情况和提升肤质，使皮肤状态满足后续 PDO 埋线所需要求，这是取得理想埋线效果的最佳途径。对部分拒绝以上建议并以期得到即刻埋线提升效果者，仍可采取上述治疗程序，如在安排埋线后 2 ~ 3 周再进行联合治疗，直至恢复期结束。

PDO 埋线提升技术与肉毒素治疗也能够合理搭配。可在实施 PDO 埋线术的 2 周前，进行面颈部肌肉的肉毒素注射治疗。

针对面部和身体其他部位严重松垂者，应在进行埋线提升前 2 ~ 3 个月内，先采用溶脂方法尽最大可能缩减皮下脂肪容量，再进行埋线提升，方可达到令人满意且持久的整体提升效果。

最后，针对无法应用 PDO 埋线填补软组织容量者，可采取填充剂或自体脂肪注射，两者搭配能够带来更加明显而自然的效果。年轻化治疗中应优先进行埋线提升，在后续中可显著减少填充剂的使用量。

目前对于 PDO 线与羟基磷灰石（CaHA）、聚己酸内酯（PCL）及聚乳酸（PLA）等填充剂之间的生物相容性，专家们持有不同的意见。

一些专家认为联合方法能带来更好的效果，而其他专家则担忧特异性物质的组合可产生无法预料的不良反应，认为 PDO 线和填充剂两者均为刺激物，相同部位植入，可能刺激过度的胶原新生。部分学者（包括本书作者）认为，PDO 线与羟基磷灰石类填充剂联合应用，有利无弊，能带来持久的效果。

总而言之，面部和身体其他部位的抗衰老治疗方法应相辅相成，有的放矢，同时施术者应针对个体差异，综合分析。PDO 埋线技术是一种安全而有效的医学美容手段，依据实际情况，可应用其进行有效的年轻化治疗。衰老皮肤的治疗中并不存在所谓的灵丹妙药，只有采取综合性的年轻化方案，才能保证可观而持久的治疗效果。

15 平滑线和螺旋线埋置的示意图

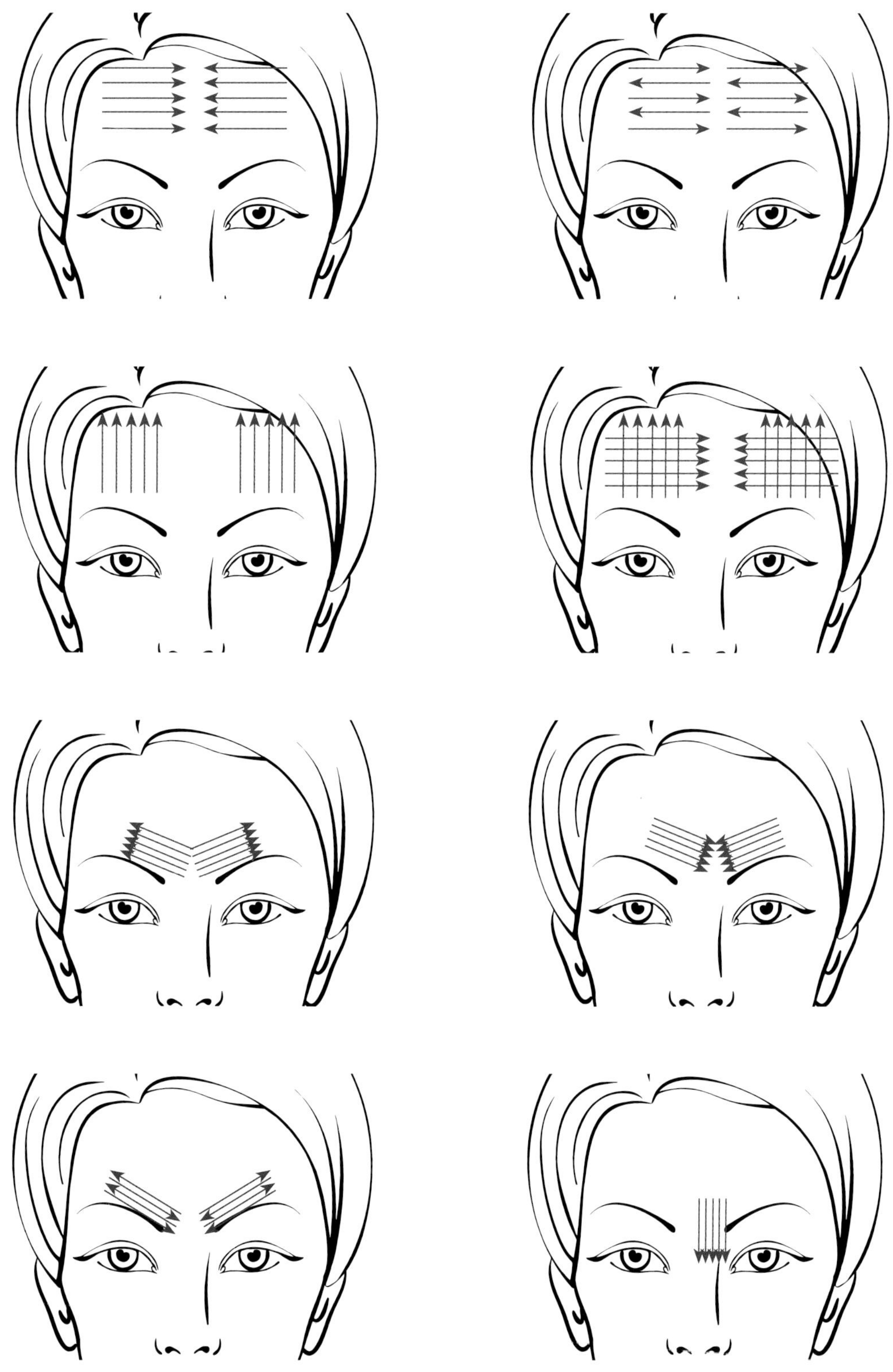

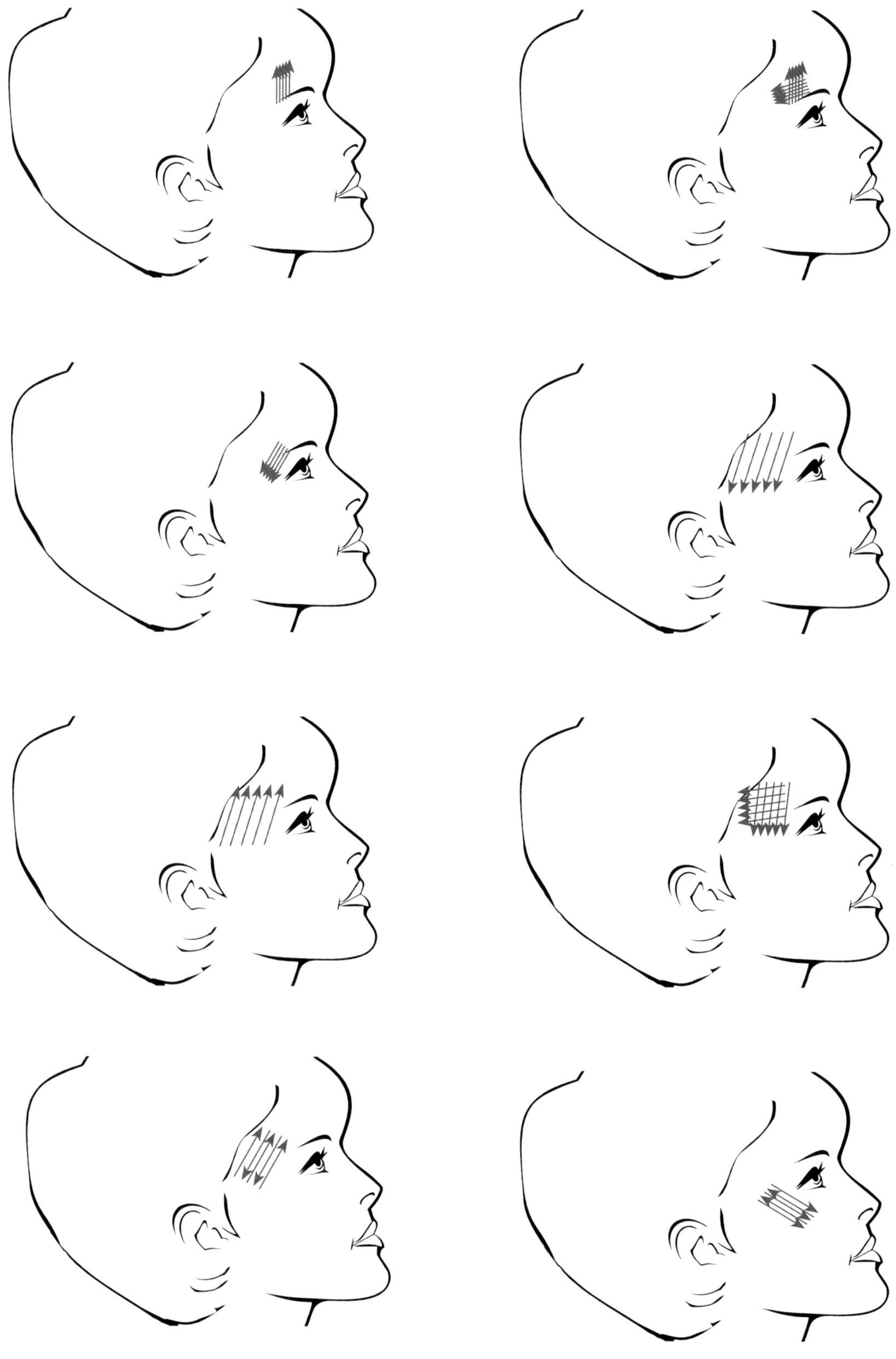

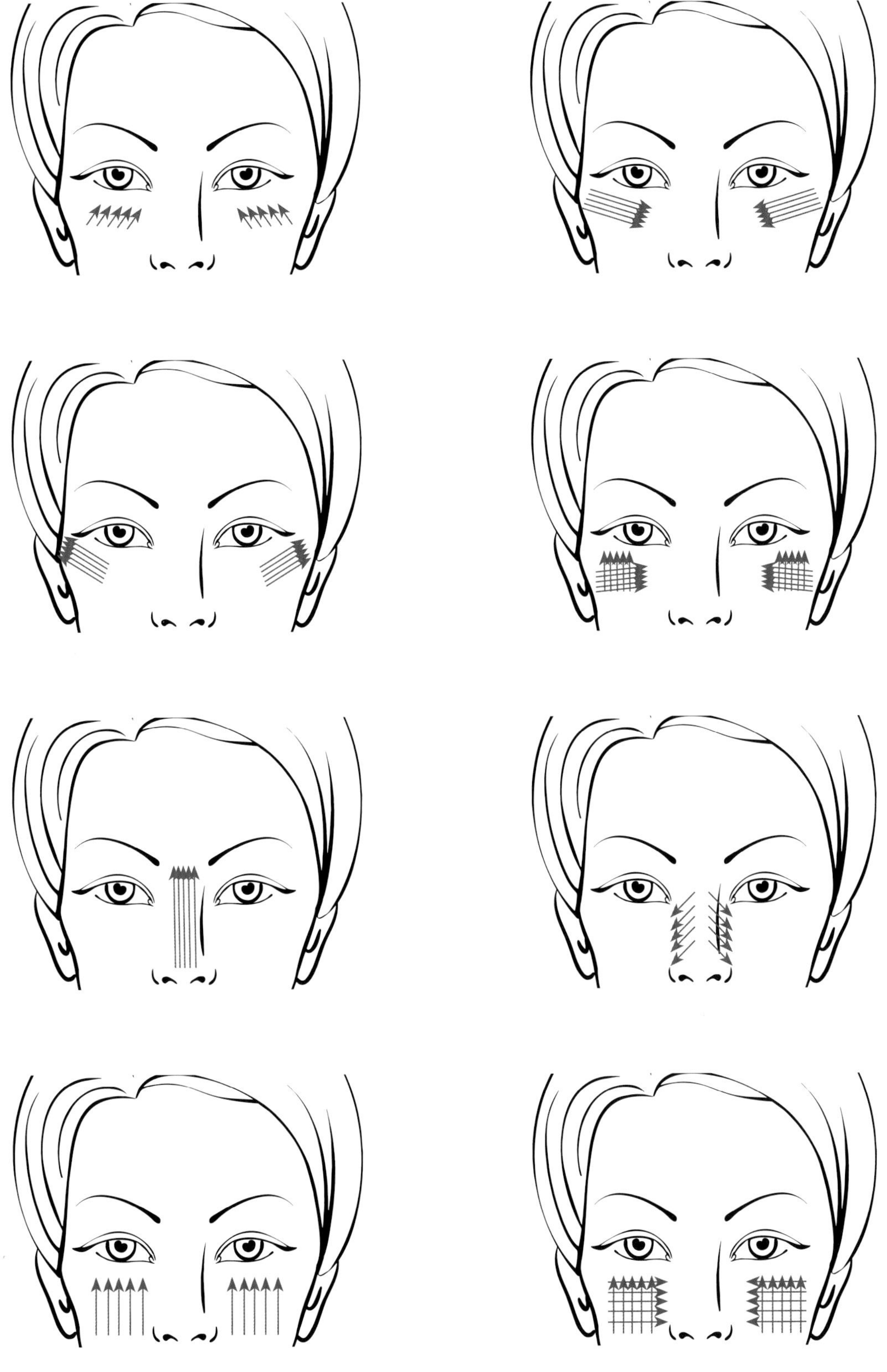

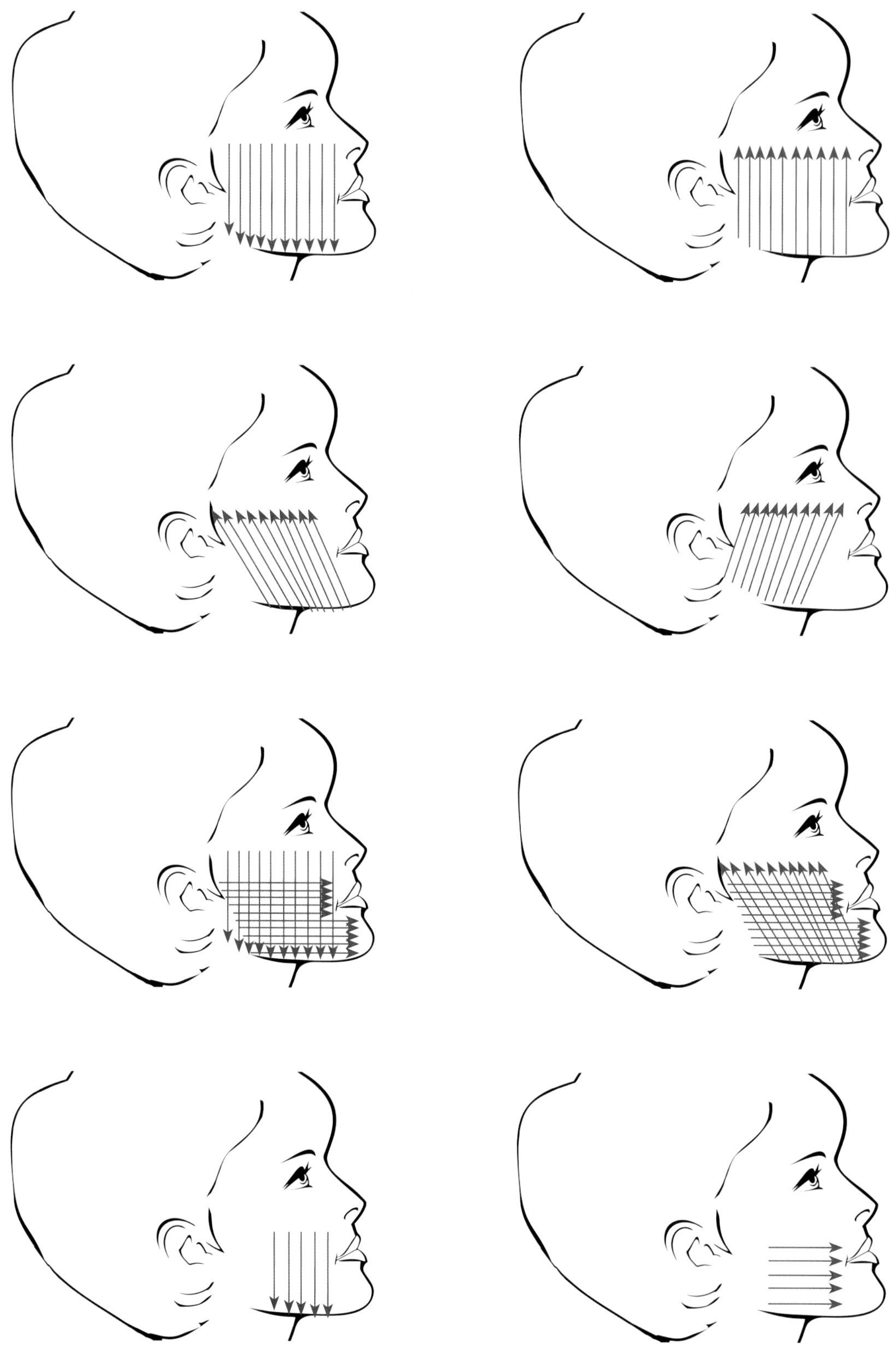

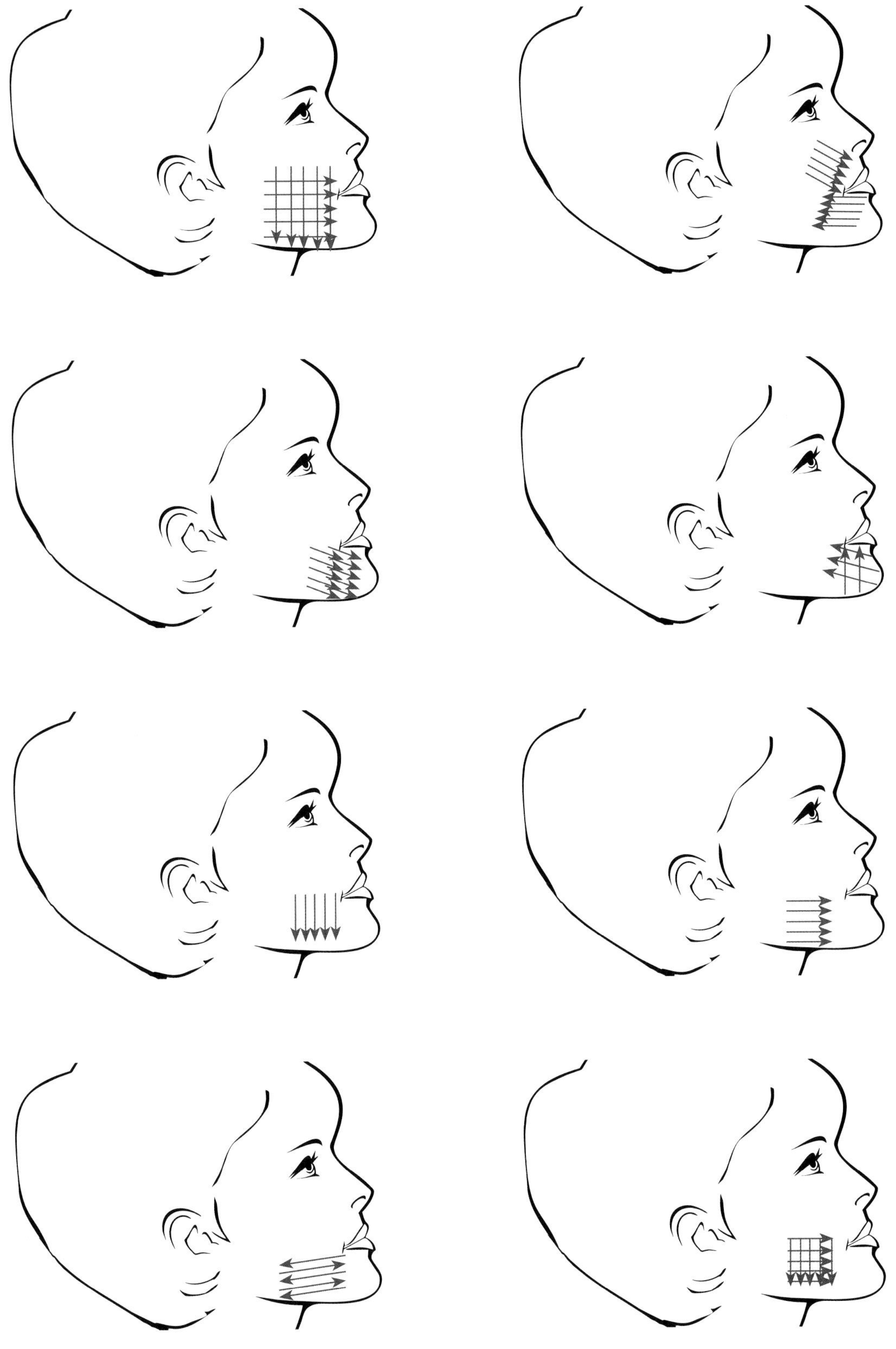

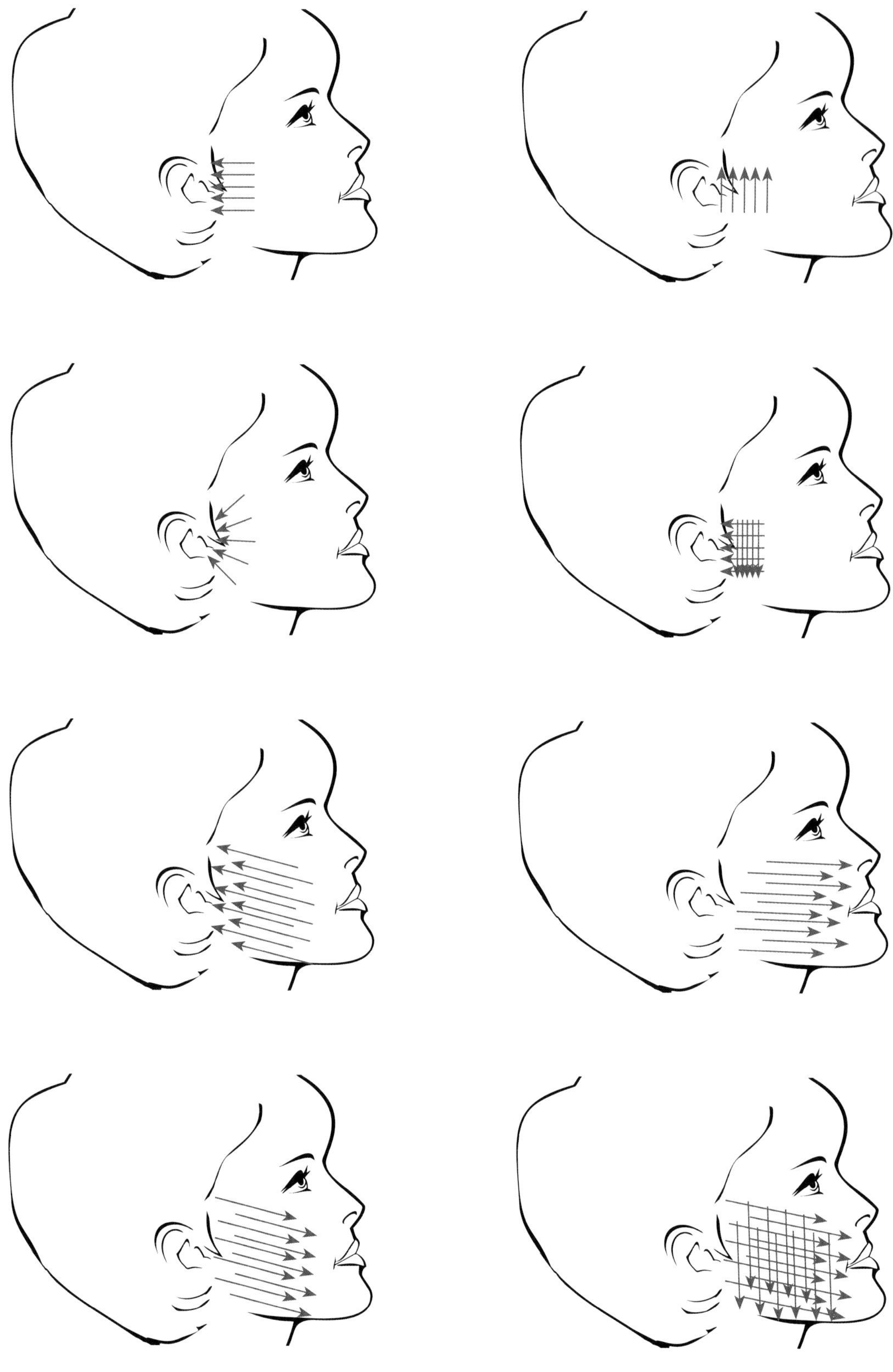

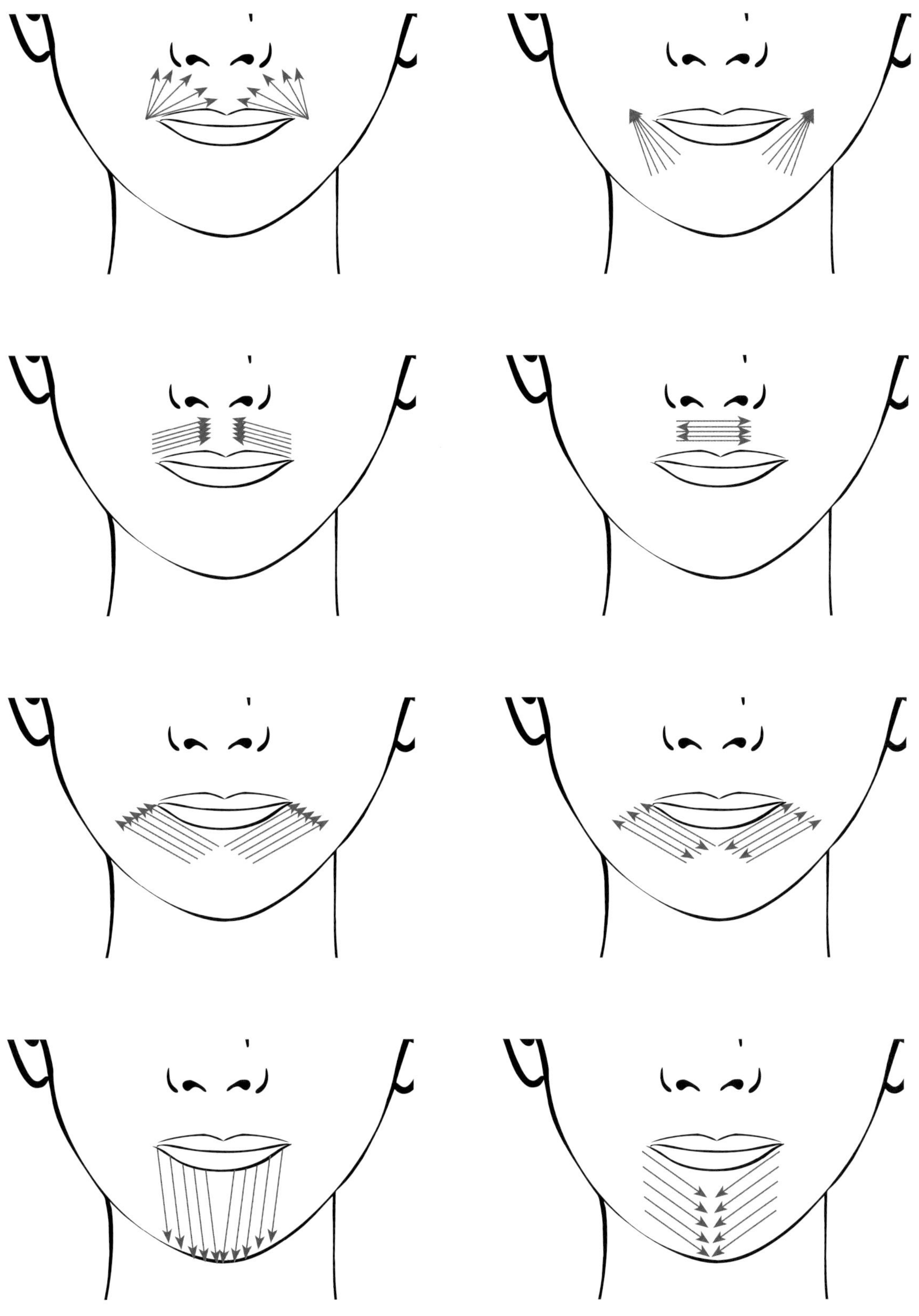

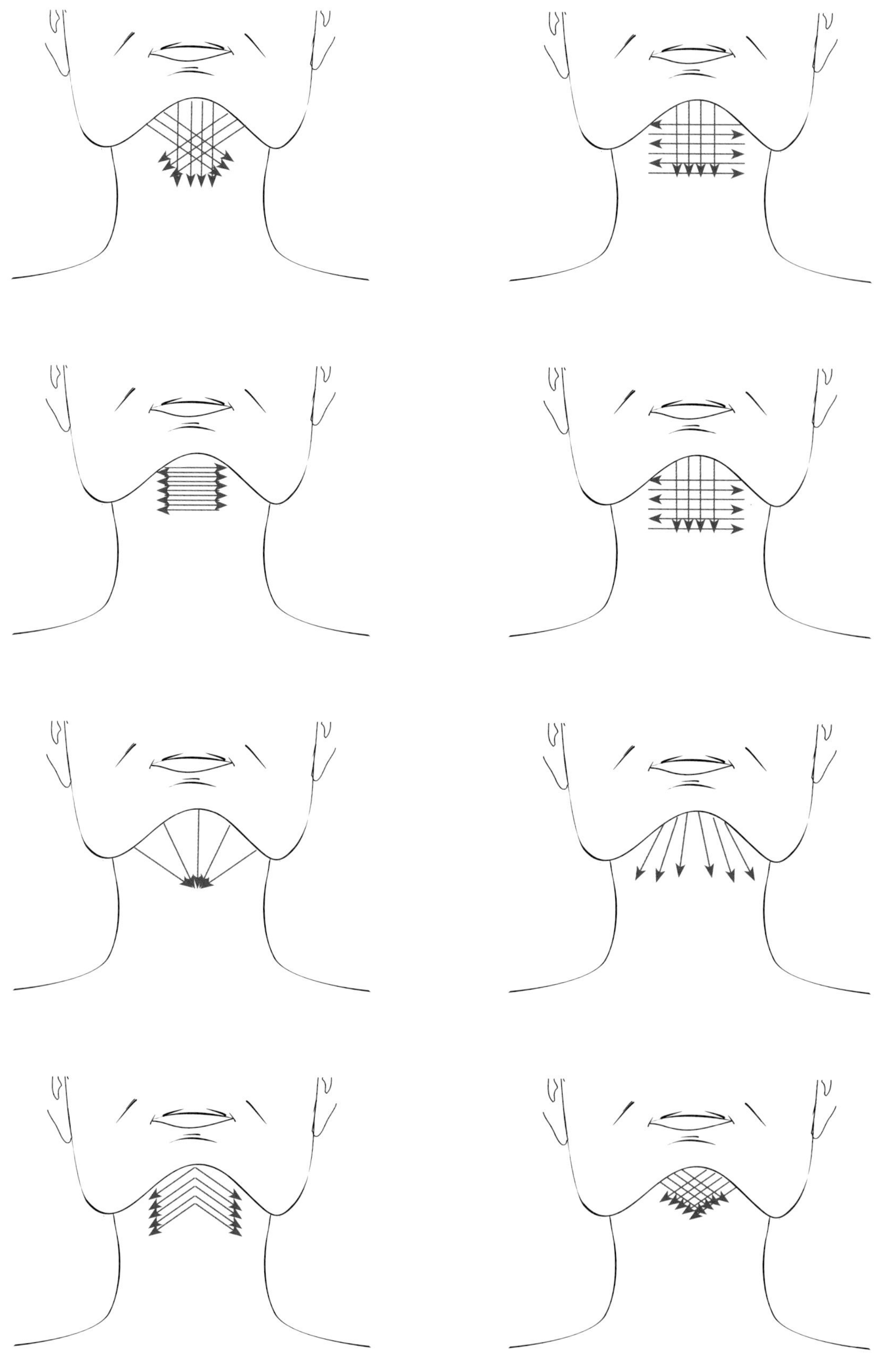

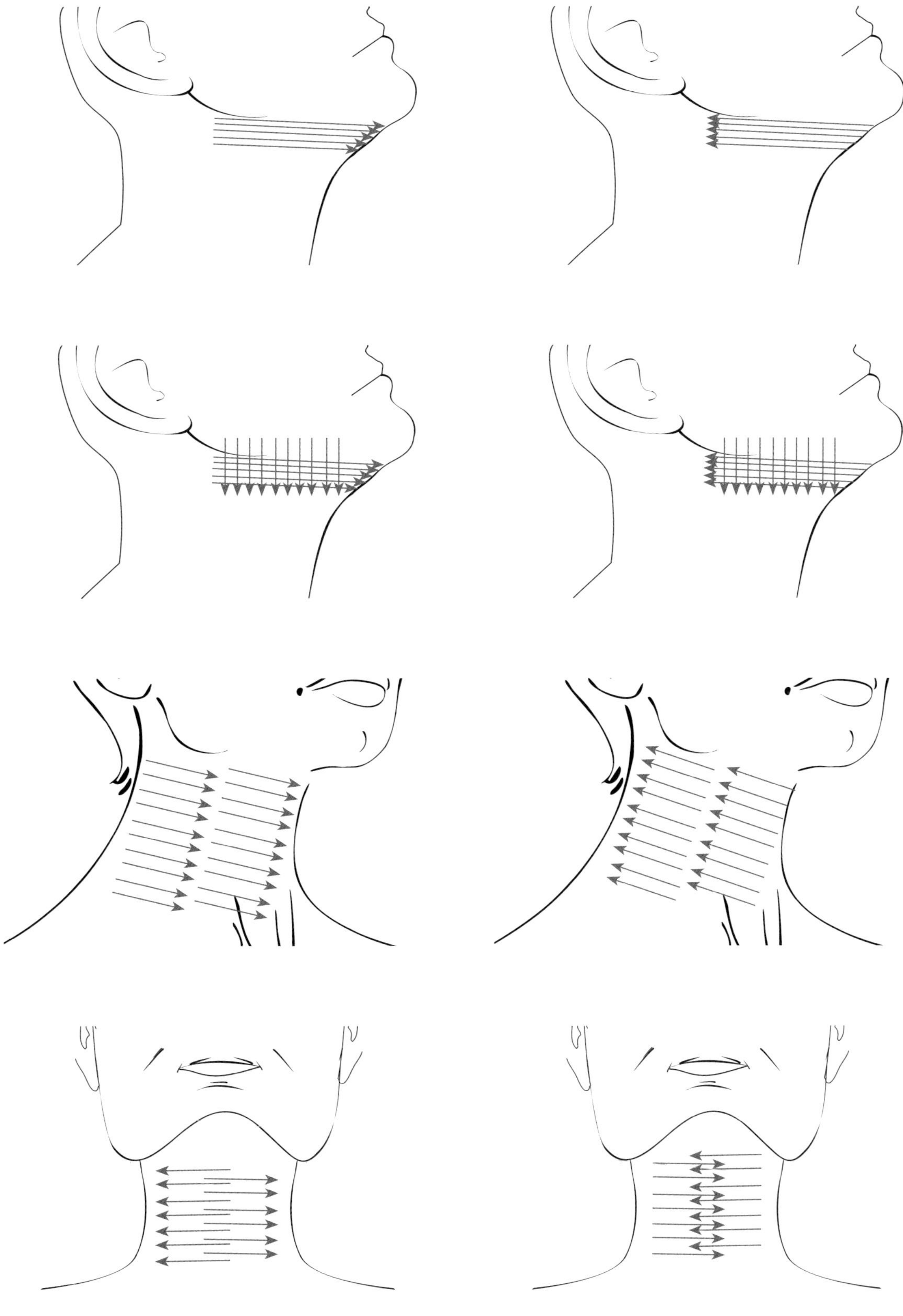

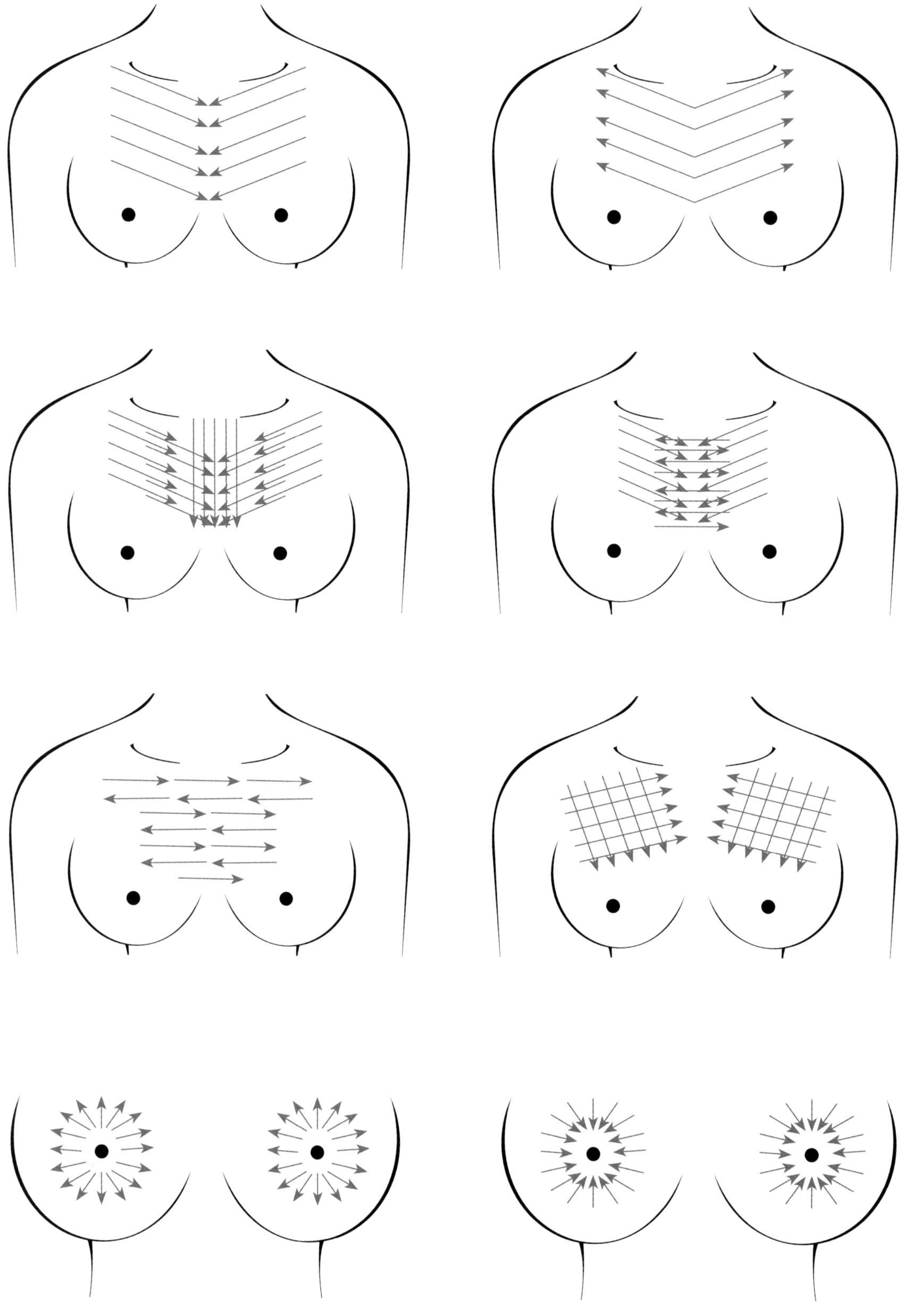

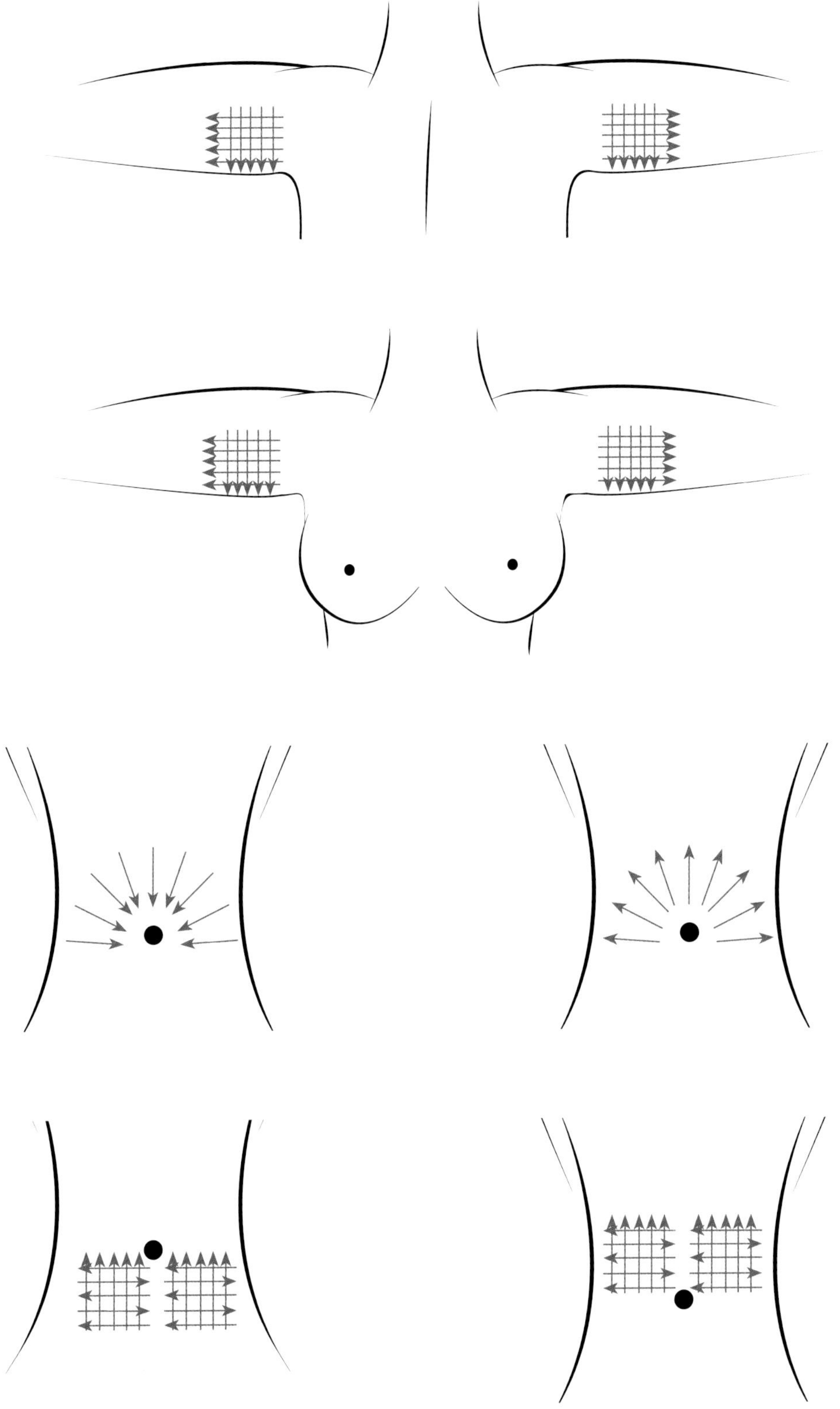

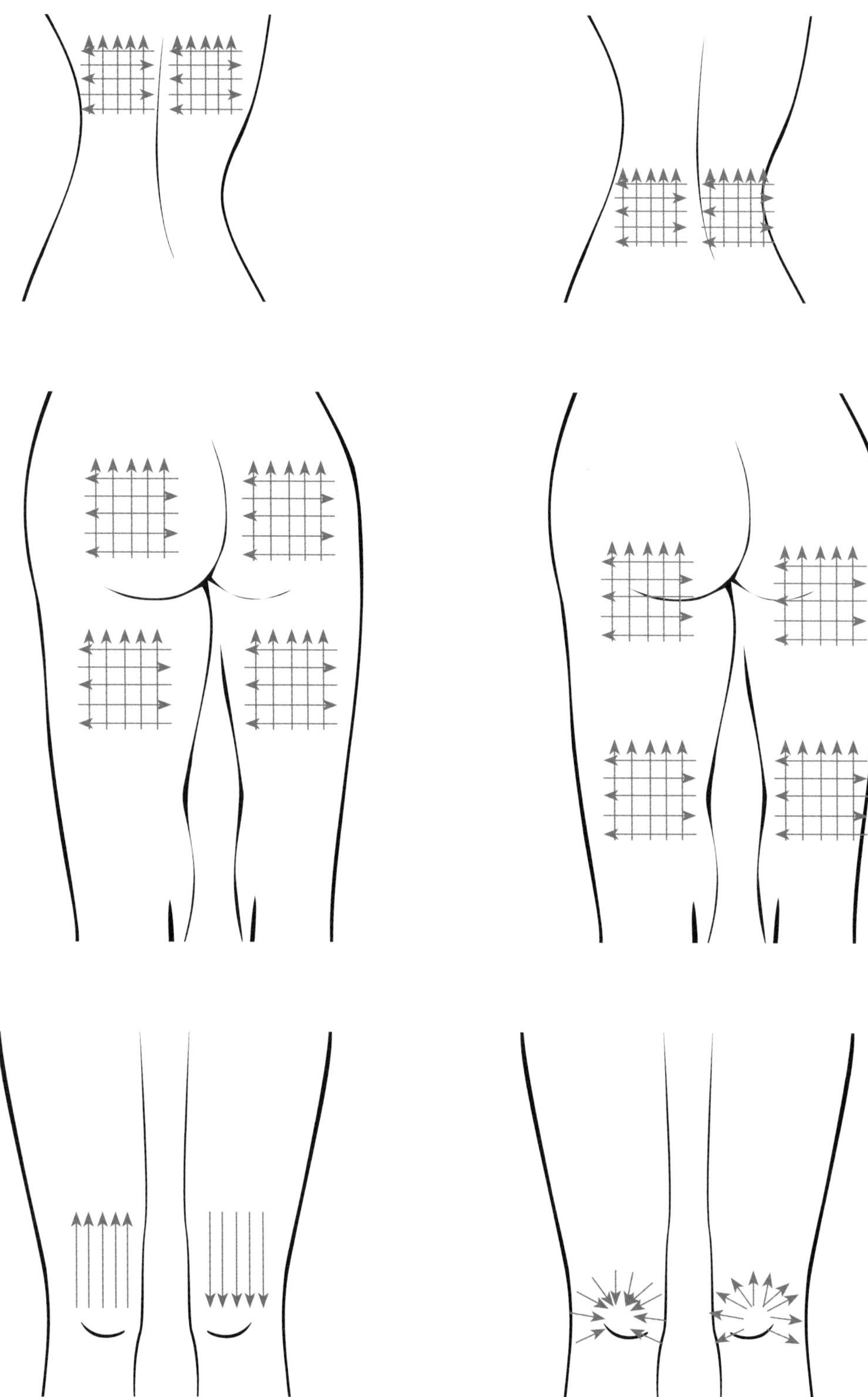

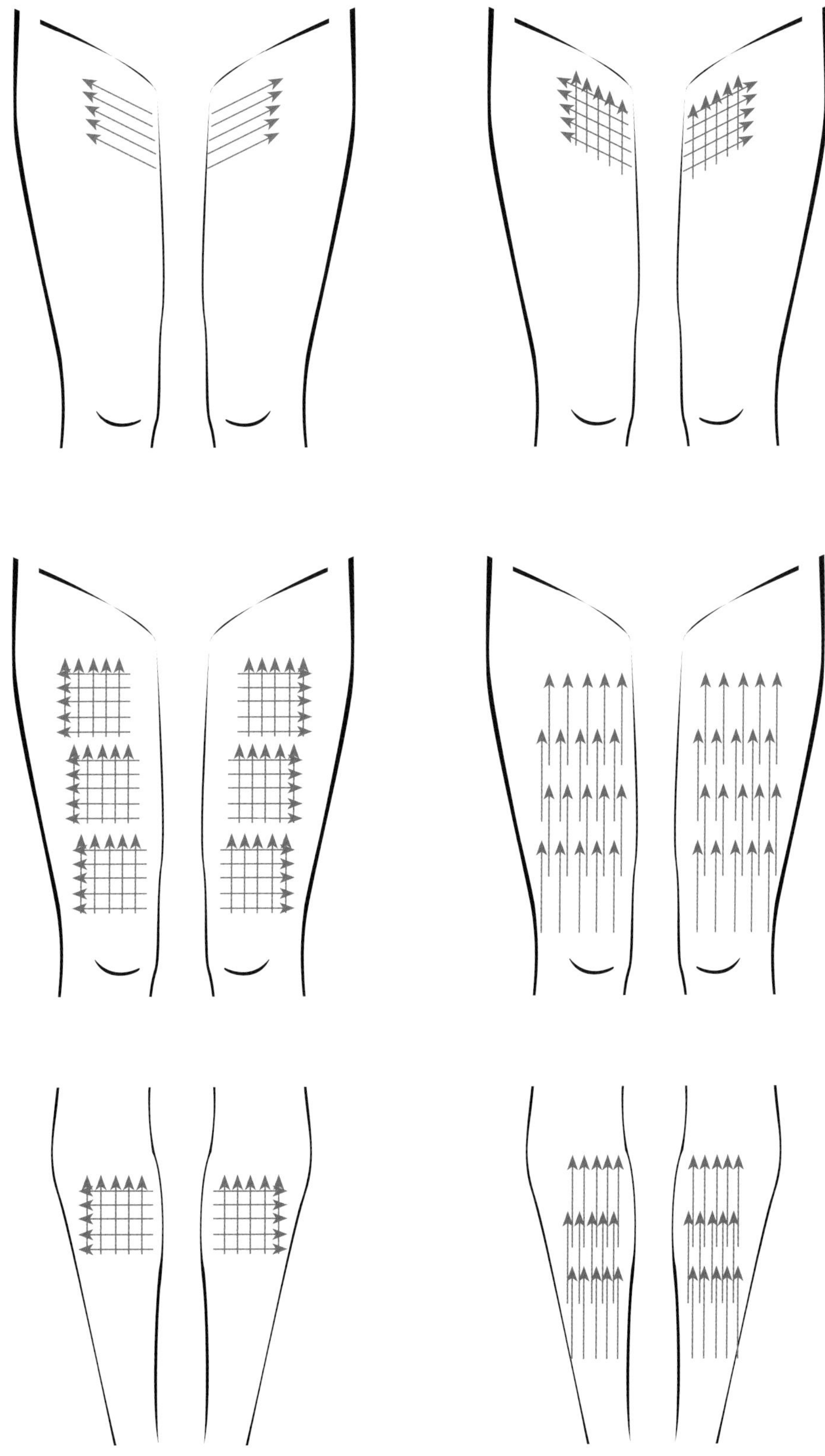

16 锯齿线埋置的示意图

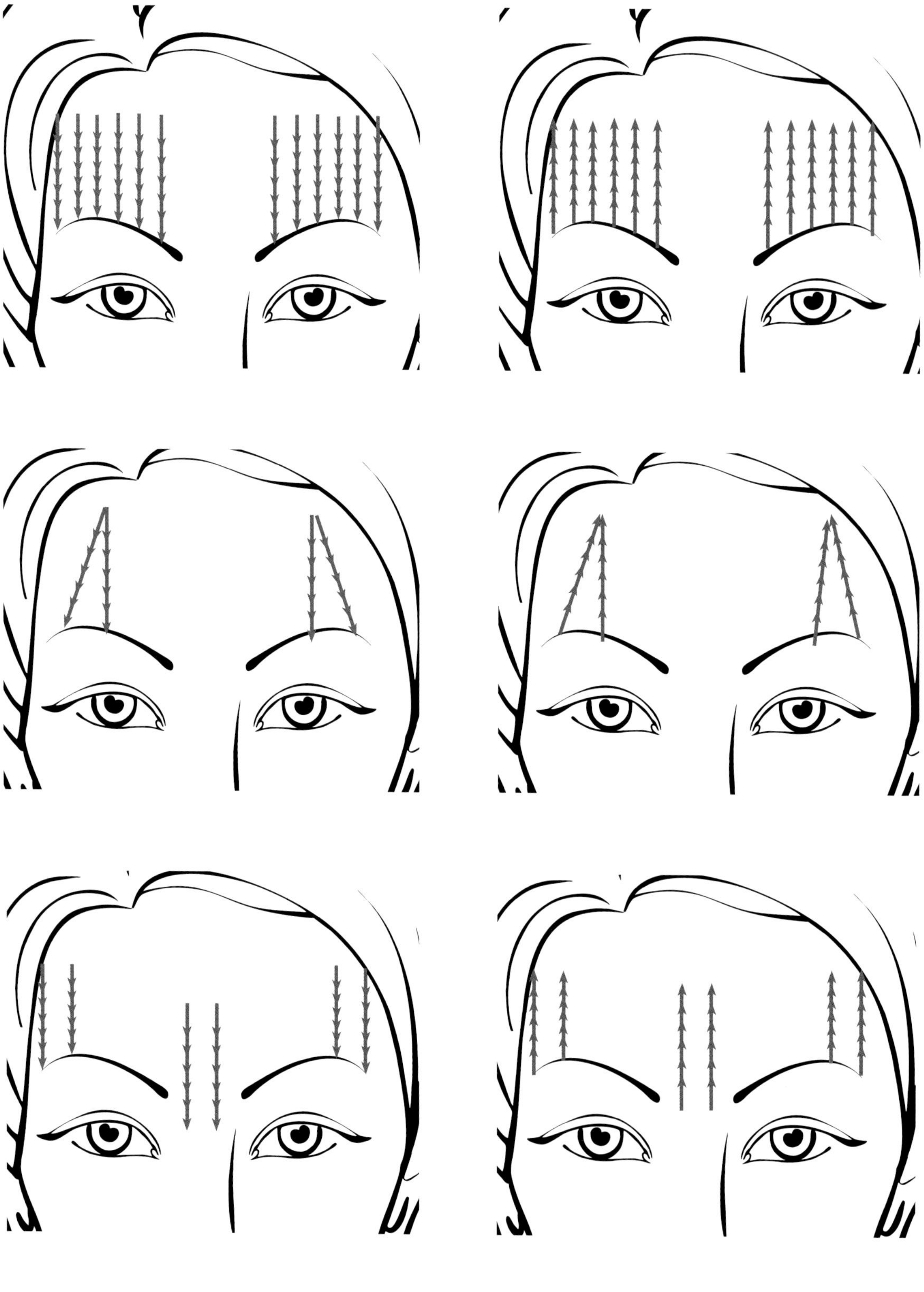

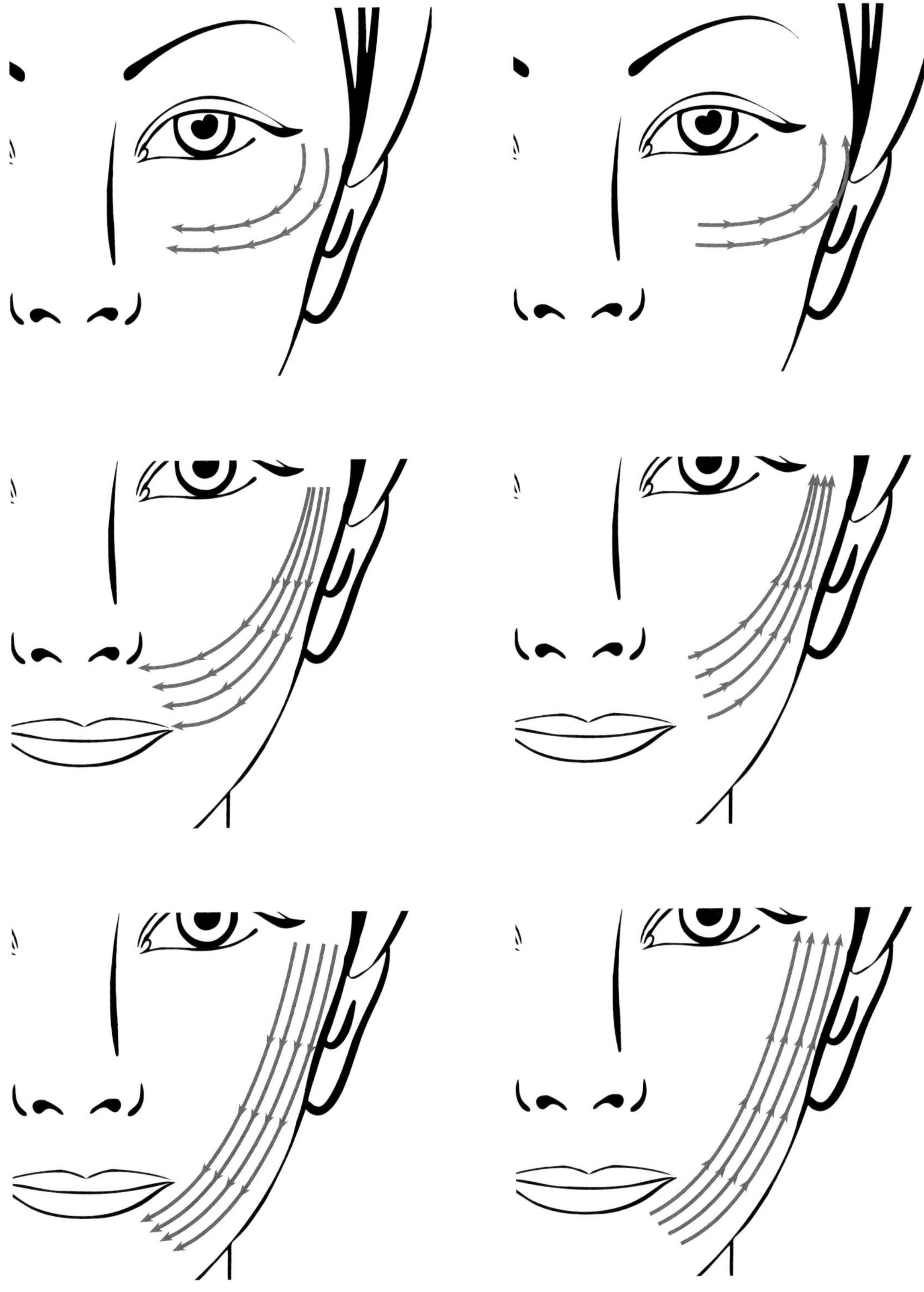

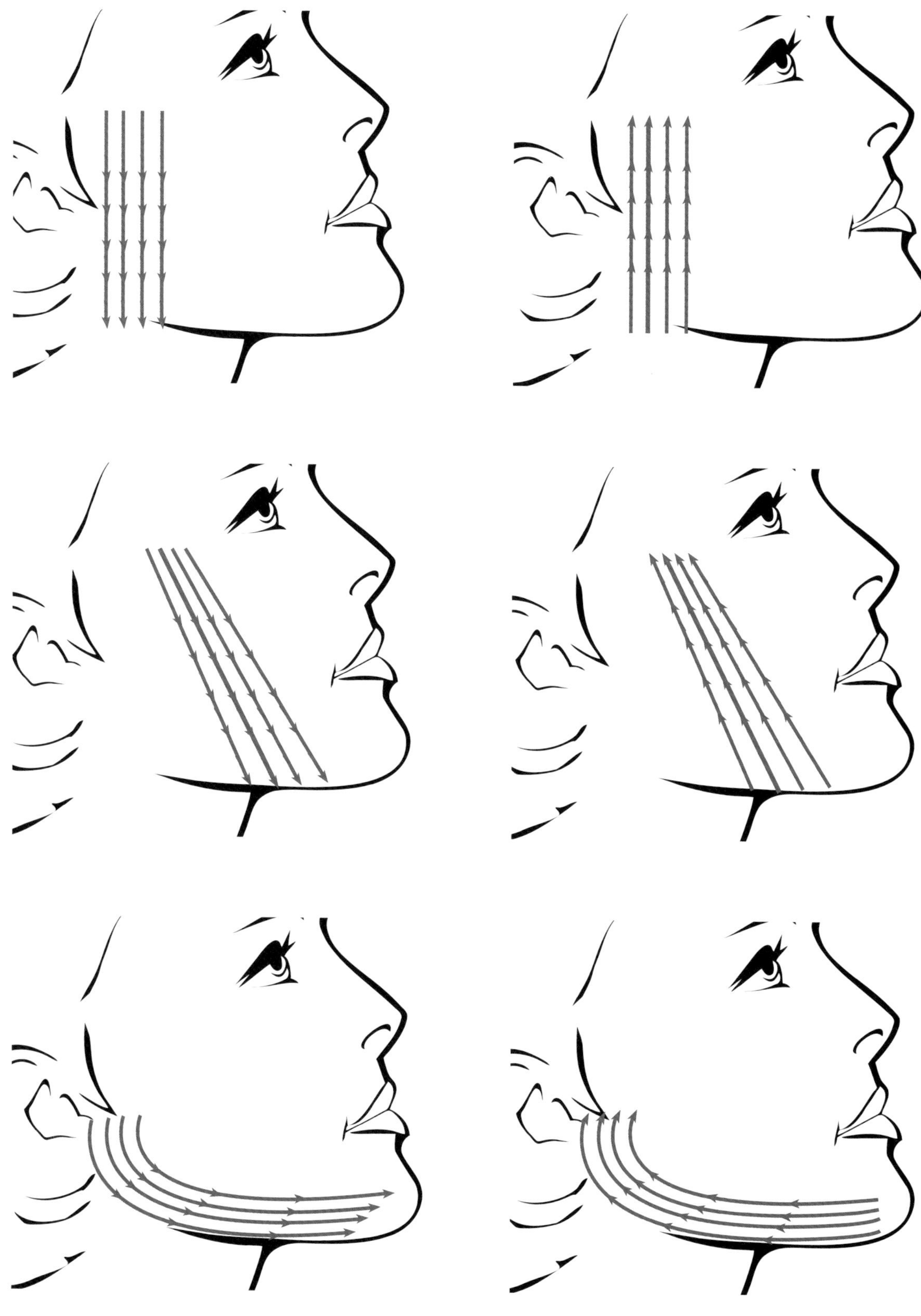

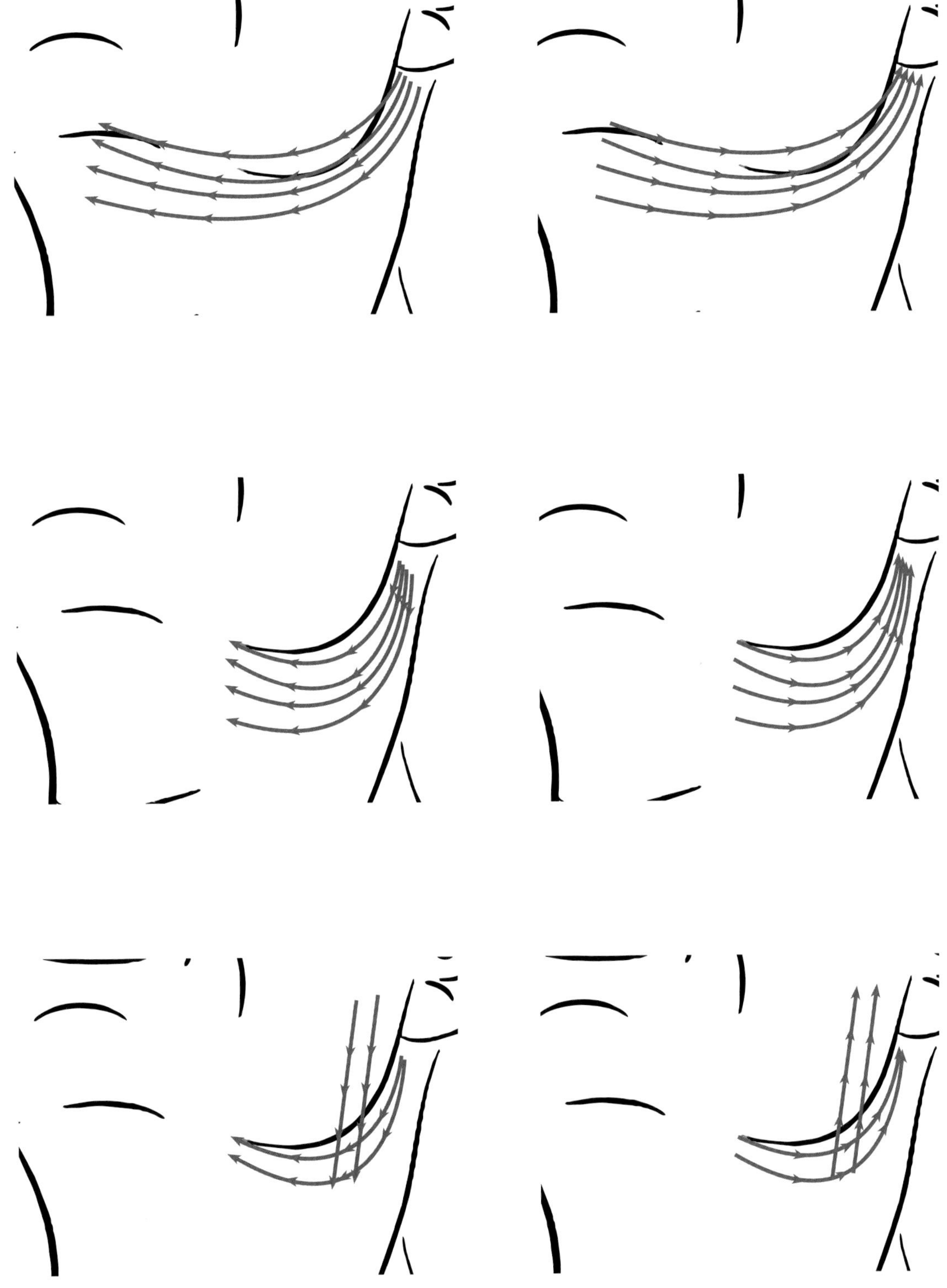

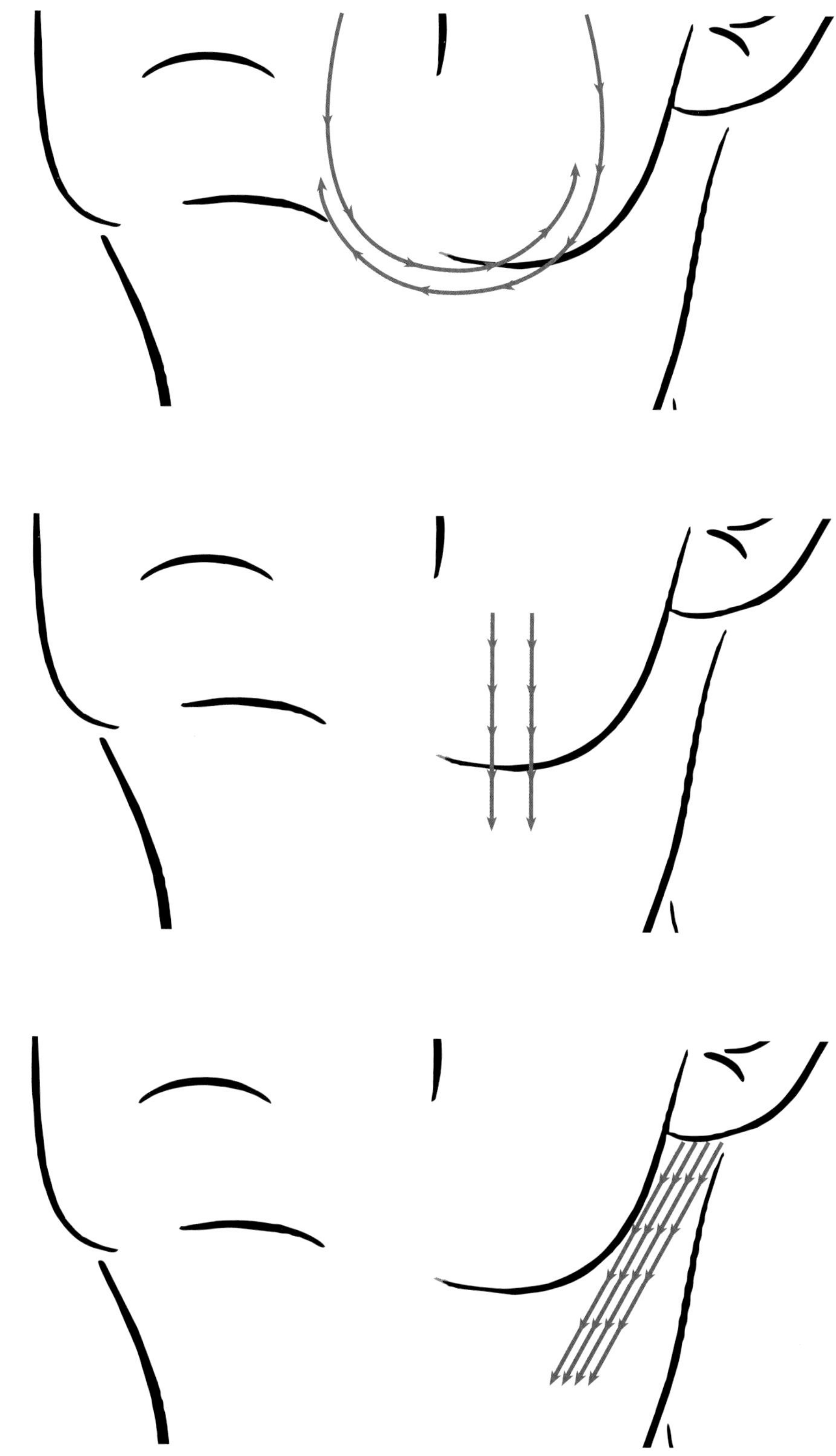

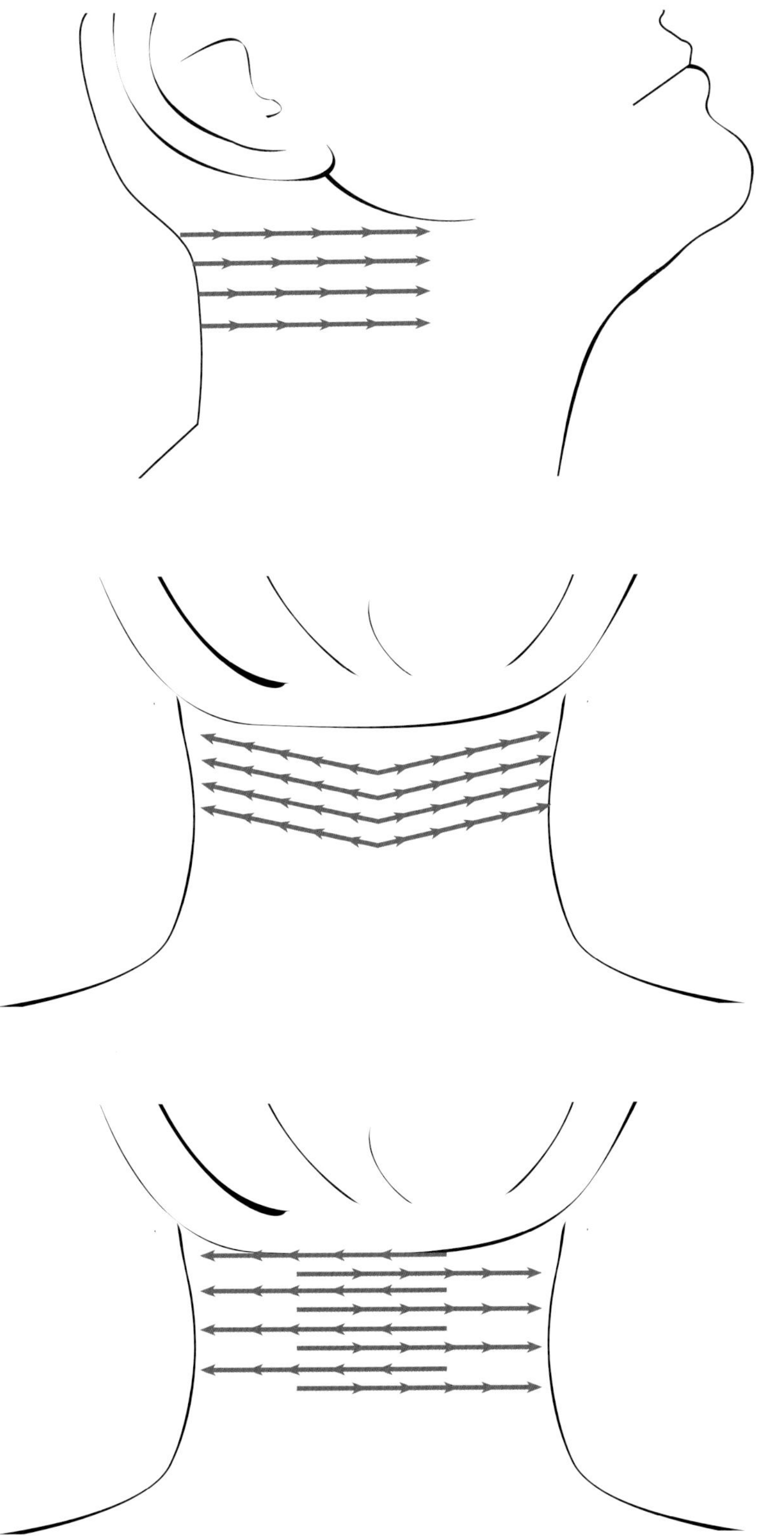

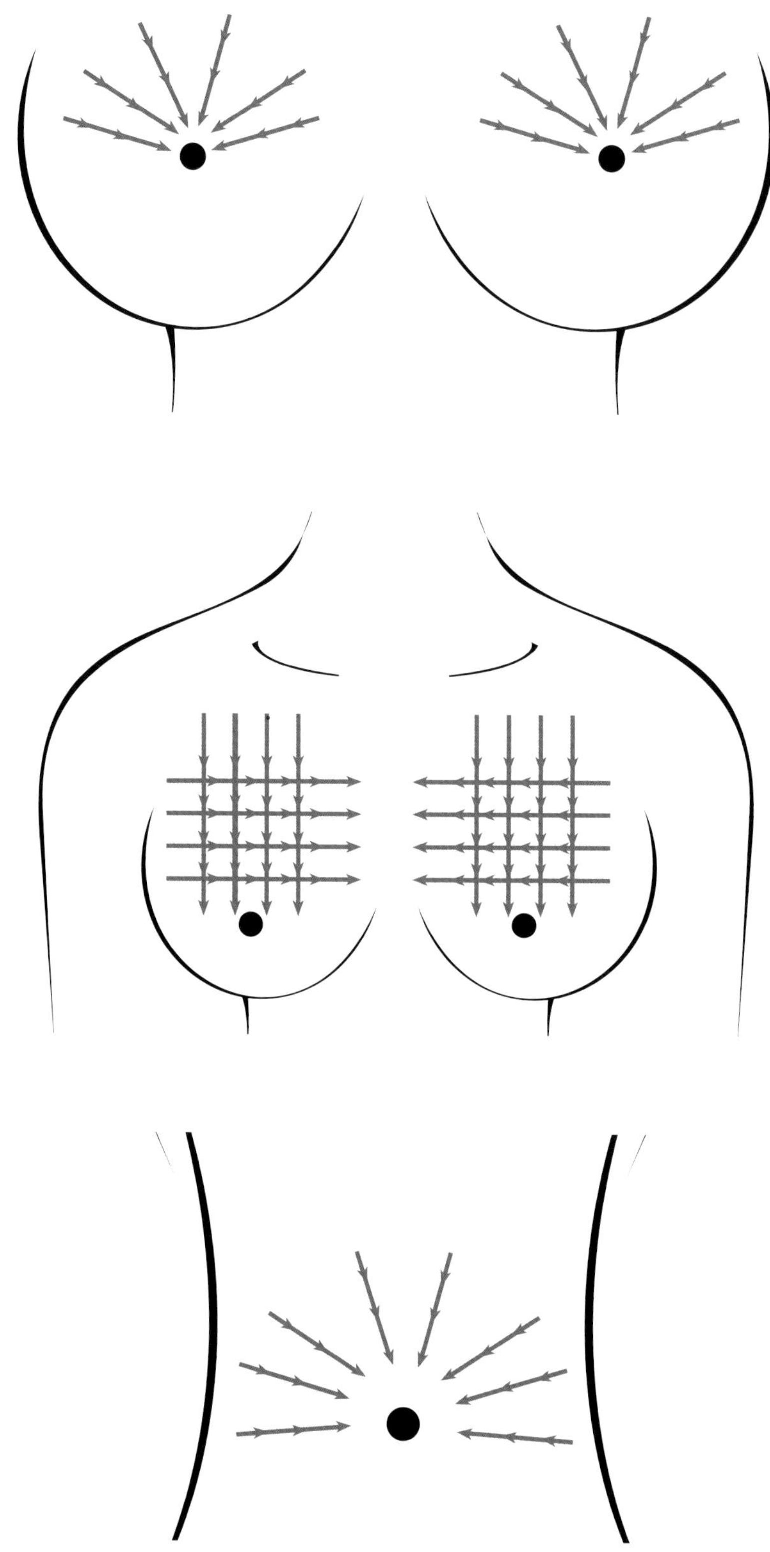

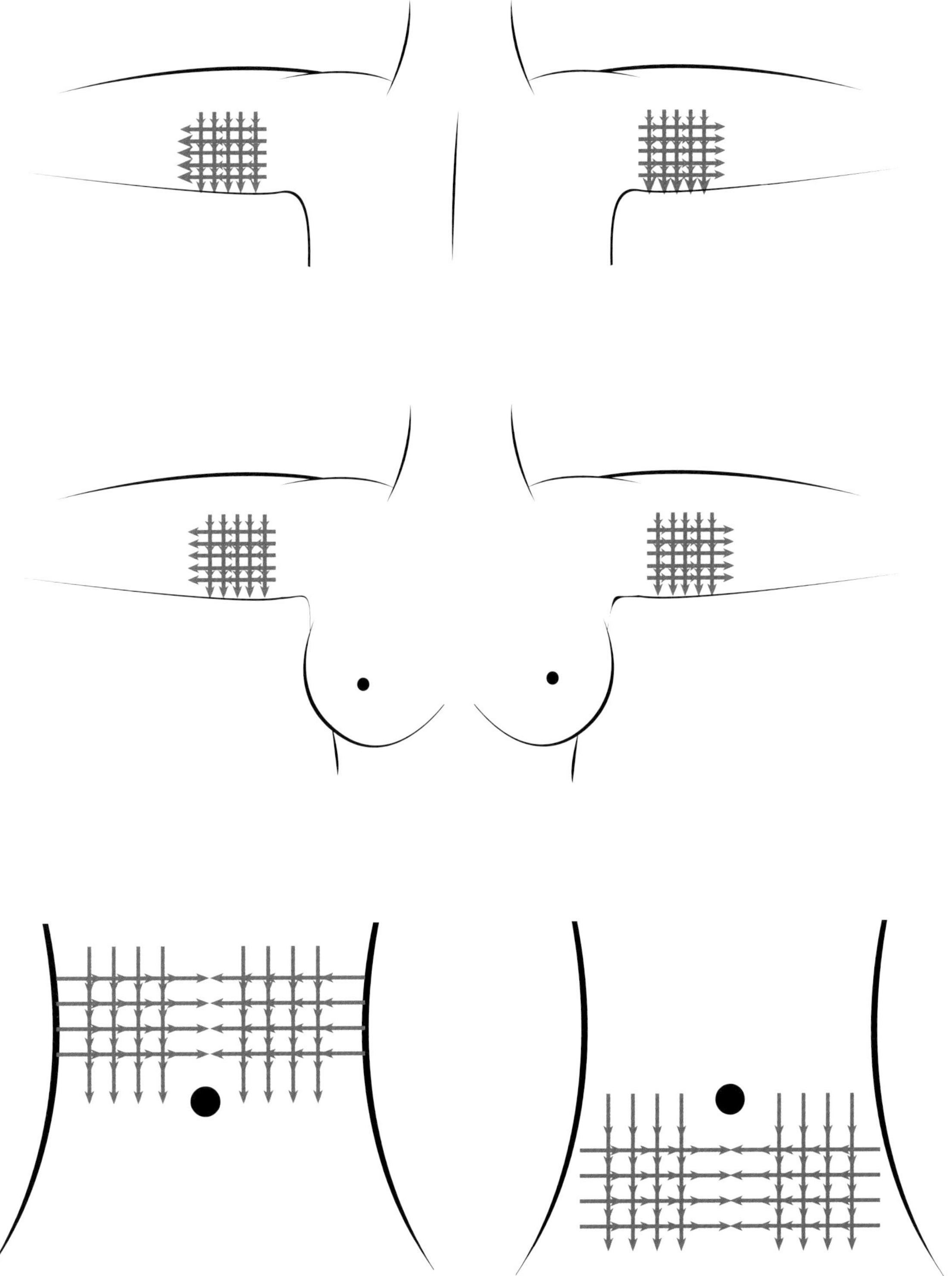

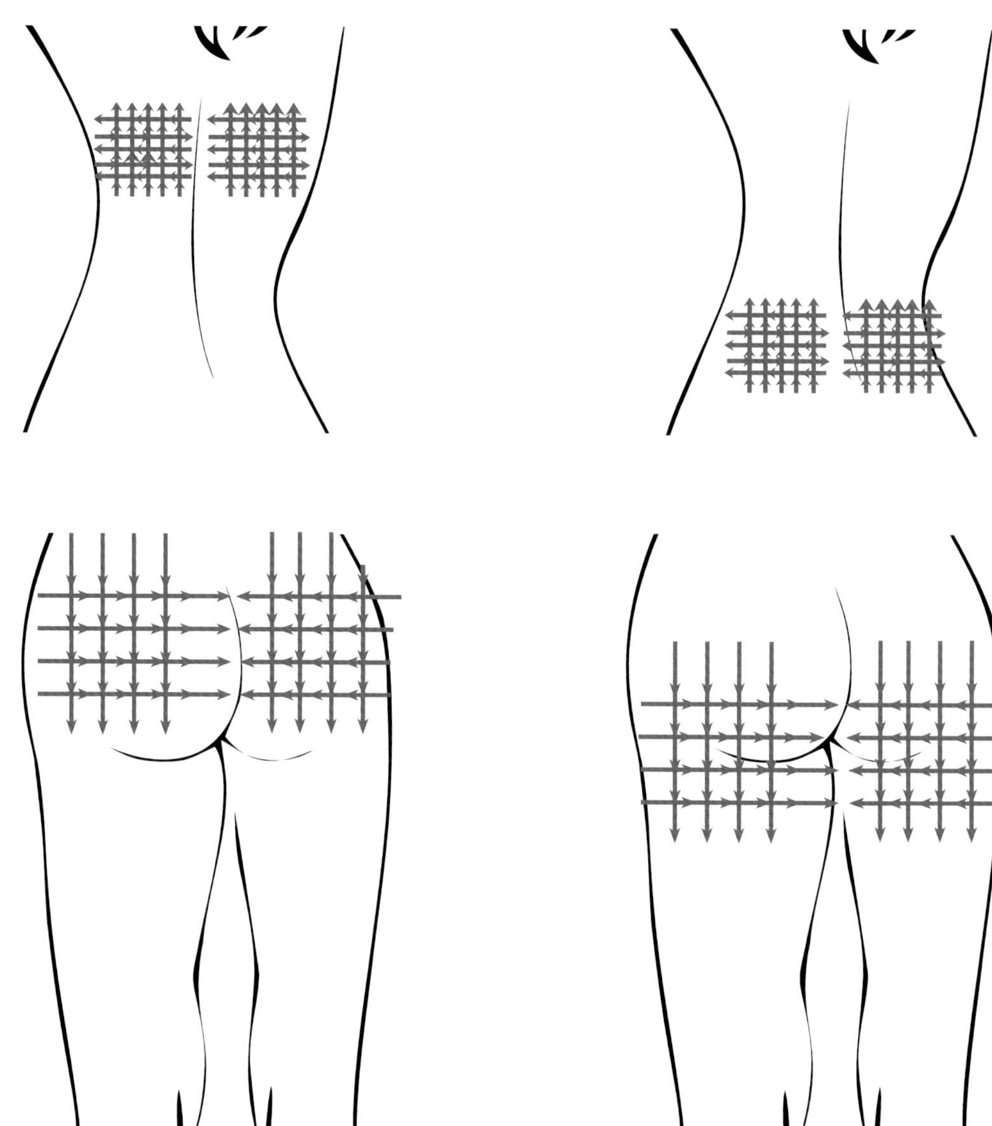

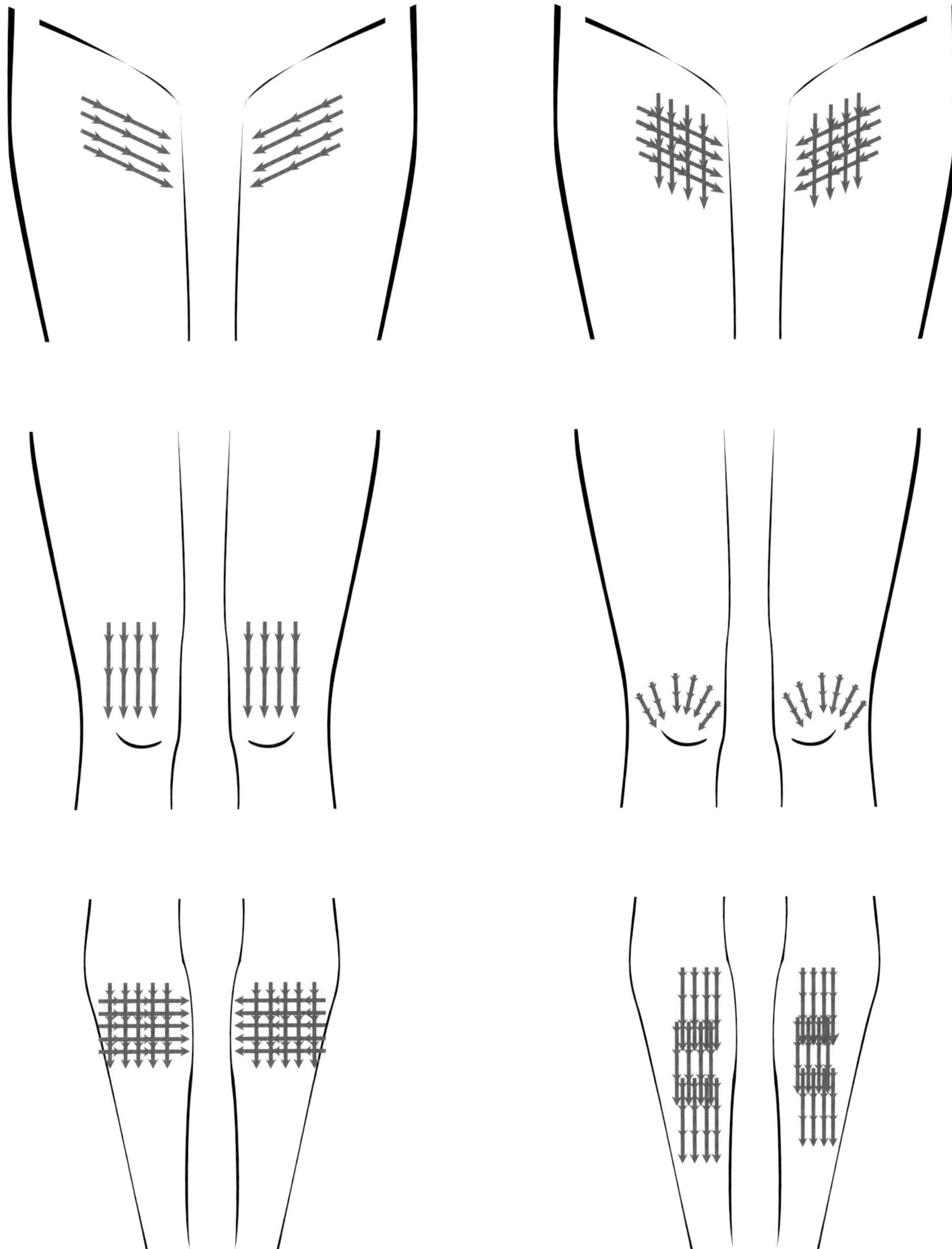

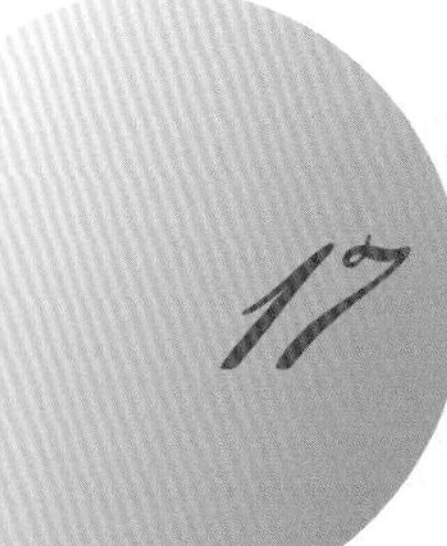

平滑线和螺旋线埋置的实操图

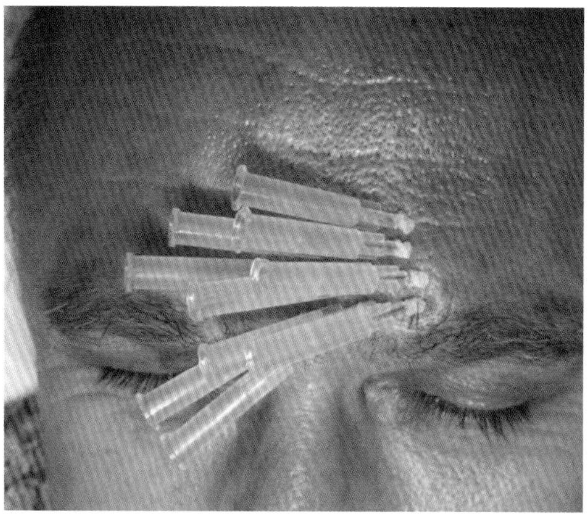

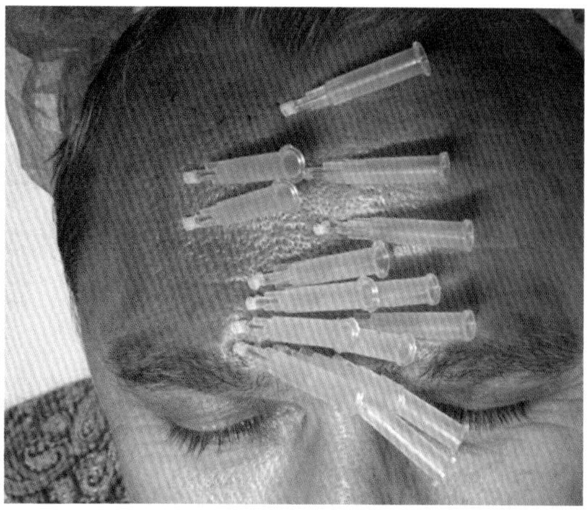

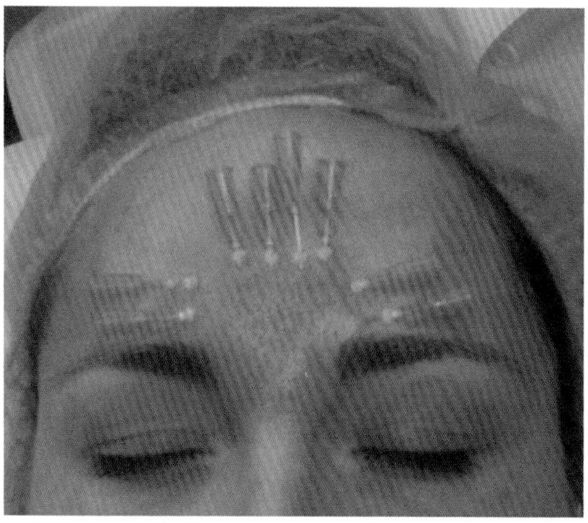

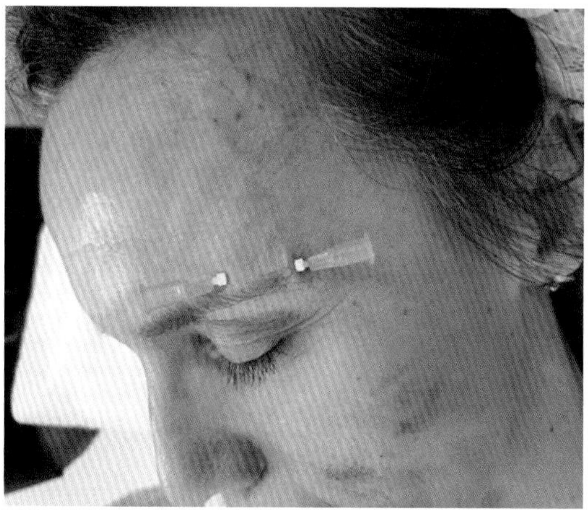

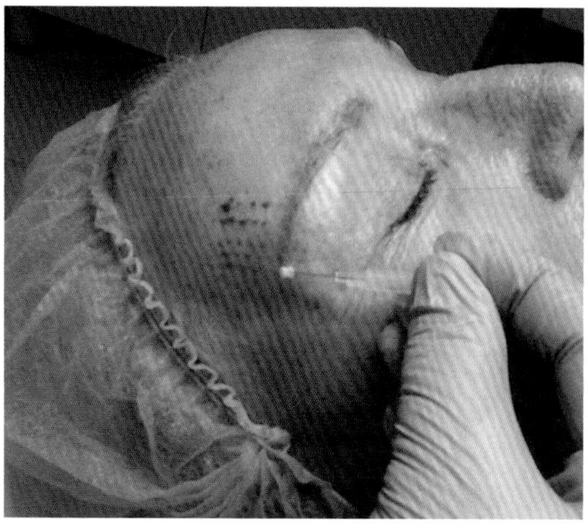

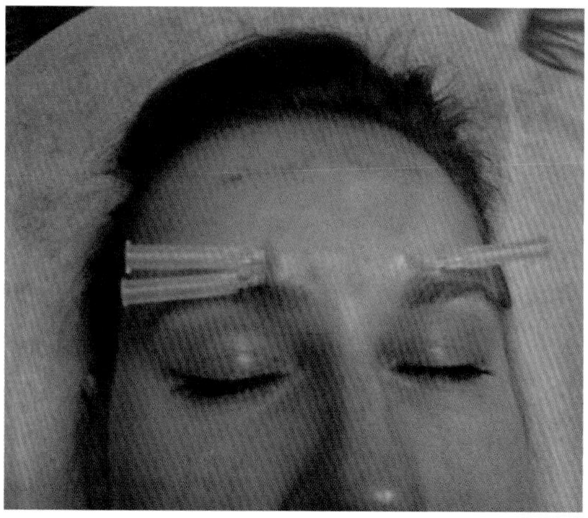

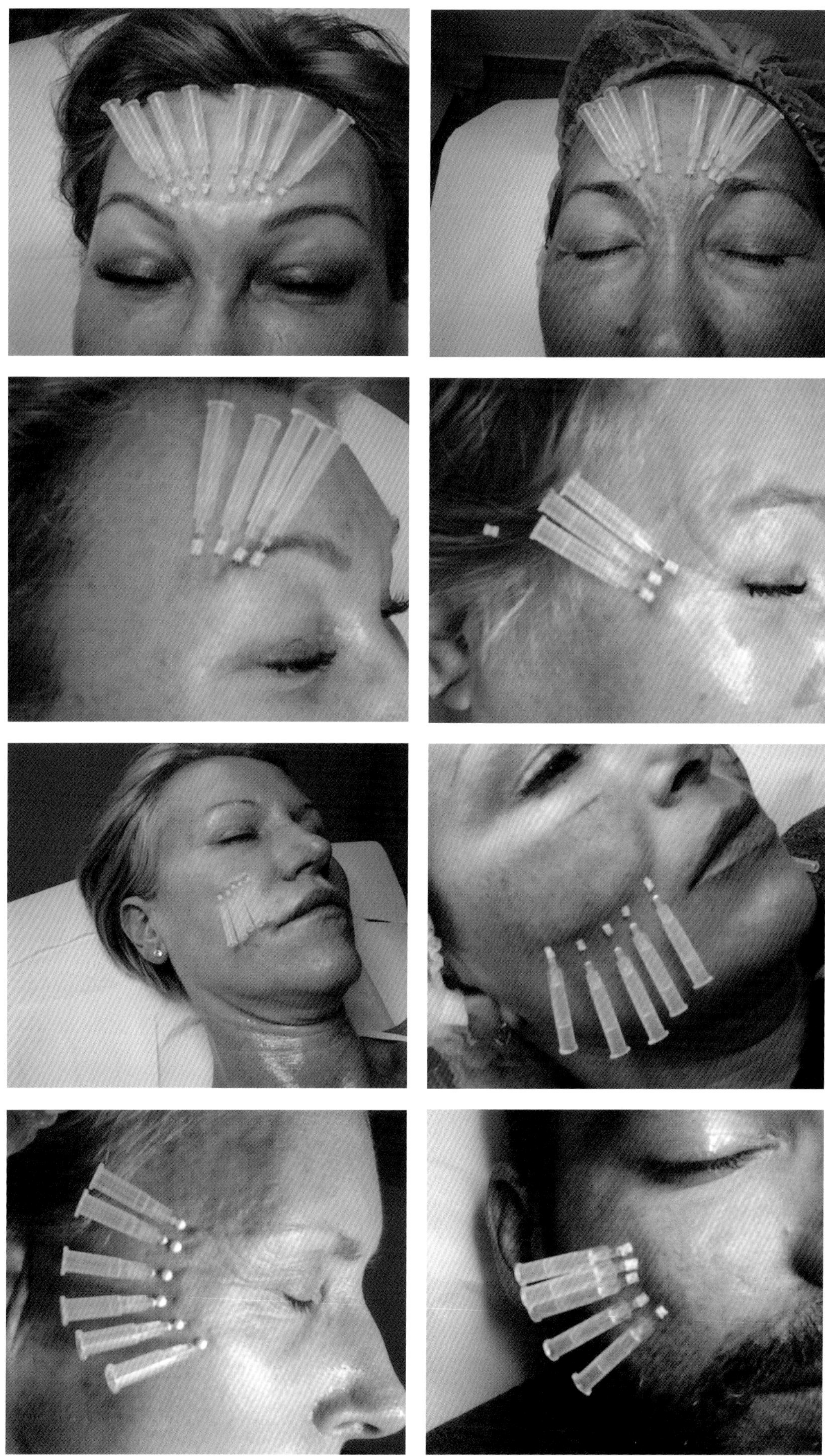

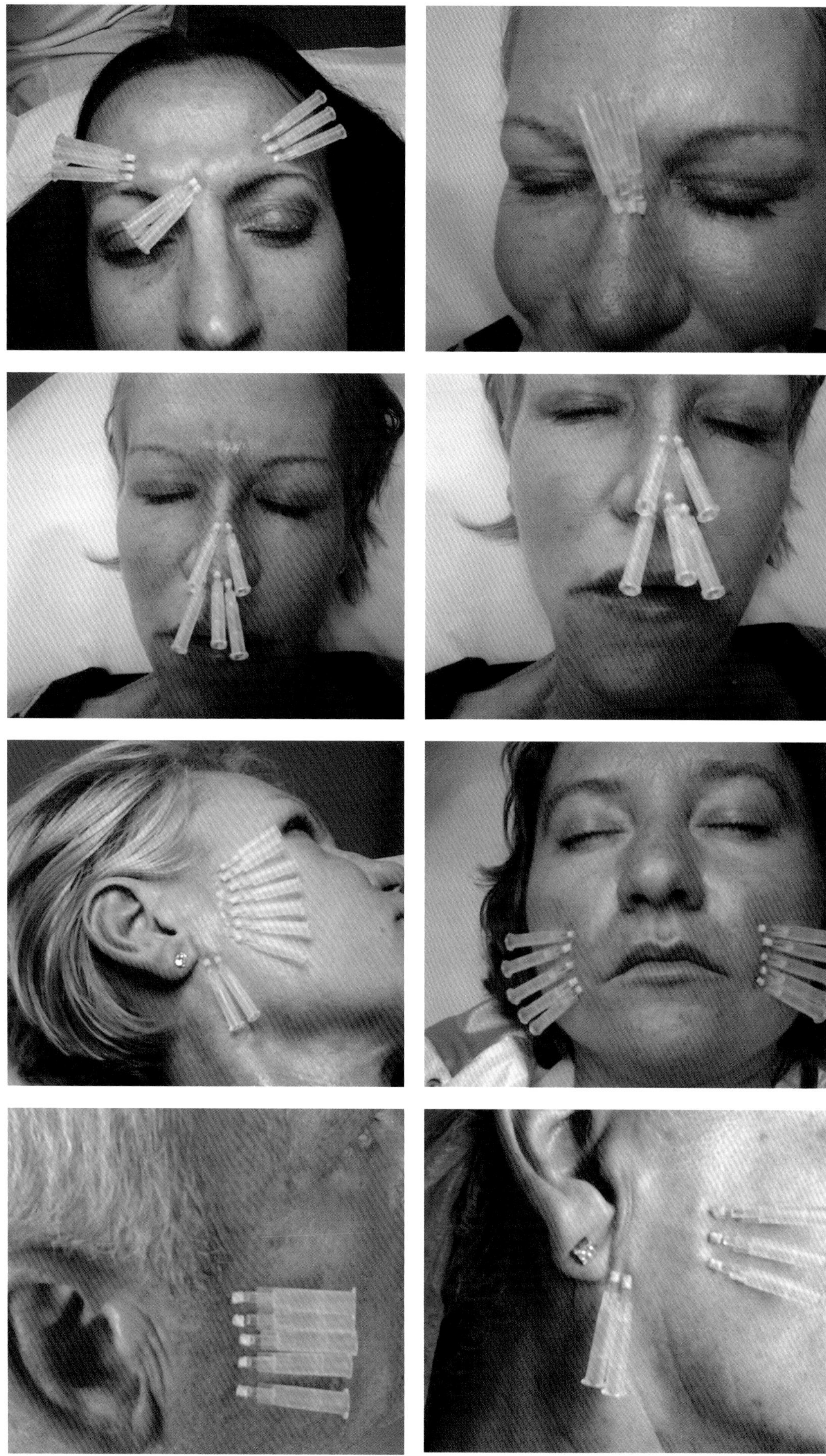

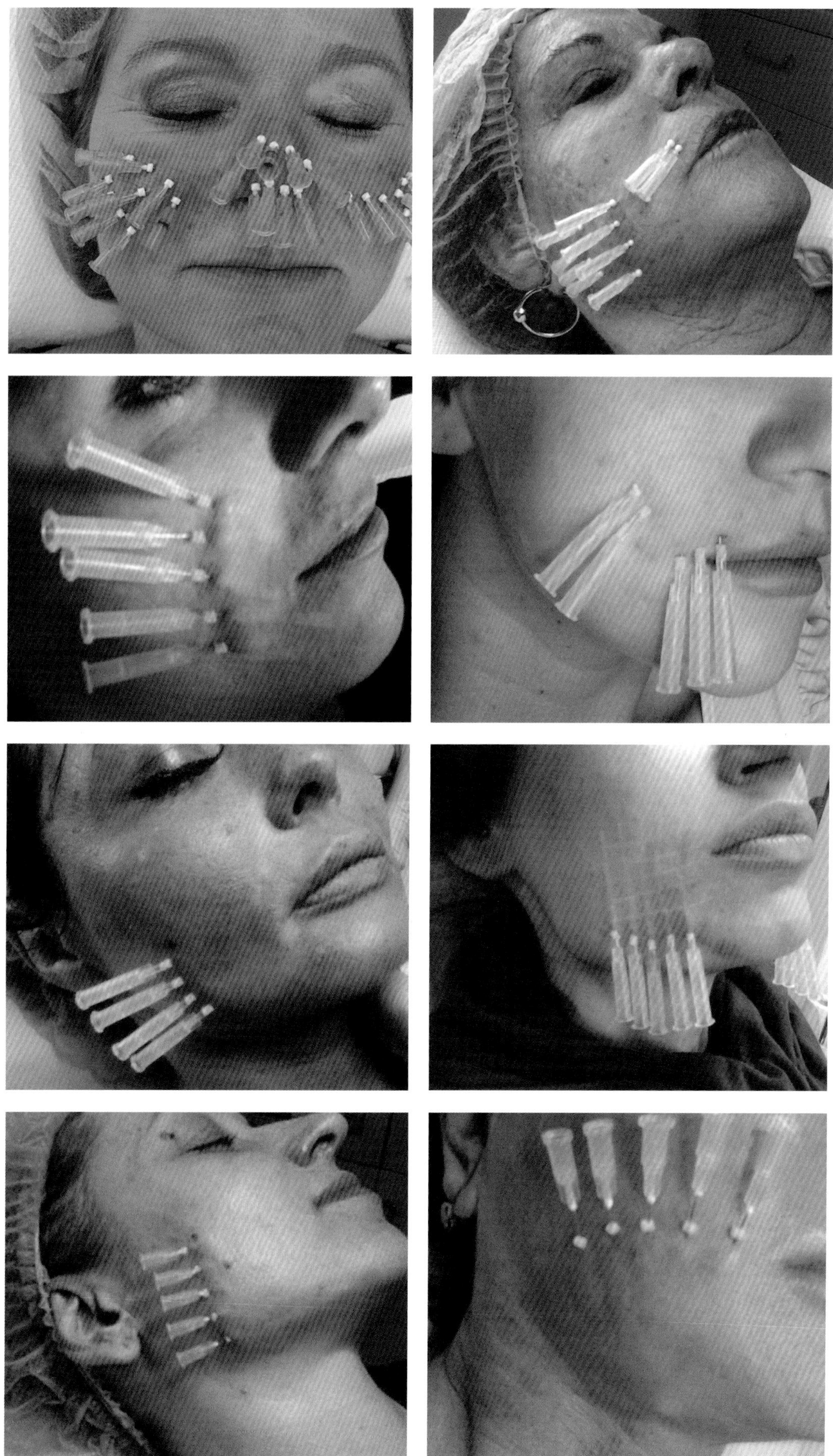

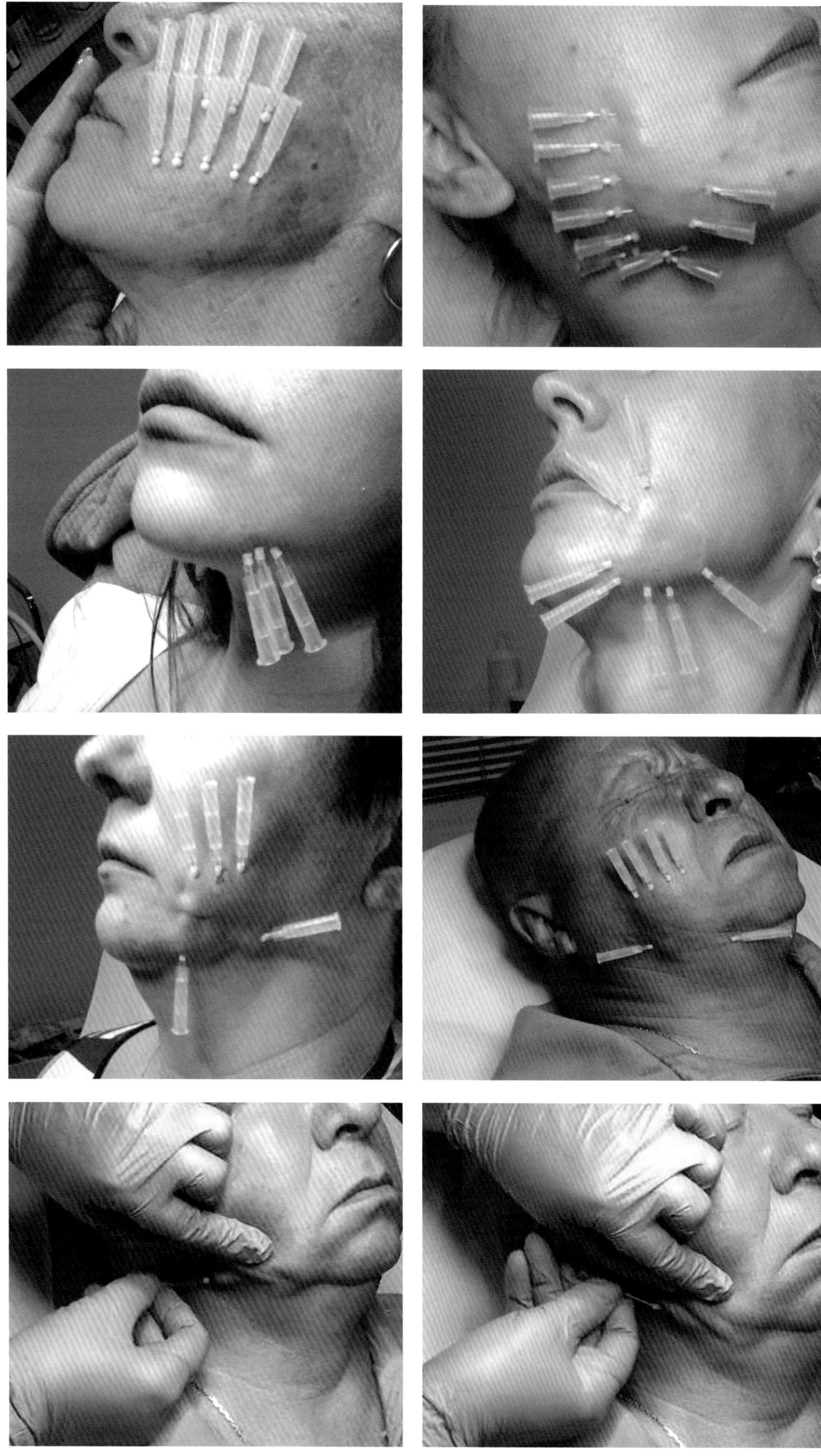

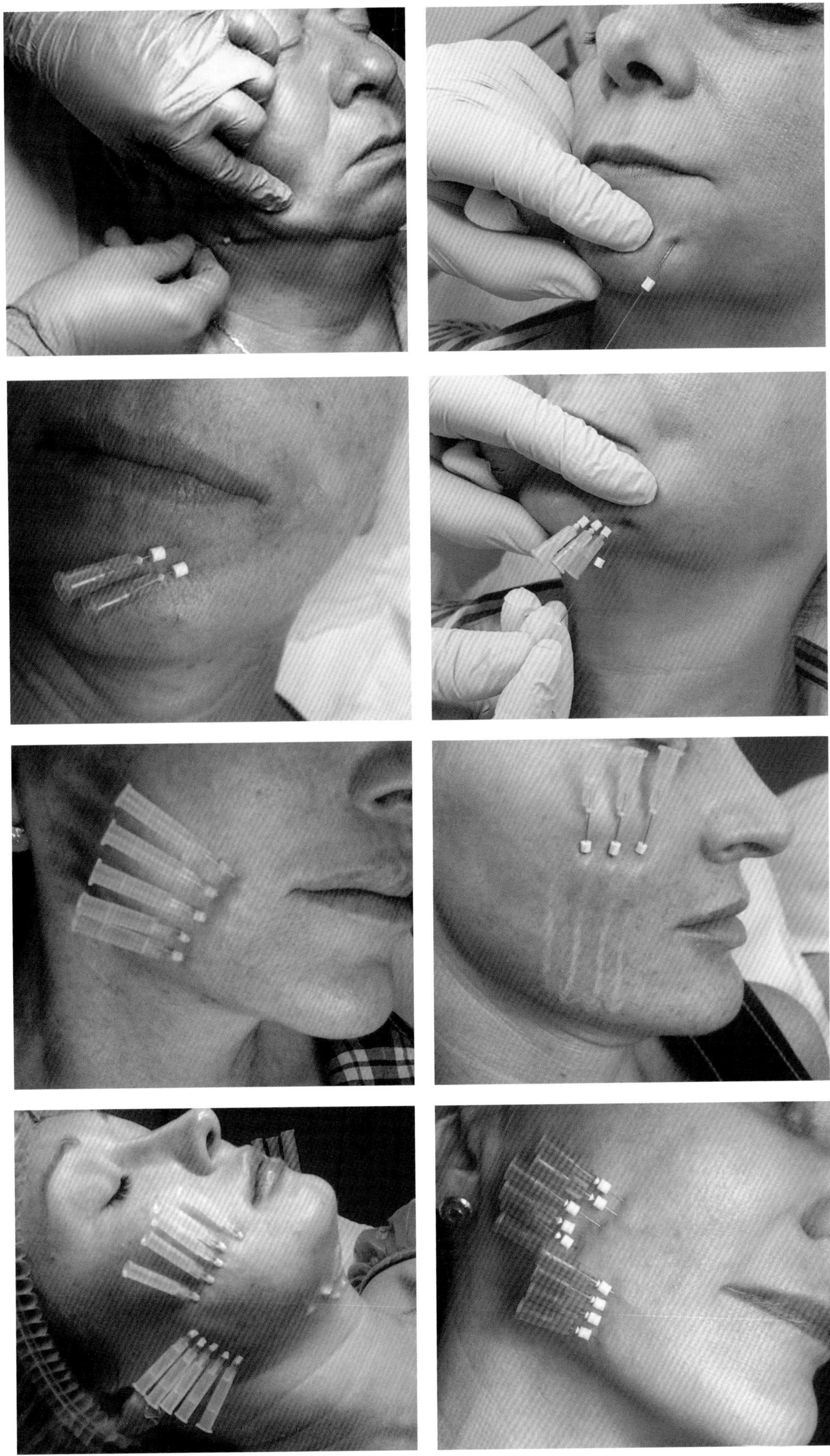

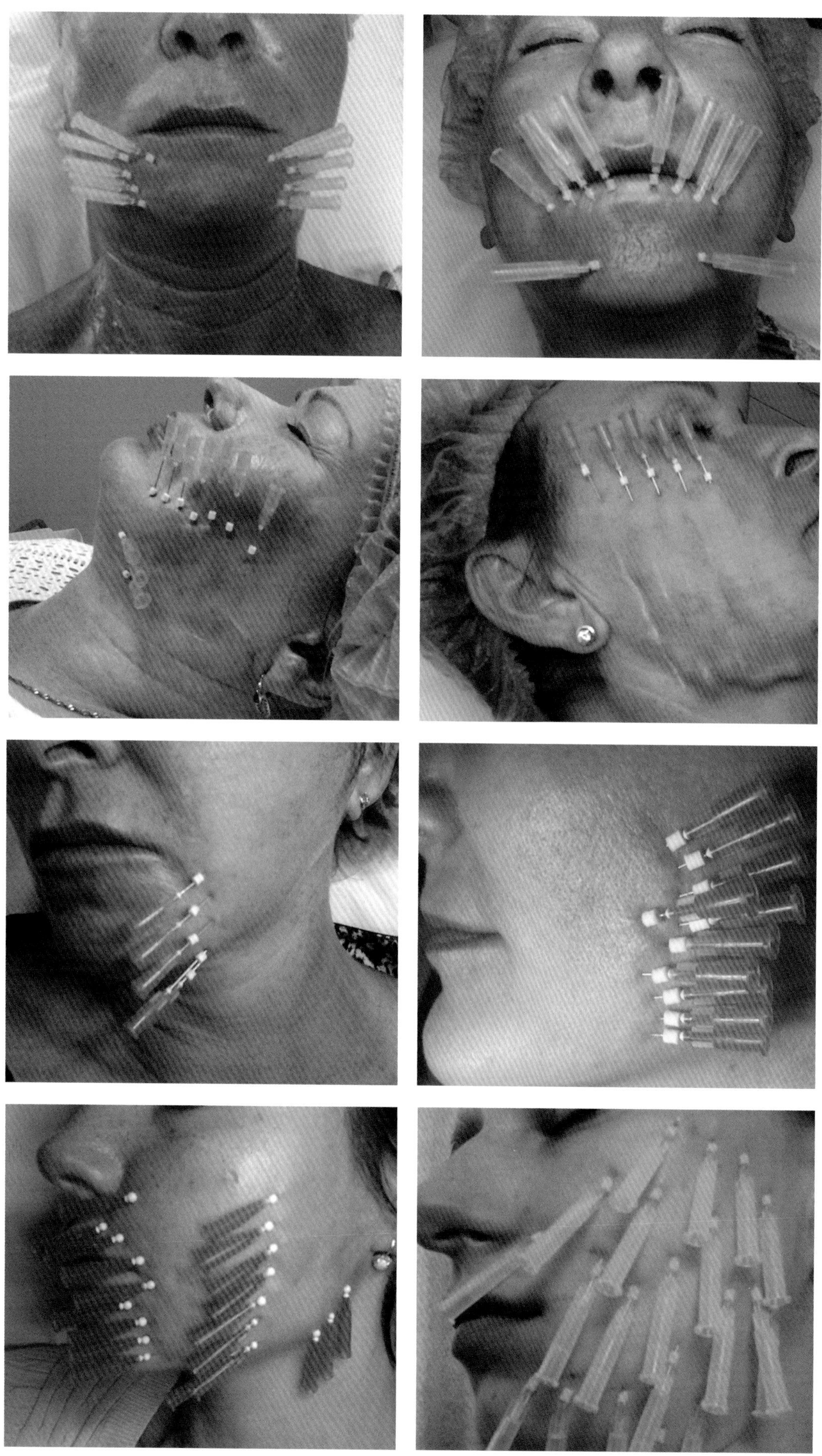

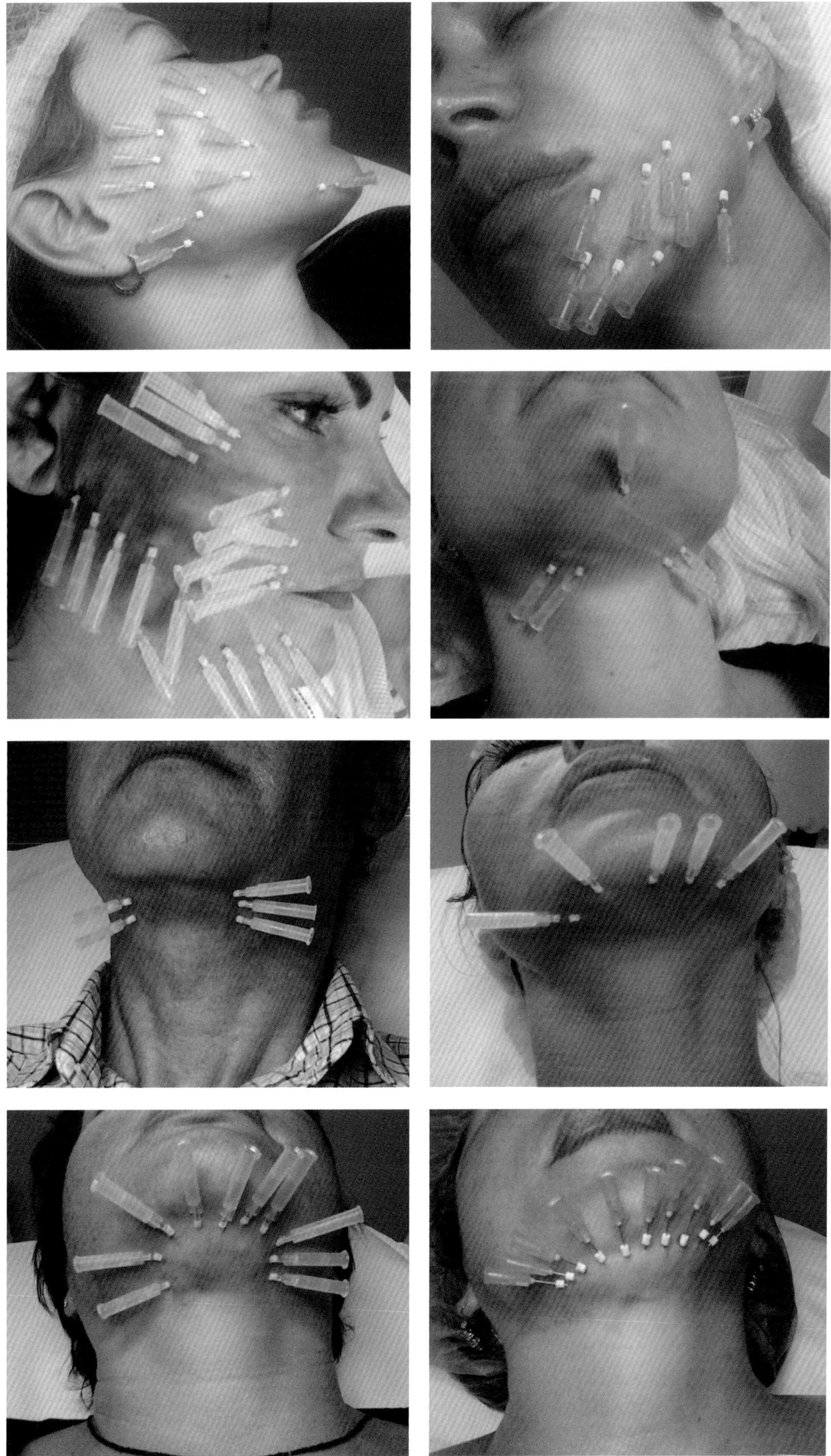

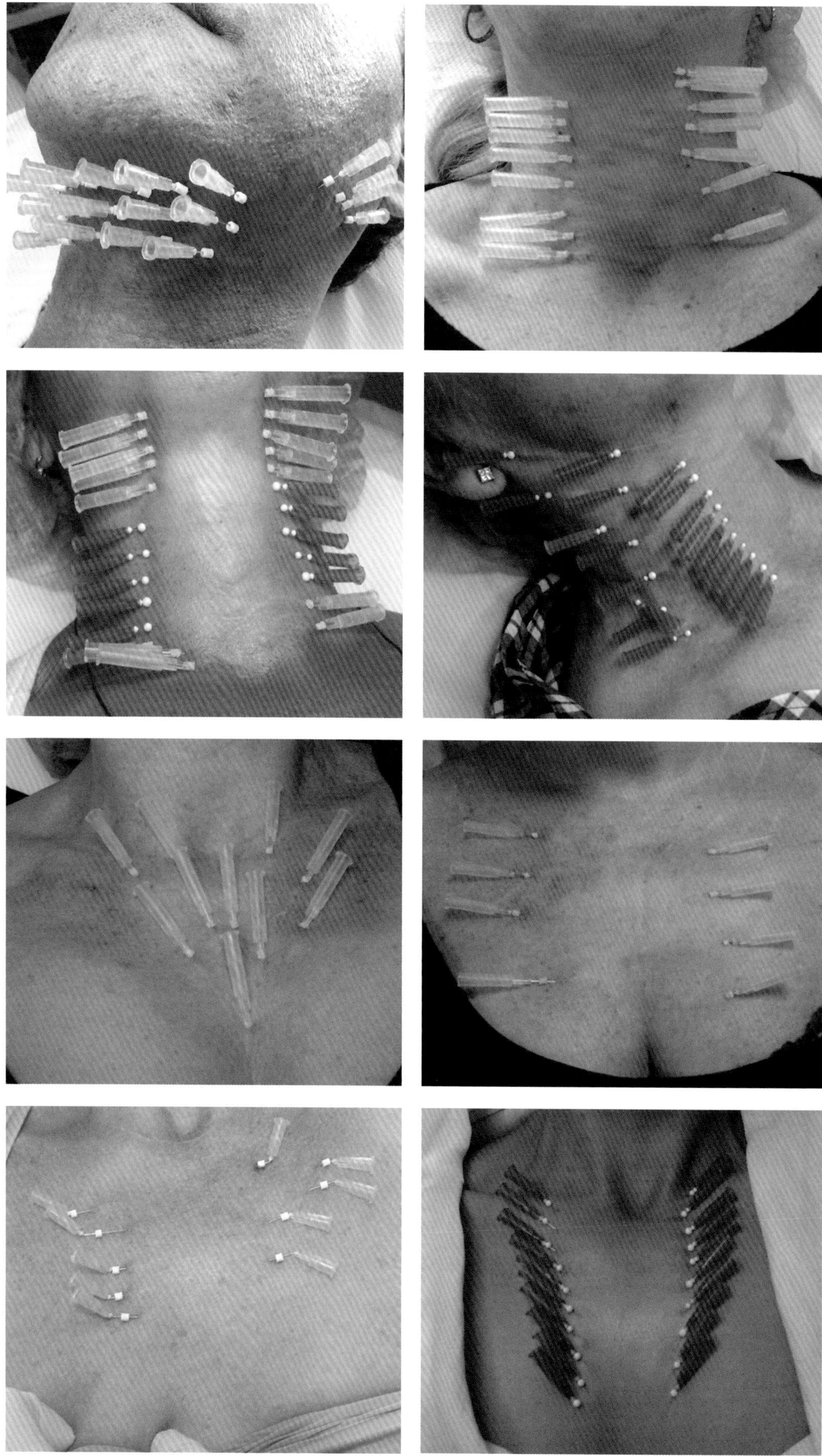

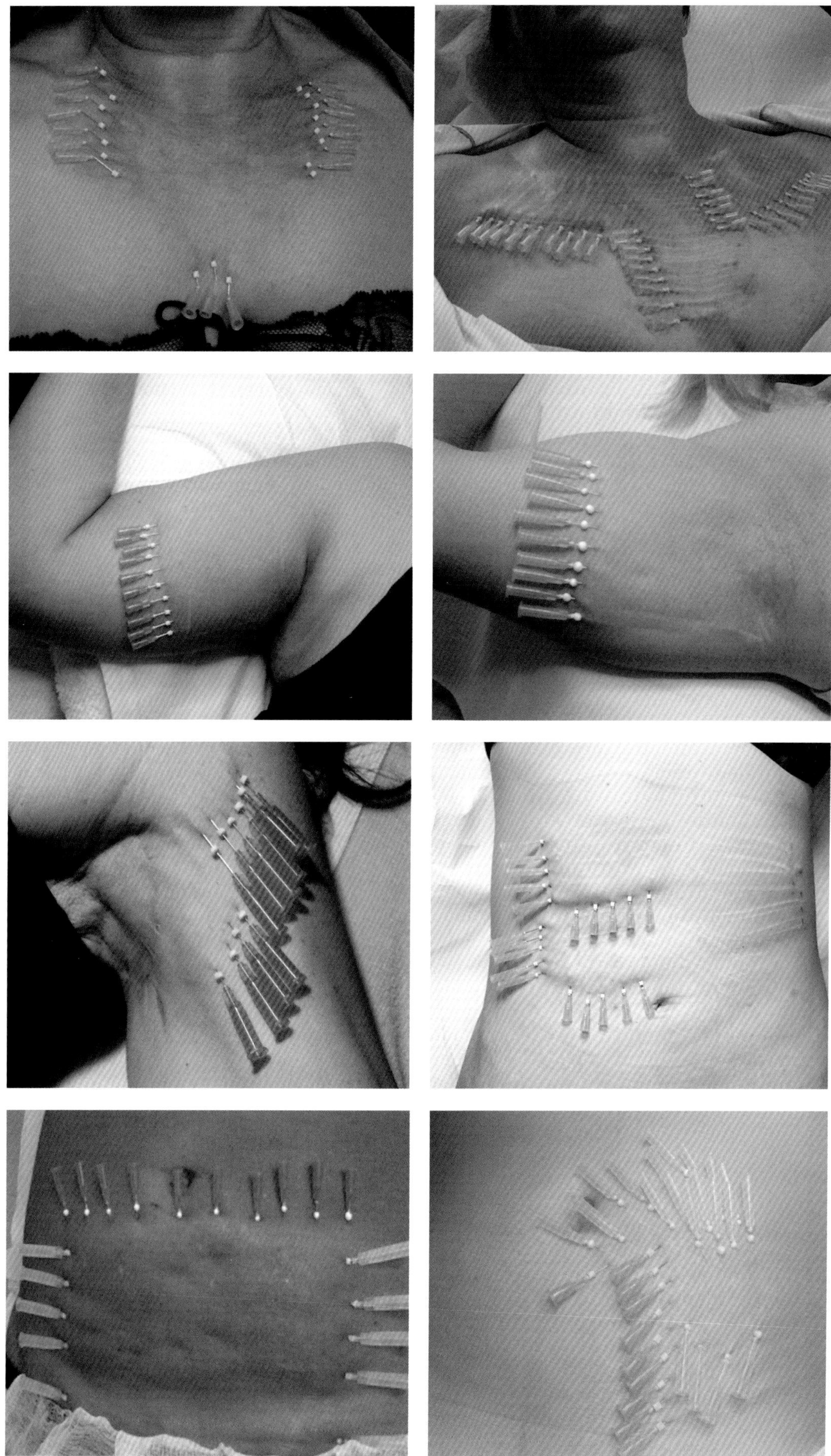

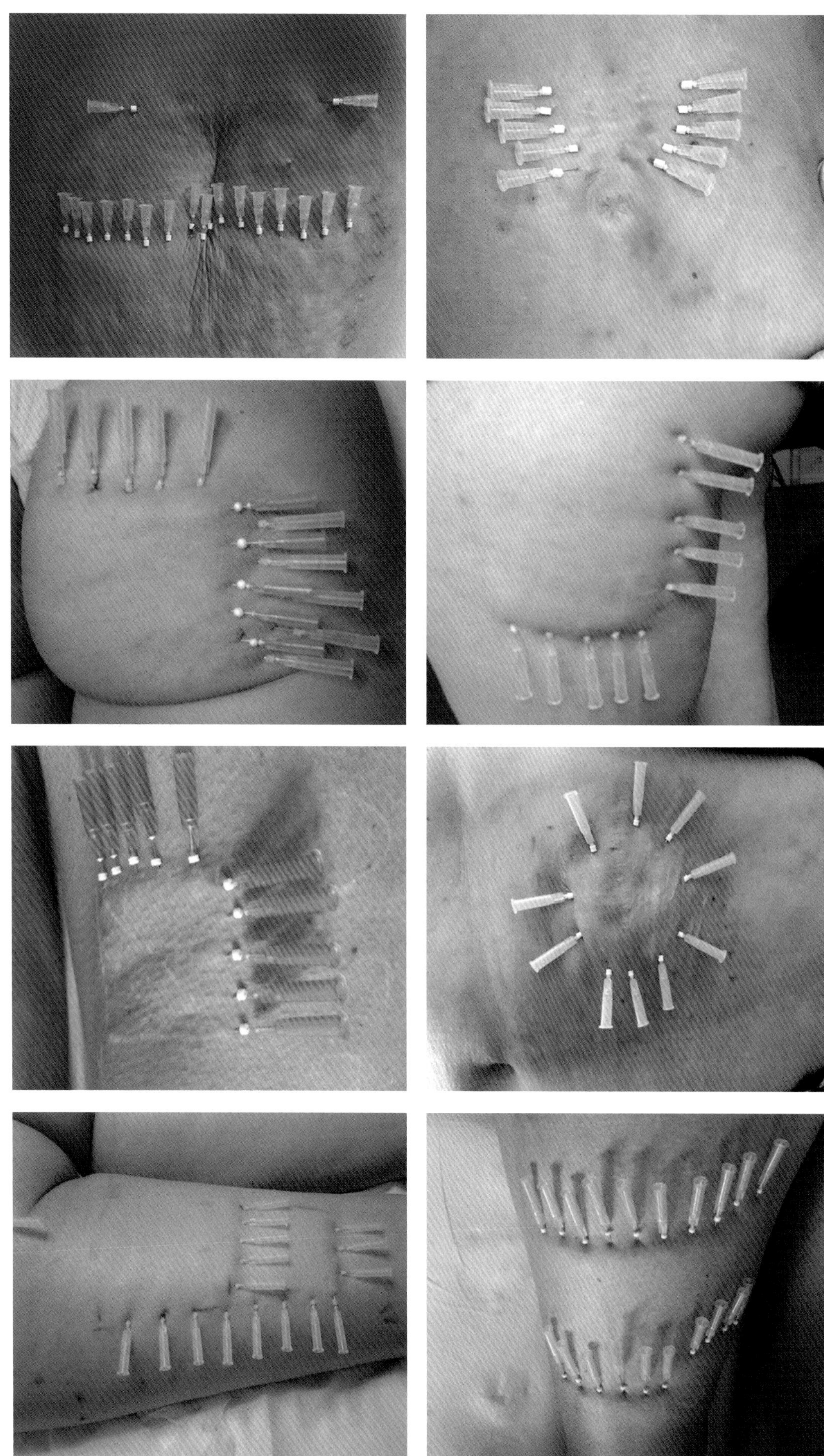

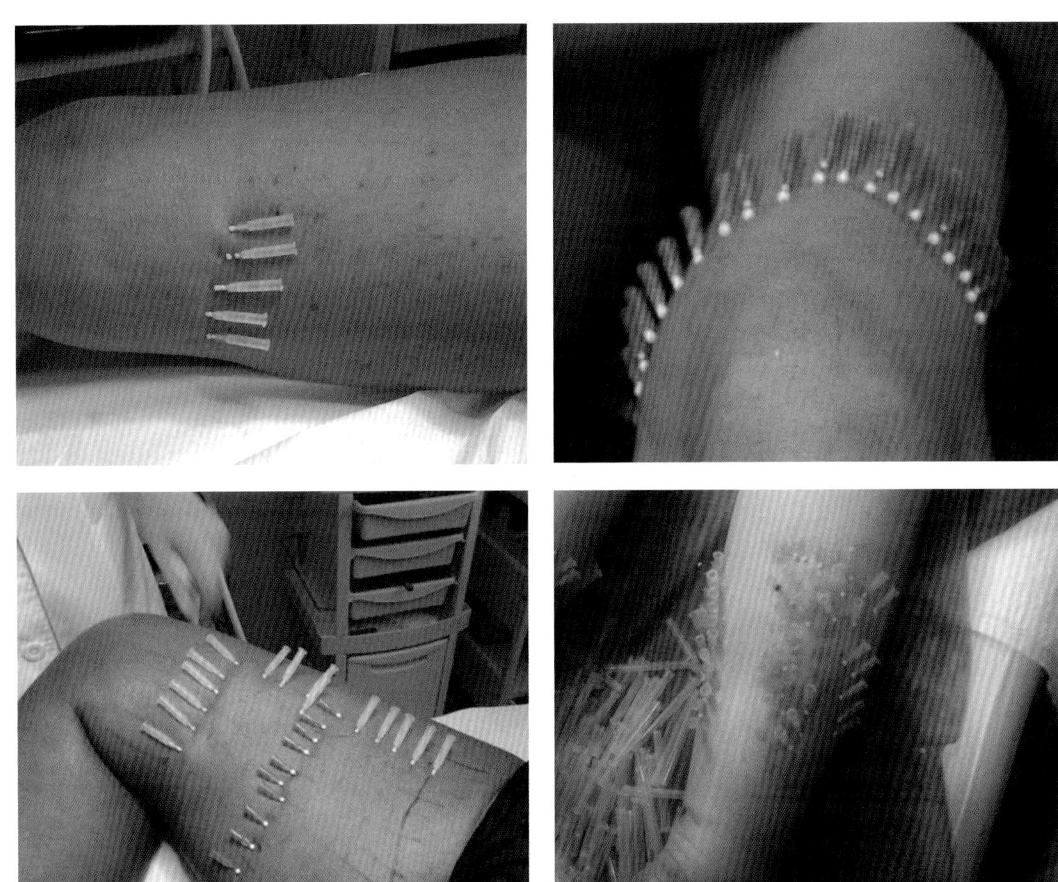

18 平滑线和螺旋线埋置前后效果对比图

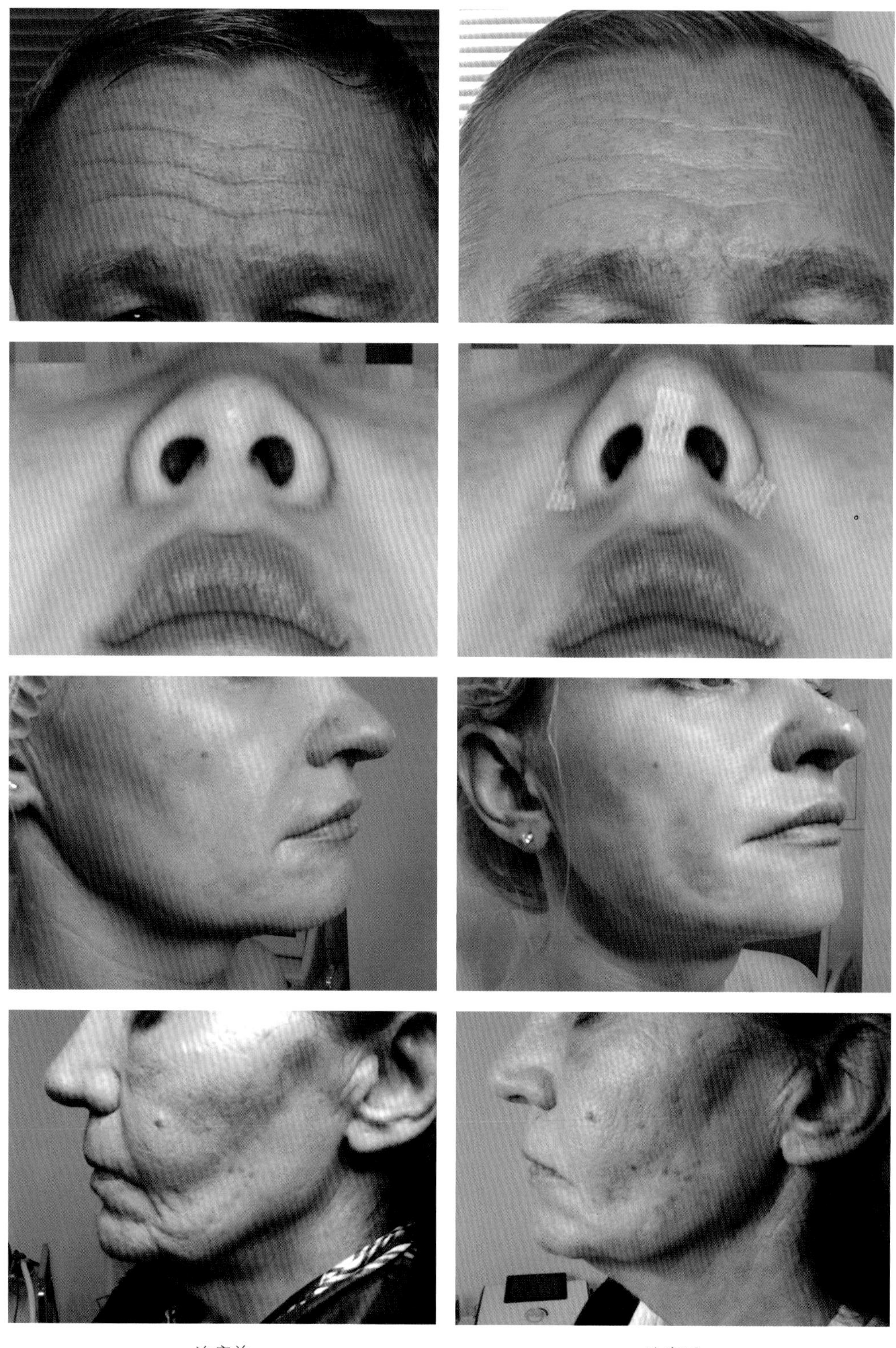

治疗前 治疗后

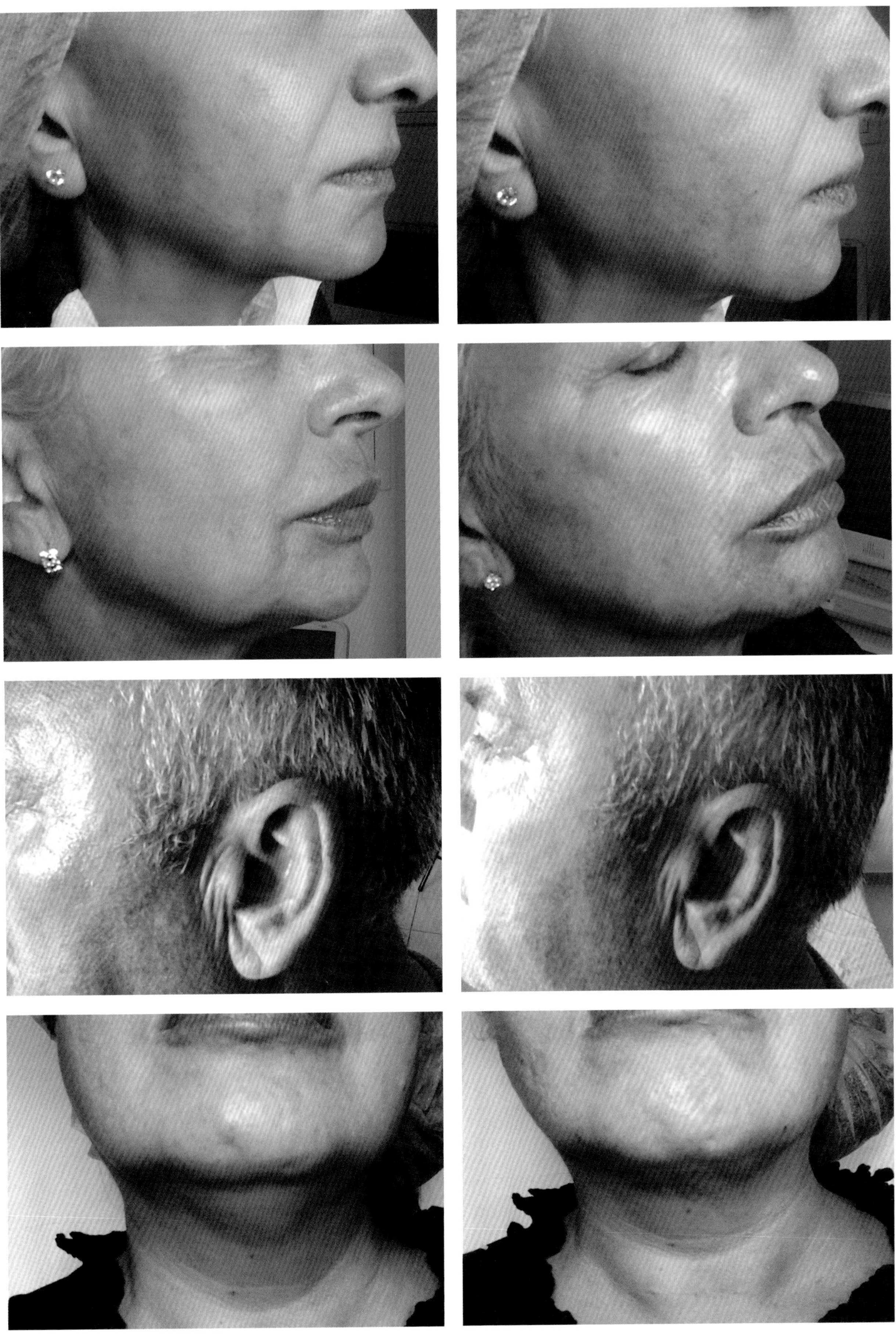

治疗前　　治疗后

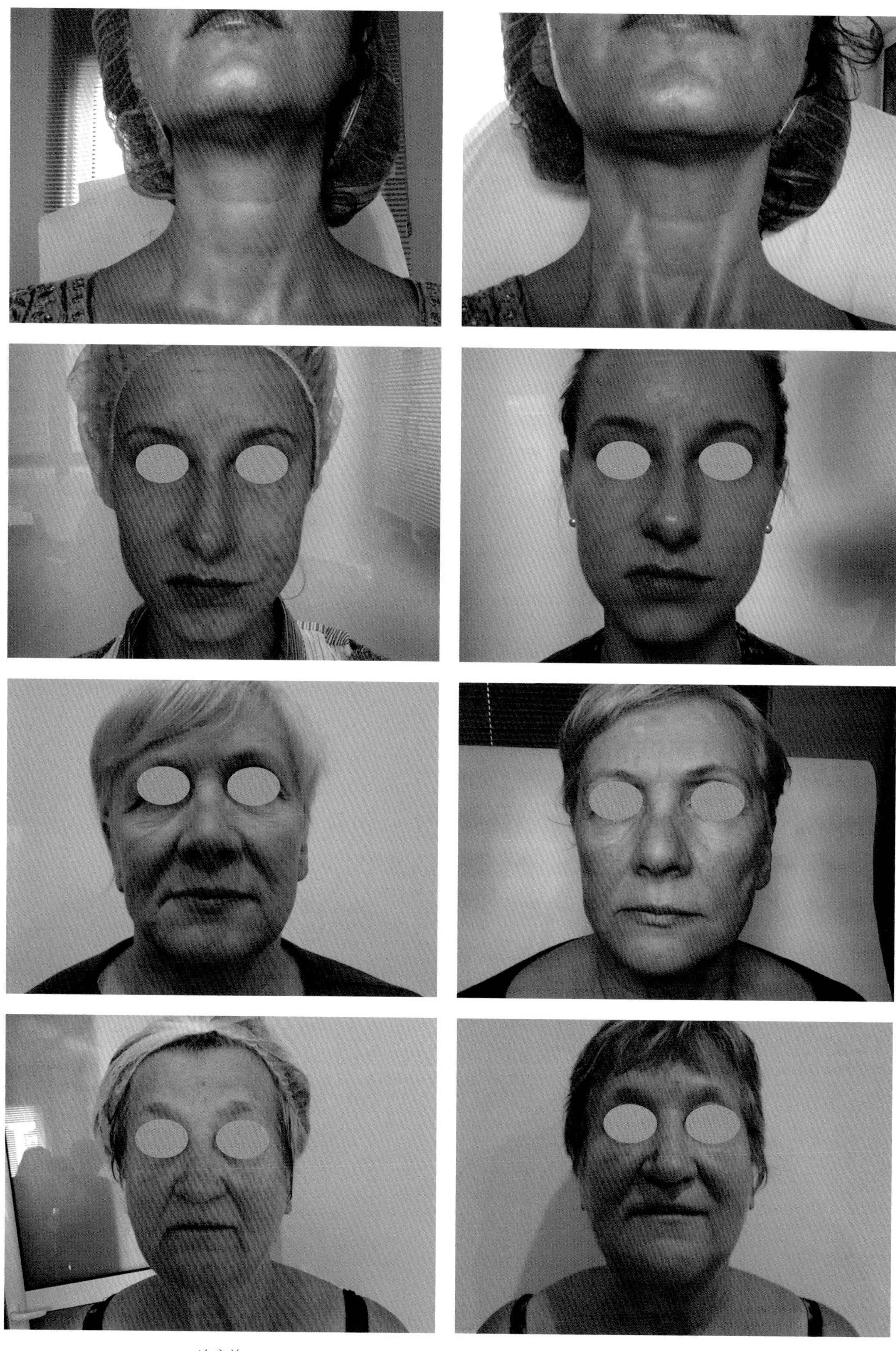

治疗前　　治疗后

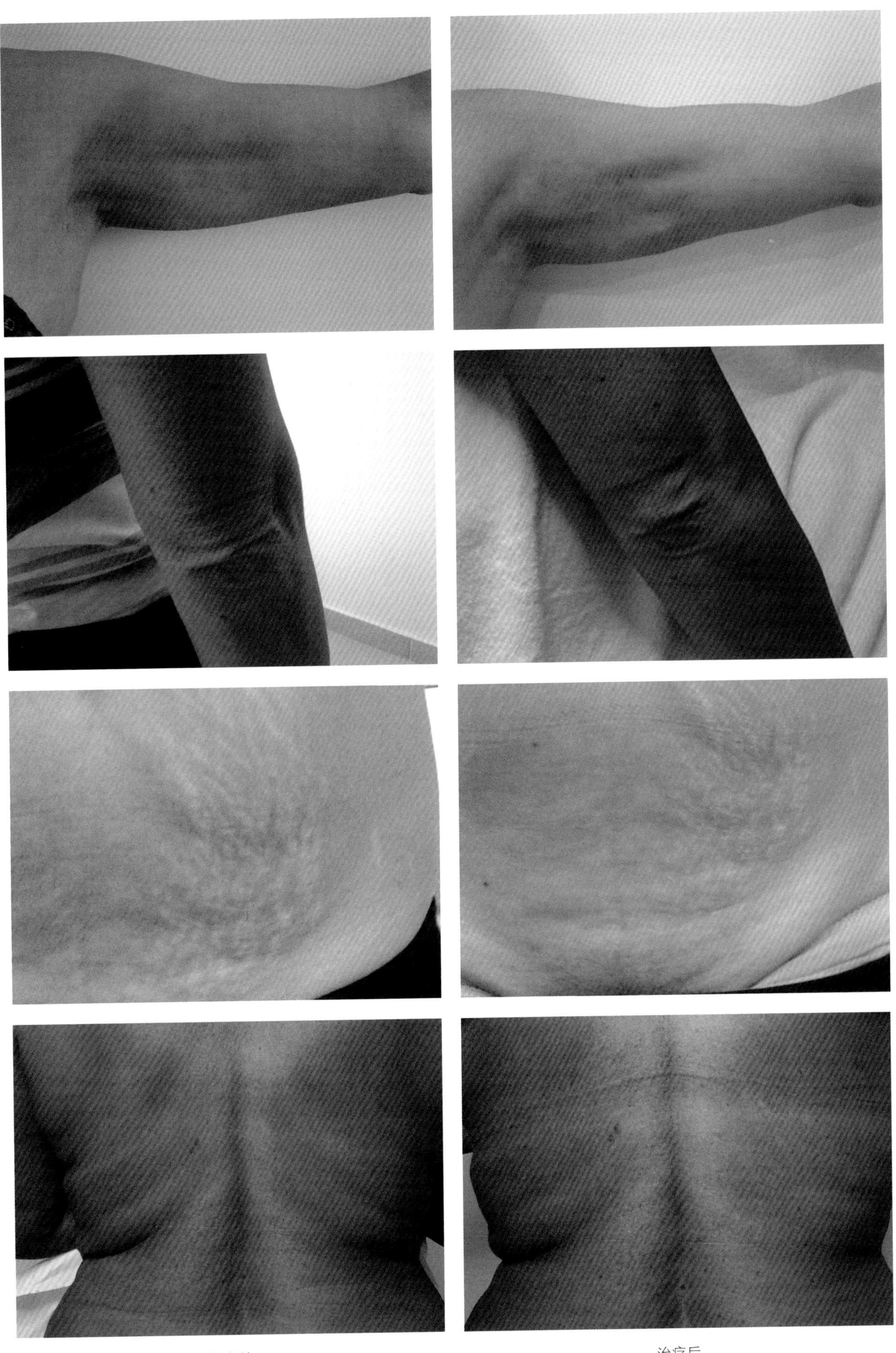

治疗前 治疗后

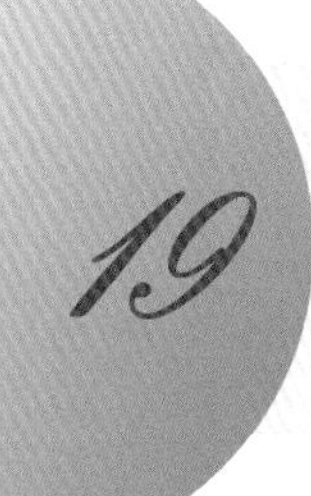

19 锯齿线埋置的实操图

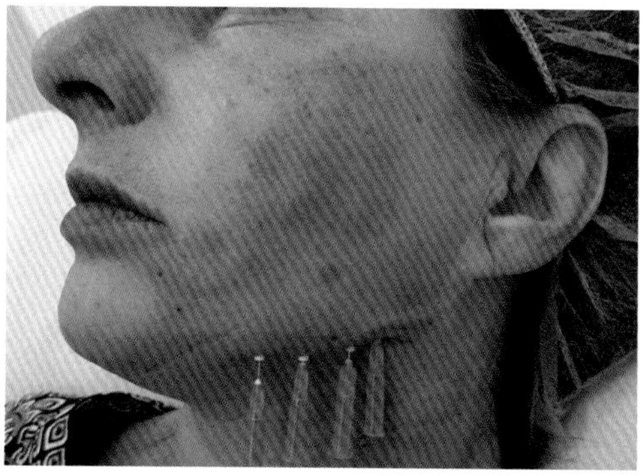

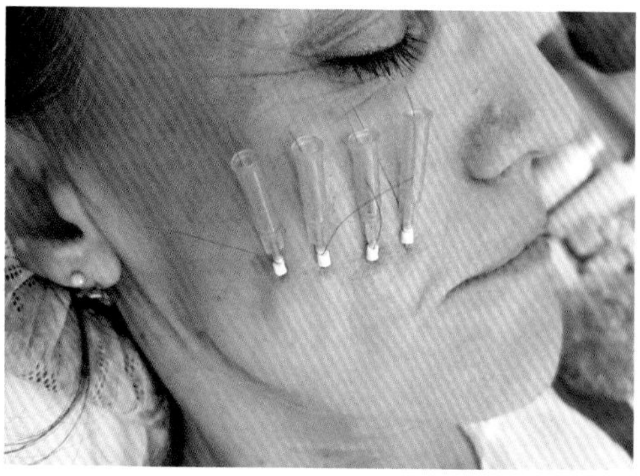

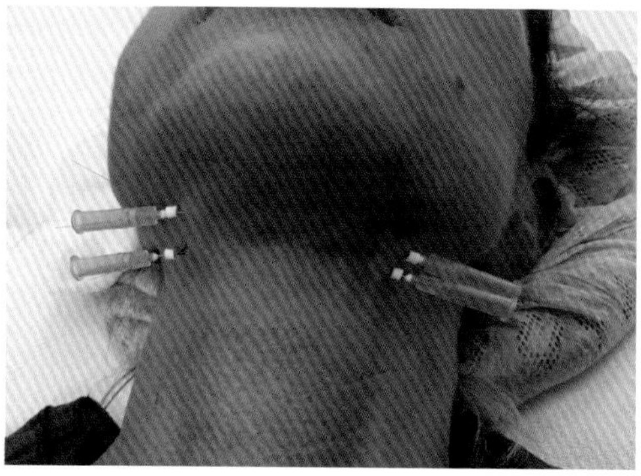

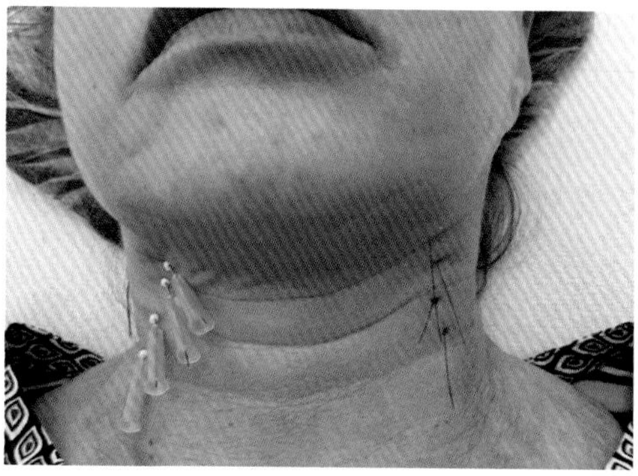

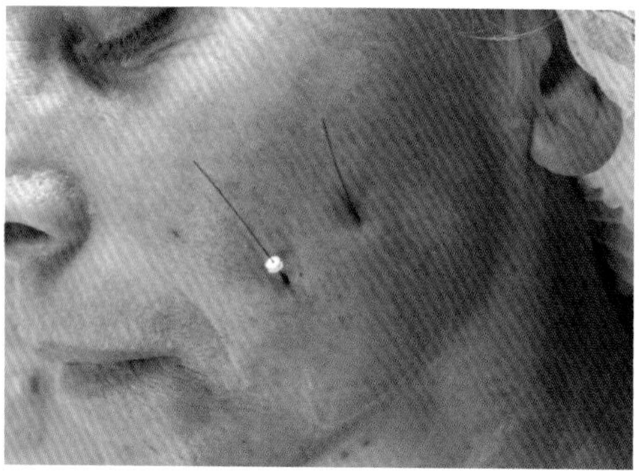

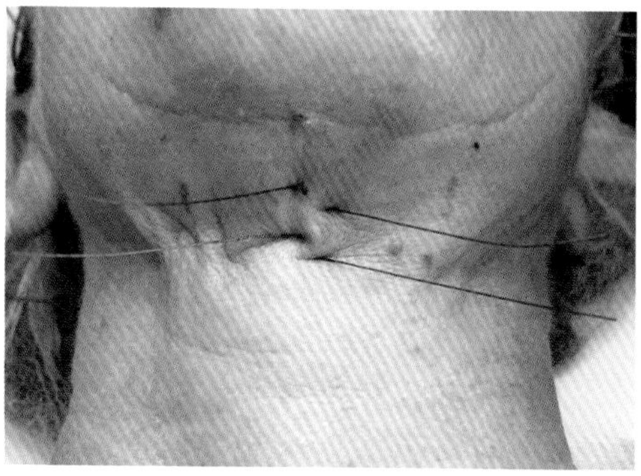

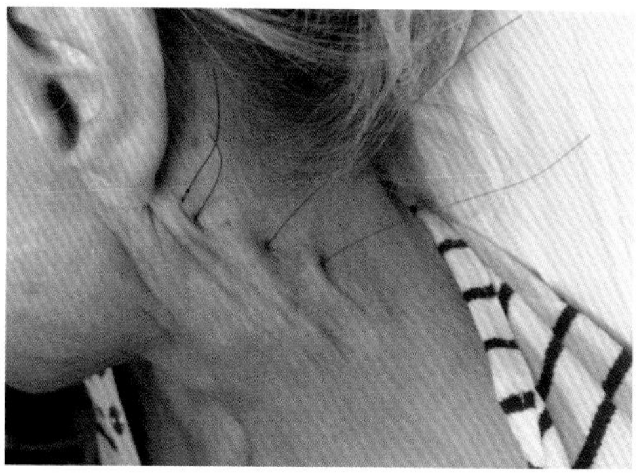

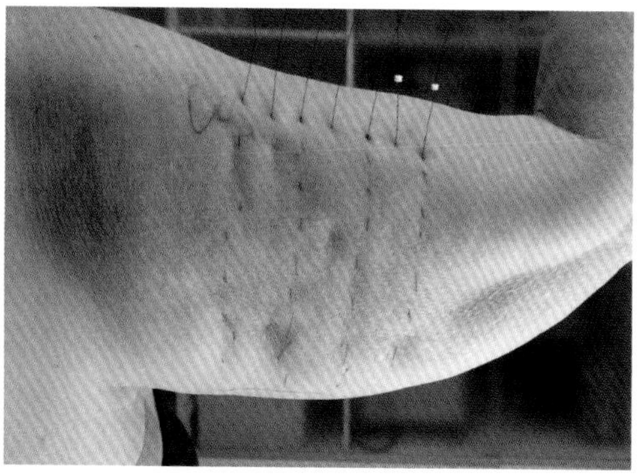

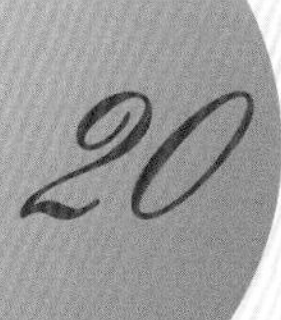

锯齿线埋置前后效果对比图

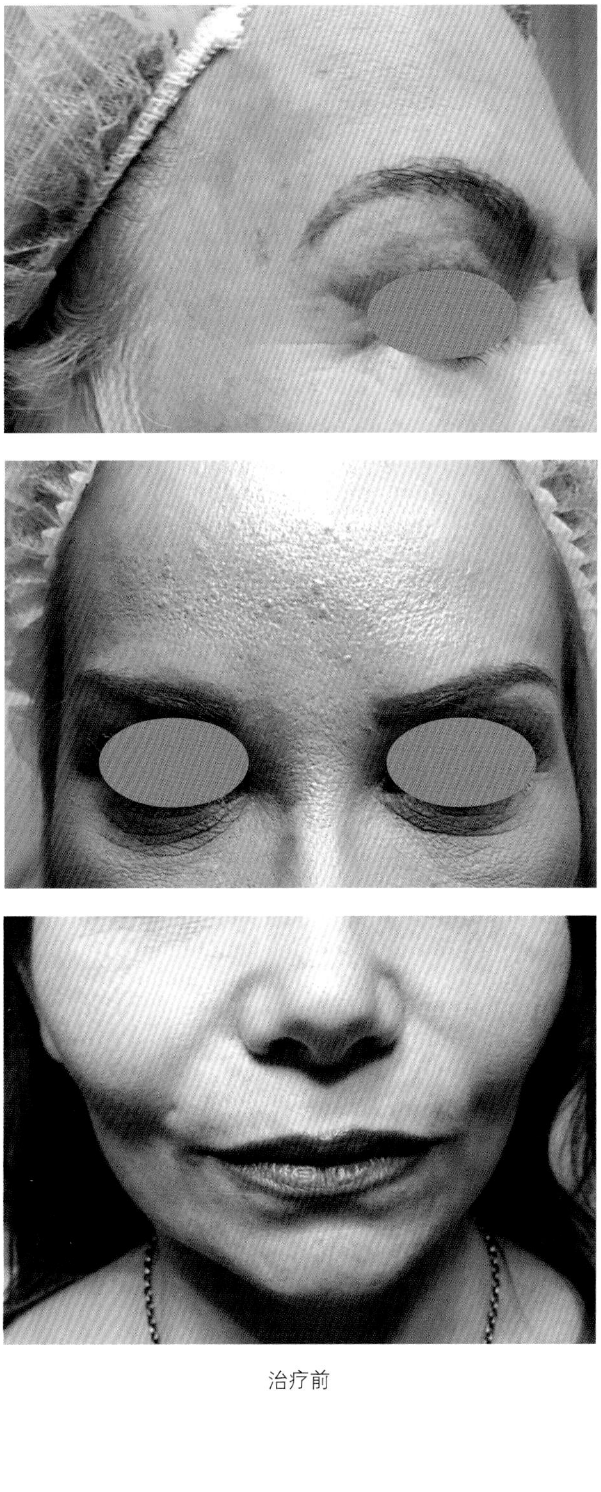

治疗前 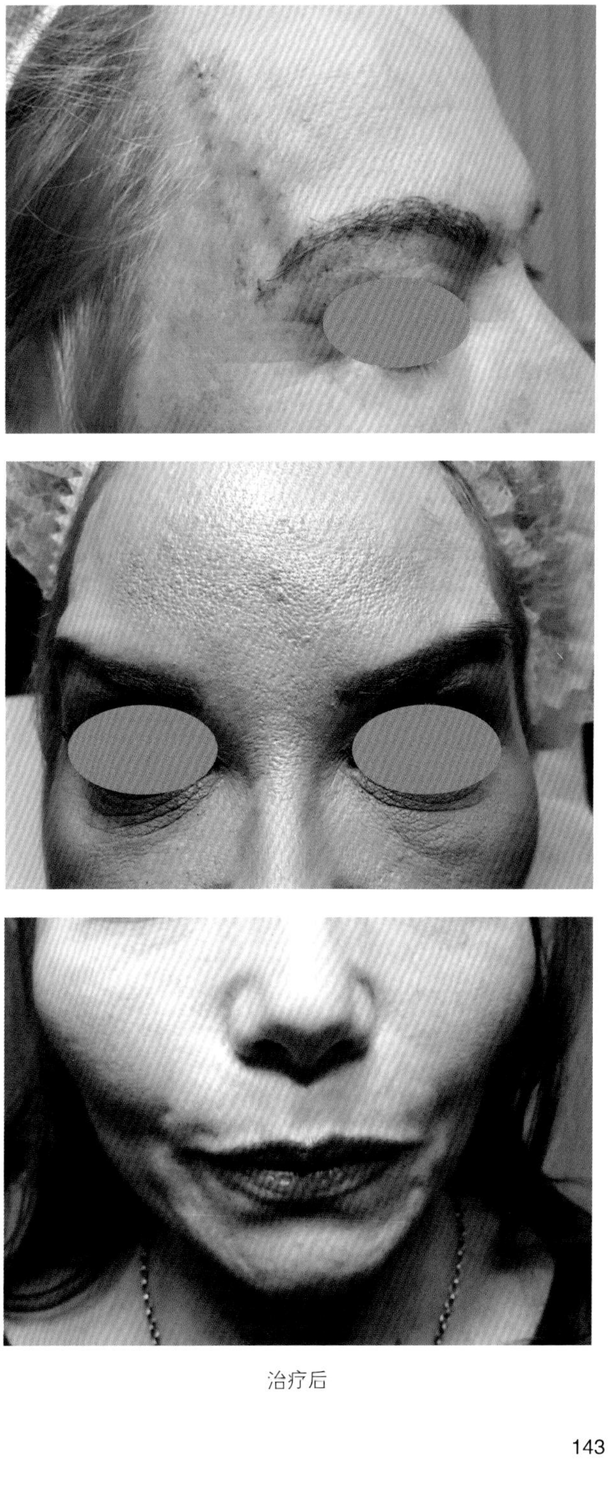　　治疗后

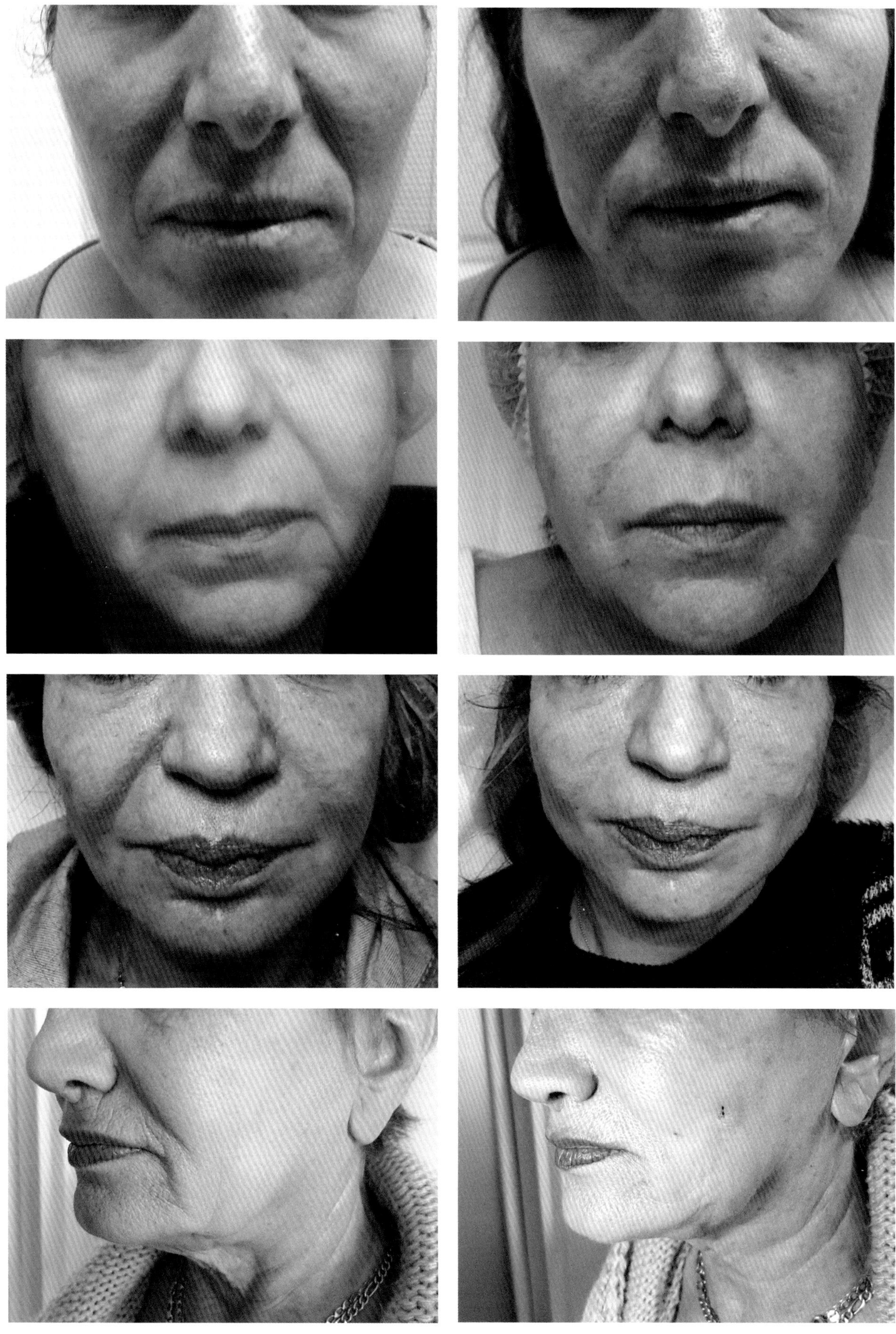

治疗前　　治疗后

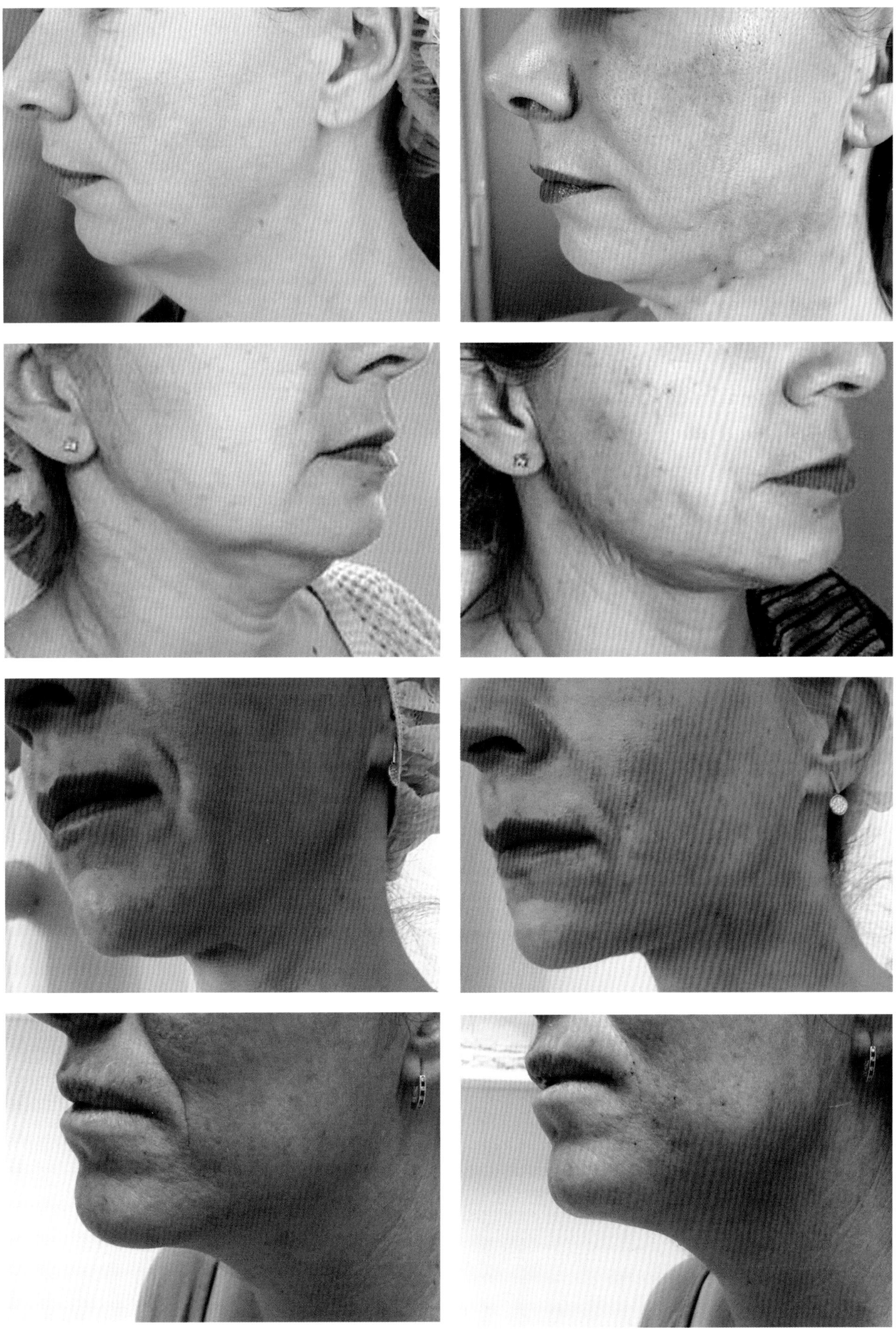

治疗前 治疗后

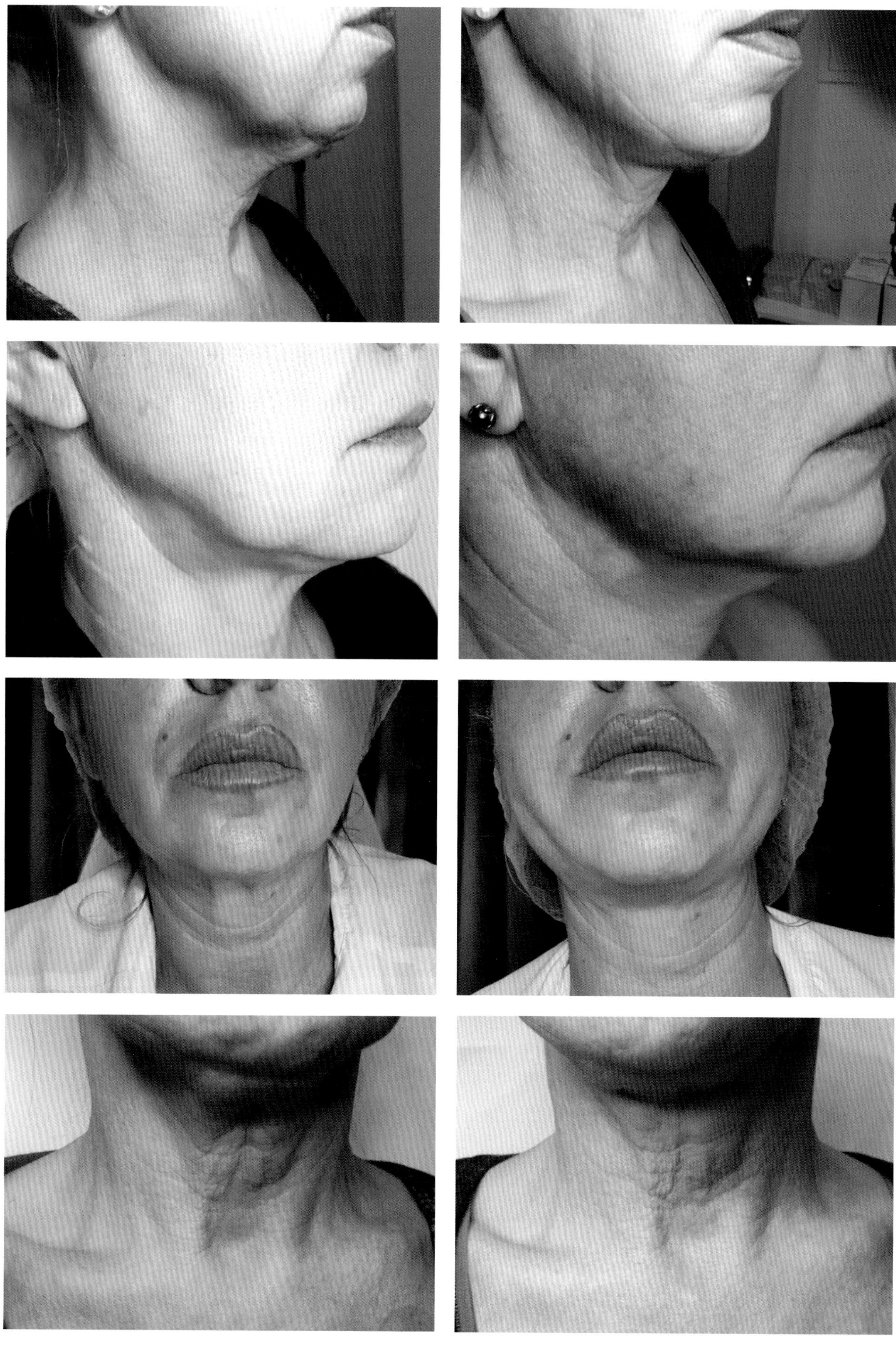

治疗前 治疗后

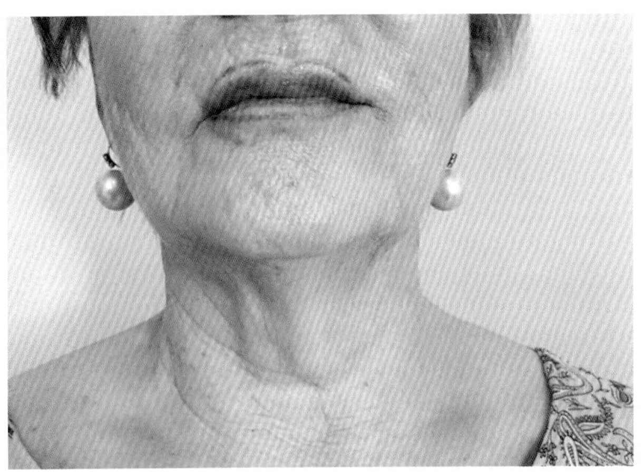

治疗前

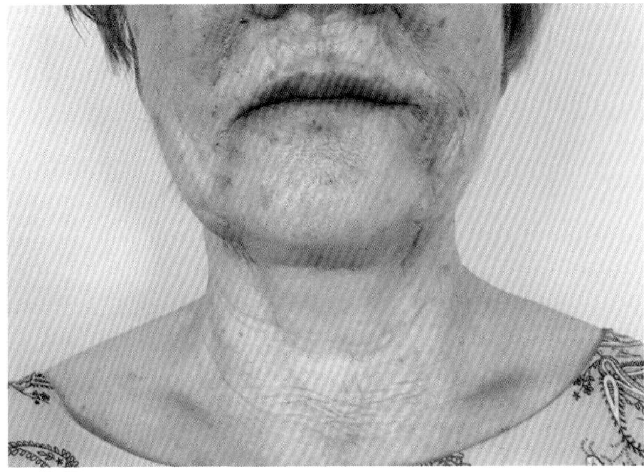

治疗后

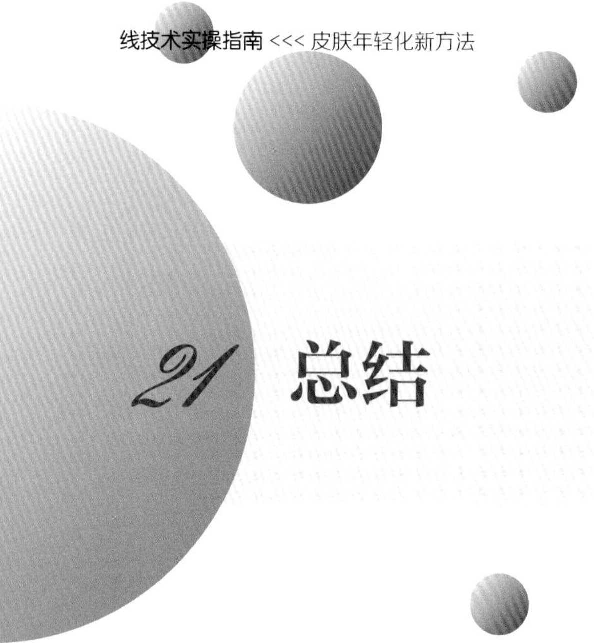

21 总结

将 PDO 埋线提升技术引入医学美容领域可谓恰逢其时，它极大丰富了皮肤年轻化的治疗手段，这归功于其有效的预防性和出色的治疗性。

PDO 线在外科手术领域的应用有着悠久的历史，可被人体吸收，且不对机体组织的生理功能造成毒副作用，基于线材刺激胶原蛋白新生的特点，辅以恰当的注射技术，定能给受术者带来显著且可视化的皮肤改善。

PDO 埋线提升技术可用于有主观意愿或有肉毒素禁忌证的人群。也可联合 PRP 疗法、中胚层疗法、间质干细胞治疗等方法，联合应用的治疗效果显著，可快速见效、作用持久。

进行 PDO 埋线提升只需约 30min，副作用小，恢复期短。该技术使得针对面部和躯体其他部位皮肤的治疗得以分阶段、分层级、分部位地同时或逐步开展，还能改善皮肤、皮下组织及肌肉的生理特性。同时，PDO 埋线提升技术在肥胖症和妇科整形方面也能起到很大的治疗作用，如韩国医生在针刺疗法中便经常使用 PDO 线以达到促进肌肉反射的效果。

PDO 埋线提升技术还可用于预防年轻人群的皮肤衰老及改善皮肤的重力性松垂，提前预防能避免日后可能进行的大型创伤性年轻化外科手术。

最后 PDO 线的制造商不断地推陈出新，如螺旋线、网织线、锯齿线及 PDO 填充线，这些新型线材将持续投入到功效性验证的临床测试中，不断丰富和更新埋置线材和技术。

新晋医生，应该深入学习 PDO 埋线提升技术并充分理解其主要原理。可参考本书，作为指导意见。

埋线提升技术可呈现即时性效果，相信许多受术者在术后都会感激道："谢谢医生，我能清楚观察到自己的皮肤得到极大的改善啦！"

在此，祝本书的读者工作顺利！

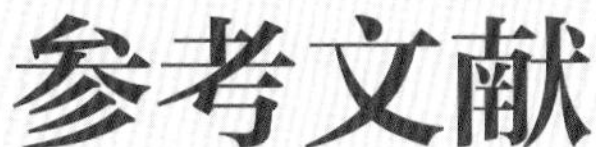

参考文献

[1] Koshevenko Yu.N.Human skin. Vol.1. M. Moskva.2012，1–360.

[2] Haliulin Yu.G. Structure and function of the skin. Basic dermatology. Kemerovo Medical Institute.

[3] Getling Z. The ultrastructure of the epidermis and its barrier function. Aesthetic Medicine.2002，Vol.1，No.3，208–215.

[4] Glubokova I.B，.Kolsanov A.V，.Kolsanova O.A，.Tolstov A.V，.Fayzullin N.I. Reparative processes of skin wound rupture and methods of their normalization. Novosibirsk：NKO，Cosmetology Issues，2004，1–500.

[5] Andreev S. Collagen：structure and functions. Cosmetics and medicine.2001. № 3，41–47.

[6] Soloveva N.I. Basic metalloproteinases of connective tissue matrix. Bioorganic chemistry. 1994. Vol 20，№ 2，143–152.

[7] Zayko N.N，Butenko G.M，et. al. Pathological physiology. Elista：AO ZT Essen. 1994；132–146.

[8] Kostyuchek D.F，Klyukovkina A.S，Lebedeva T .V. The magnesium content in saliva and in the hair of patients with cervical elongation. Journal of Obstetrics and Women's Diseases. 2006，55，3：45–49.

[9] Verma R.P.，Hansch C.（2007）. Matrix metalloproteinases（MMPs）：chemicalbiological functions and（Q）SARs.Bioorg.Med.Chem.15，2223–2268.

[10] Greenlagh D.G. The role of growth factors in wound healing. J. Trauma.1996，41：159–167.

[11] Dyatchina E.V. Antiptos：Opportunities filler edema . J. K osmetik international. 2012. N 3.

[12] Dyatchina E.V. Role of subcutaneous fat structures in the development ptosis and edema Experimental and Clinical dermatocosmetology. 2012.N5.60–64.

[13] Beer K，Beer J. Overview of facial aging. Facial Plast Surg. 2009 Dec；25（5）：281–284.

[14] Moroz L. Age–related anatomical features of the involution of the lower Third of her face. KOSMETIK international journal，No. 4（58），2014，62–64 149 2017_PDO Eng.indd 149 08/10/2017 17：38：31.

[15] Gromova O.A.，Torshin I.Yu. Dysplasia of connective tissue. Biology and molecular mechanisms of the action of magnesium. RusMedical journal. 2008，No.4，145.

[16] Kruglikov I. Neocollagenogenesis：physiological mechanism and effectiveness of procedures. Les nouvelles esthetiques 2013，No. 5，32–38.

[17] Thierry Besins. The "R.A.R.E." Technique (Reverse and Repositioning Effect): The renaissance of the aging face and neck. Aesthetic Plastic Surgery.2004, vol. 28: 127–142.

[18] Sharova A.A. Thread lifting with smooth threads. Injection methods in cosmetology. 2013, 2: 3–13.

[19] Kadjaya A., Sulamanidze G., Paikidze T., Sulamanidze K. Modern approach to face modeling: Aptos Excellence Visage threads in hands of dermatocosmetologist.J.Aesthetic medicine: 2012, № 4, 505–512.

[20] Zilberman M., Nelson K, Eberhart R. Mechanical properties and in vitro degradation of bioresorbable fibres and expandable fibresbased stents. J. Biomed Master Res B Appl Biomaster.2005, 74, 2: 792–799.

[21] Molea G. Schonauer F. Bifulco G. D'Angelo D. Comparative study on biocompatibility and absorption of the three absorbable monofilament suture materials (Polydioxanone, Poliglecaprone 25, Glycomer 631) .Br. J. Plast. Surg . 2000, Mar; 53 (2): 137–141.

[22] Greenhalgh D.G. The role of growth factors in wound healing. J Trauma.1996 Jul; 41 (1): 159–167.

[23] Gromack D., Porras–Reyes B., Mustoe T. Current concepts in wound healing: growth factor and macrophage interaction. J. Trauma. 1990, Dec; 30 (12 Suppl): S129–133.

[24] Ryzhakova S.A. Clinical and morphological changes in the skin after the insertion of PDO threads. Own research. Yekaterinburg, Ural State Medical University.

[25] Rossell–Perry P. The zygomatic ligament of the face: a critical review. OA Anatomy. 2013, Feb 06, 1 (1): 3.

[26] Marcia Ramos–e–Silva, Sueli Coelho da Silva Carneiro. Elderly skin and its rejuvenation: products and procedures for the aging skin. J. Cosmet Dermatol. 2007, Mar; 6 (1): 40–50.

[27] Terskikh V., Vasiliev A. Stem Cells (Overview) . J. Aesthetic medicine. 2004, No. 4.